一起读《内经》（一）

主　编　孙　洁
副主编　应敏丽　李秋芬
编　委（以姓氏笔画为序）
　　　　方鸿浩　李东旭　岑秉融
　　　　俞海跃　蒋晓萍

全国百佳图书出版单位
中国中医药出版社
·北京·

图书在版编目（CIP）数据

一起读《内经》. 一 / 孙洁主编 . —北京：中国中医药
出版社，2021.11
ISBN 978 - 7 - 5132 - 5023 - 8

Ⅰ . ①一⋯　Ⅱ . ①孙⋯　Ⅲ . ①《内经》—研究
Ⅳ . ① R221

中国版本图书馆 CIP 数据核字（2018）第 121037 号

中国中医药出版社出版

北京经济技术开发区科创十三街 31 号院二区 8 号楼
邮政编码　100176
传真　010-64405721
河北品睿印刷有限公司印刷
各地新华书店经销

开本 880×1230　1/32　印张 10.25　字数 206 千字
2021 年 11 月第 1 版　2021 年 11 月第 1 次印刷
书号　ISBN 978 - 7 - 5132 - 5023 - 8

定价　49.00 元
网址　www.cptcm.com

服 务 热 线　010-64405510
购 书 热 线　010-89535836
维 权 打 假　010-64405753

微信服务号　zgzyycbs
微商城网址　https://kdt.im/LIdUGr
官 方 微 博　http://e.weibo.com/cptcm
天猫旗舰店网址　https://zgzyycbs.tmall.com

如有印装质量问题请与本社出版部联系（010-64405510）

周　序

　　《黄帝内经》(简称《内经》)是中医学理论体系的渊薮，是一部综合论述中医理论的经典著作，全面总结了秦汉以前的医学成就，奠定了中医学的发展基础，系中医四大经典之首。它的著成标志着中国医学达到了由经验医学上升为理论医学的新阶段；它以生命为中心，从宏观角度论述了天、地、人之间的相互联系，讨论和分析了医学科学最基本的命题——生命规律，并创建了相应的理论体系，确立了防治疾病的原则；它不仅是一部经典的中医名著，更是一部博大精深的文化巨著，包含了哲学、天文、历法、地理、农业、生物、物候、气象、兵法、心理等多个学科的丰富知识，是一部围绕生命问题而展开的百科全书。

　　《内经》在中医学界具有崇高的地位，后世有成就的医家无不尊此书为瑰宝，奉之为"医家之宗"。但是，《内经》文词古奥，旨意深邃，故唐代王冰谓"其文简，其意博，其理奥，其趣深"，给中医初学者带来诸多不便，甚至成为初学者的拦路虎。爱徒孙洁副教授有感于此，潜心研习《内经》，感悟颇多，在繁忙的临床诊疗工作之余，组织了《内经》读书会活动，引领医院内有志一同的中医规培学员和研究生一起学习《内经》。学习交流的音频则被学员自发整理，而形成《一起读〈内经〉》一书。综览该书样稿，着实爱不释卷。是书言简意赅，要而不繁，深入浅出，通俗易懂，既为初习《内经》者之入门阶梯，又乃刚入医门者之临证参考。中医爱好者若能获此一书，专心学习，致力实践，定将步入提高中医理论水平、启发临床思路的通衢大道。

因此，乐为之序。

周安方
2021 年 7 月 26 日于武汉

王 序

随着中医药事业的发展，其在防病治病中的独特优势和作用越来越得到显示。中医药事业要快速高质量发展，培养人才是关键，将"读经典、跟名师、重临床"作为培养中医人才的重要途径，已成为人们的共识。其中，学习经典，居其首位。但是如《内经》《伤寒论》《金匮要略》《神农本草经》等经典著作大多成书于汉末以前，文辞古奥，初学者往往望而生畏。尤其是作为中医学理论渊源的《内经》，多论理法，而鲜论方药。很多青年中医虽然有心学习，却往往粗读数页，便觉枯燥，感觉难以用于临床而弃之，殊为可惜。

孙洁副教授是我工作室的主要成员之一。他性好岐黄，耽于典籍，在诊务之余，最喜抄、读《灵》《素》。在跟随我临诊期间，切磋交流，常以《内》《难》立论，辨析各种临床问题，显示出他扎实的经典理论功底。他勤奋好学、思维敏捷，给我留下深刻的印象。尤为可贵者的是，他热心传承，还带领青年中医师们共同进行了"经典温课"，一起学《内经》、用《内经》，坚持不懈，时达三年之久。他发布在微信公众号上的讲稿，我十分关注，时有读之，不乏颇有新见者。近闻他预备将讲稿整理付梓，心甚慰之。

　　书稿既成，揽卷读之，则较当初之讲稿，又多了一分严谨。更重要的是，该书从临床实践为切入点，用通俗的语言，较为系统地讲解了《内经》重点条文，既有理论探讨，更重视临床应用，可作为经典指导临床，培育中医思维方式的蓝本，很适合于注重学习《内经》的临床中医人员。

　　作为一位名临诊多年的中医，我很愿意将这本书推荐给各位初上临床的青年中医后继人才，故而乐为之序。

王坤根

2021 年 8 月 30 日于杭州

前　言

读书的时候，听李今庸老先生讲，当年还是青年教师的他，和湖北中医学院（现湖北中医药大学）最早几届的学生一起在夏日的傍晚讨论《内经》，当真是心向往之。

那时的我，年轻气盛，总觉如果不能深研《内经》，就不必开口言医。后来才知道，《内经》之博大精深，略通已不易，遑论深研。于我本人而言，虽然从本科到博士，《内经》选读这门课反反复复地上了三次，却实在谈不上有深入的研读；反倒是真正走上临床岗位后，才渐渐地有了一些体悟。于是，也会在有意无意之间，运用《内经》的思想去解决一些临床问题。但是在研读《内经》的时候，总还是有一种浮于表面、难以深入的感觉。即使是耳熟能详的条文，也仅仅停留在对文字的熟悉，仿佛条文是条文、临床是临床，不能将二者连贯起来。

对于这种困境，我一直没有找到很好的解决方法。

在 2015 年的一次晨间查房提问中，我发现新来的规培学员竟然不知道"诊法常以平旦"这样最经典的《内经》原文，并且再一次从他们的口中得知很多学校的一些专业已经不再开设《内经》相关课程了。于是，怀着试试看的心理，我集结了一批有兴趣的中医规培学员和研究生，开始了我们的《内经》读书会。

虽然最开始只是以老师的身份，带领他们重新学习《内经》，但是在这个过程中，我却惊喜地发现这种读书会的形式正是将条文与临床打通的良法。既然于人于己都有益，这个完全自发的活动也就一直坚持了下来。而每次交流的音频，也逐渐有学员自发或有组织地整理了出来——时间既久，竟然渐成规模。虽然这些文字终究还是浅陋，但对于初学《内经》者来说，却胜在平实而易懂。相信也有很多和我们一样的朋友，或者没能系统学习《内经》，欲入门径却望而生畏的；或者是虽然反复研读，却始终难解真意的；或者是面对各家注言解说，莫衷一是，不知所从者。因此，我们反复讨论，决定把这本记载了我们所惑、所思、所悟、所得的读书交流"笔记"结集出版。

希望本书的出版，对那些和我们一样喜欢《内经》的青年中医师和学生，甚至中医爱好者有所裨益，激发出读者对于条文更深的理解和更新的思路。

这是一件有趣、有意义的事情。

如果这本书确实让您对《内经》有新的理解，或者是产生了一些有意思的想法，可以通过我的公众号"从头学中医"随时和我联系。

让我们一起成长！

孙　洁

2021 年 4 月

编写说明

  本书选取《黄帝内经素问》(简称《素问》)和《灵枢经》中重点条文，分为三册。第一册包括人与天地、阴阳、五行、脏腑、精气神等内容；第二册重点阐释病因病机；第三册包括病证、诊治、治法、养生等内容。

  本书旨在帮助初学者理解《内经》重点条文的文意，结合临床应用，开阔思路。本书所做校勘解释，凡未特殊说明者，皆遵照湖北中医药大学李今庸先生主编的《新编黄帝内经纲目》。李老精于小学、校勘，其书中对原文的校释皆有详细说明，于我们这样一本书来说，相信是足够用了。

  书中对历代注家的引用，均在文中直接给予说明，而不是按大多数学术著作那样以注释的形式出现，这样也许更显得亲切，更方便阅读。

孙　洁

2021 年 4 月

目　录

第一讲　人与天地

　　天人相应是《内经》中最重要的思想，所以我们从人与天地的关系入手来学习。

　　这个"天"和"地"是不是讲我们头上顶着的这个天，和脚底下踩的这个地呢？不是。我们中国人在讲"天"的时候，里面暗含了一个概念，就是时间。只要是我们讲到"天"，一定涉及时间，因为"天行健"，天道是变动不居的，它永远在动，这个动本身就反映了时间的变化。具体到我们所处的这个世界，时间是怎么变化的呢？就是春生、夏长、秋收、冬藏这个四时的变化，这是我们最能直接感受到的，与人身最密切的时间变化。

　　"地"呢？我们知道过去中国人的天地观，认为"地"是一个方形的、很广阔的东西。实际上，这只是比较多的人所接受的观点之一而已，中国人对"地"的理解远远不止于此。但是我们从来没有像西方哲学那样去纠结"地"到底是什么，因为"地"很具体，它就是我们脚底下踩的这个东西。

《内经》里认为人和天地之间的关系是人身之所以能够维系健康，能够养生，能够保命长全的最根本的因素。因为是根本，所以要放到最开始来讲。

一、人本于天地

人是由天地之气化生的。实际上，天地万物都是由天地之气化生的。不同的气化过程，就形成了不同的事物，人只是其中一种而已。所以，人的生理特征和病理变化就必然与天地阴阳的特点相一致。这就是人本于天地的道理。

（一）人由天地之气所生

夫人生于地，悬命于天，天地合气，命之曰人。人能应四时者，天地为之父母；知万物者，谓之天子。天有阴阳，人有十二节；天有寒暑，人有虚实。能经天地阴阳之化者，不失四时；知十二节之理者，圣智不能欺也；能存八动之变，五胜更立；能达虚实之数者，独出独入，呿吟至微，秋毫在目。(《素问·宝命全形论》)

这段原文可以从两个层次来理解。第一层次的原文包括"夫人生于地，悬命于天，天地合气，命之曰人。人能应四时者，天地为之父母"。这部分的主旨是说人生于天地。而后面"知万物者，谓之天子"一直到"独出独入，呿吟至微，秋毫在目"是第二个层次，说的是人与天地相应，并且指出这种相应具有什么意义。

"人生于地,悬命于天"。"悬"就是挂起来的意思,那么,"悬命于天"就是讲人是被天所掌管、所控制的。"生于地,悬命于天"是一种互文的修辞法,就是说人是生于天地的,人的生、长、壮、老、已,都是由天地所掌管的。接下来,"天地合气,命之曰人",又进一步强调了这个观点,并且解释了人是怎么由天地产生的——就是"合气"。天在上,属阳;地在下,属阴。天气能够下,地气能够上,那么天地之气相交就能够施云布雨,万物得以化生,在这万物之中就包括了人,这就是"合气"。所以在我们中国人的眼里,人和其他的世间万物之间没有本质的差别,都是天地之气交感而生的。

这个观点并不是只在《内经》里这么写,仅仅我们中医学这么认为。这个观点是深入人心的,是关于生命,或者关于人是怎么产生的一个很核心的观点。光讲这个,似乎纯粹只有哲学上的意义,如果具体到临床上,它的意义何在呢?在于人和世间万物都是由天地之气所化生的,如果人体不能调节自身的气机了,就可以借天地万物的气机变化特点来调节人身的气机,从而起到治病的作用。

这就阐释了为什么在中医里面没有"废物"这个词,可以说万物皆可为我所用。比如人的排泄物,大便可以制成人中黄、金汁,小便可以制成人中白,还有童子尿,这些都可以入药。为什么都可以入药?因为万物都有自身的气化特点,只要这个气化特点正好符合我们人身此时所需,就可以成为药物,就可以用来治病。那反过来,是否可能对人造成伤害呢?只要它恰好不为我所需，或者与我们自身的气机相逆，是不是就产生伤害了？所以这是整个中医理法方药的最核心的基础之一——"天地合气，命之曰人"。

"合"，顾名思义就是合在一起。阴阳和合才能生人，不仅是生人，还能生世间万物。既然人是由天地合气所产生的，人就必然有能顺应四时天地之气变化的特点。故曰："人能应四时者，天地为之父母。"这句话的意思就是说，人为什么能与四时相应呢？因为人本来就是天地所生的嘛。前面讲过，四时是天地的一部分，天之气的变化就产生了四时。

这里就要回过去再讲一下，到底什么是天，什么是地。所有整个外界环境统统都是天，而不只是抬起头看到的那一片天；所有外部的环境变化就是天之气的变化。那什么是地呢，地就是我们脚下的这个"地"，不光是泥土，还包括所有"地"里面有的东西，从石油、河流到庄稼都是"地"的一部分。

天和地实际上是阴阳的反映。人是由天地阴阳之气交感而生的，所以天的四时变化必然能对应到人身。人就必须要应天的四时，也要应地的特点。地很重要的一个特点就是有不同的方向，在我们中国人的概念里叫"八方"。所以人不但要应四时，还要应八方。

"知万物者，谓之天子"。什么叫作"知万物"？前面讲过，"万物"跟人一样都是由天地之气所生，所以"知万物"的潜在含义就是能知阴阳变化之道。能够了解天地阴阳变化之道的那些人，就能够被天所垂青，能成为"天子"。这不是说他的地位有多高，而是说他能掌握这个世界最核心的东西，是"知道者"。

"天有阴阳"，其实就是讲天地有阴阳。人怎么对应这个阴阳呢？"人有十二节"。什么叫"十二节"？就是人有十二经络来与它对应。阴阳和十二经络是怎么对应的呢？为什么把阴阳和十二经络放在一起对比呢？因为十二经络就是人身阴阳盛衰的表现，十二经络分为手经和足经两大类，而手经和足经又分别有阴经和阳经，在阴经和阳经里根据阴气和阳气的多少，分别有太少之变。阳气最盛的是阳明，次盛的为太阳，最弱的为少阳；阴气最盛的为太阴，次盛的少阴，最弱的是厥阴。这就是阴阳的太少之变。所以"天有阴阳"，人就有"十二节"与之相应。

"天有寒暑"。"寒暑"是什么，还是阴阳的变化。它反映天之气的阴阳消长变化。阳盛为夏，阴盛为冬，所以"人有虚实"与之相应。寒暑是天地的阴阳消长变化，虚实是人体内的阴阳消长变化。

"不失四时"就是能够顺应四时的变化；"知十二节之理"，就是知道阴阳太少之变这些道理。这些知道阴阳变化规律的人能达到什么境界呢？"圣智不能欺也"。"欺"，在这里可以理解为超越、胜过。就是说不管多聪明的人，都不可能再超过他了，他已经到了顶点了。这个和前面所说的"知万物者，谓之天子"意思是一样的，就是能够明白天地阴阳变化的人，谓之"知道者"，他们知道了世界最根本的规律，阴阳之变化，就可以掌握一切。

后面是对这一观点的进一步阐述——"能存八动之变，五胜更立"。

"八动之变"就是八风之变。八风并不是指八个方向吹过来的风——虽然有的时候的确就是这个意思——这里的八风指的是四时阴阳的节气变化。我们知道一年分四季，每一季都有一至一分，那么四季的话就是正好有八个节气，这八个节气在五运六气中特别重要，是它的核心内容之一。具体来说，就是立春、立夏、立秋、立冬和夏至、冬至、春分、秋分，这就是"八风"。所以"八风"实际上讲的是季节的变化。

"五胜"就是五种东西相胜，实际上讲的就是五行。这是我们第一次提到五行，在这里要多说几句。为什么说着阴阳，又提到五行上去了呢？为什么讲阴阳，又讲到"八动之变"？"八动之变"好理解，它是阴阳变化的结果。那五行和阴阳是什么关系呢？五行有它的阴阳属性，比方说火属阳，水属阴，但这种认识是肤浅而机械的。实际上五行就是由阴阳而来的。阴阳是阴气和阳气，"万物负阴而抱阳，冲气以为和"的这个"气"。阴阳反映的是气的基本属性或者说变动特点，但是这种二分法太粗略。我们可以把气的运动变化分得详细些，气有升、有降、有出、有入，再加上居中斡旋的一共就是五个。所以五行，或者叫五胜，反映的是五种气机的运动方式，绝非英语的five elements。在过去的希腊哲学里，它有四大基本元素：风、火、水、土。那是元素，是基本的物质。我们这里是完全不一样的概念。我们讲的是气的变动。这是第一次出现五行，后面还会反复在《内经》里接触到五行，如果仔细研究，就会发现它们基本上都不是指的具体物质，而是气机变化的特点。所以，八动、五胜，都是天地阴阳的变化。

能够知道时间的变化、运动的变化、阴阳虚实消长的变化，就能达到"独出独入"的至高境界。"呿吟至微，秋毫在目"，就是能够了解最精微、最细小的变化的意思。在这种情况下就没有什么事情不能解决，没有什么疾病不能被发现、治疗。

所以，整段文字的核心就是人是由天地阴阳之气交合而生，人要健康就必须知"道"，并顺从天地阴阳的变化规律。这个变化规律既包含了时间、地域，也包含了天地阴阳本身的各种变化特点。其中特别强调的是时间，也就是寒暑、八动。

（二）不同的气化特点成就了世间万物

帝曰：善。余闻气合而有形，因变以正名。天地之运，阴阳之化，其于万物孰少孰多，可得闻乎？岐伯曰：悉哉问也，天至广，不可度，地至大，不可量。大神灵问，请陈其方。草生五色，五色之变，不可胜视；草生五味，五味之美，不可胜极；嗜欲不同，各有所通。天食人以五气，地食人以五味。五气入鼻，藏于心肺，上使五色修明，音声能彰；五味入口，藏于肠胃，味有所藏，以养五气。气和而生，津液相成，神乃自生。（《素问·六节藏象论》）

既然天地能够合而生人，接下来的问题就是怎么生人。前面讲得很抽象，"天地合气，命之曰人"。具体怎么"生"的，没说。所以黄帝就提出这个问题了："余闻气合而有形，因变以正名。天地之运，阴阳之化，其于万物孰少孰多，可得闻乎？"

有的人在看《内经》的时候看到"帝曰"的部分往往都跳过去不看，认为就是单纯地提出问题，没有什么好看的。只看"岐伯曰"的内容，因为这是在回答问题，认为岐伯讲的才是重点。但实际上很多黄帝提的问题也是非常有价值的。在很多教材上把"帝曰"这段给去掉了，但是我还是把它拿回来。因为它可以帮助我们理解岐伯为什么要这么回答。

"帝曰：善。"你讲得非常好。但是我还有疑问，我听说"气合而有形，因变以正名。天地之运，阴阳之化，其于万物孰少孰多，可得闻乎？"如果我们前段文字理解了，这段文字就比较好懂。"气合而有形"，就是阴阳之气相交合，以生世间万物。"有形"，就是我们看得到的东西。"因变以正名"，"变"指的是阴阳之气的各种变化，用比较现代的说法就是运动变化，其实运动本身就是变化的一种。运动是一种空间的变化。一旦气机有了具体的变化特点，就可以成为某一种具体的事物，那么我们就可以根据这个变化特点，给这个事物一个名字。

如果只是纯粹的阴阳二气，那就是天地氤氲之气，混濛一片，在这里你什么都不知道，什么都看不出来。但是一旦它出现了某种具体的变化，咱们就可以知道它是什么了。比如它表现出蒸腾、炎上的特点，这就是火；它表现出柔弱、润下的特点，那就是水。一旦变化有了具体的特点，它就能"正名"。所以"因变以正名"。在对中药、方剂、脏腑经络理论等的学习中，我们就可以关注一下"名"。既然有这个名字，那就必然有相应的含义。这就是"因变以正名"，这个名字就是对其气机运动方式的概括。

　　在这点上中国人和西方人不一样，比如名画《富春山居图》，一听就知道描绘的富春山的景色，所以叫《富春山居图》。再看看外国的名画叫什么，叫《作品 ** 号》，你就不知道他画的是什么东西，这就是区别。我们现在标准化经络以后，比如穴位"列缺"，因为正好位于袖口上，"罗列于缺"，所以这个地方叫"列缺"。如果不这么叫了，叫"肺经第 7 号"，那么这层含义就没有了。如果大家有兴趣，可以在学习中医的过程中去研究一下各种中医名词的来历，很有意思的。像"白虎汤"，就一定是清热的，绝对不会温阳。

　　"天地之运，阴阳之化"，这还是我们前面讲的阴阳的变化。"其于万物孰少孰多，可得闻乎？"这句话再次反映了万物和人一样都是由阴阳产生的思想。这种阴阳的变化，之于万物，或阴多，或阳多，或得气之厚，或得气之薄。其于万物，孰多孰少，您能够告诉我吗？

　　岐伯针对他的这个问题，以接下来的一段话作为解答："悉哉问也，天至广，不可度，地至大，不可量。大神灵问，请陈其方。"这个就像我们做作业一样。先写解，然后是答。所以这句话后面才是正式的答语。

　　"草生五色，五色之变，不可胜视"。草当然有很多不同的颜色，只用五种颜色是"不可胜视"的。这种五色只是一种抽象之后的概念，实际上它是五色不同的变化，是由五色自由组合而产生的，无穷无尽的变化。同样的，"草生五味，五味之美，不可胜极"。味也是这样的，"不可胜极"，不知道有多少种。你看，这儿"气"和"味"就都出来了，所以中医用草或者用别的药物，都讲究四气五味。

问题来了，这里讲的是草，是不是只有草有这个特点呢？其实万物都有这个特点，只是"嗜欲不同，各有所通"——各自有各自的特点。具体到人来说，人是怎么产生的呢？"天食人以五气，地食人以五味"。就是天通过五气来影响人的生、长、壮、老、已，地就通过五味来对人起作用。

这里就涉及"五气"和"五味"。对"五气"最经典的看法是天地之间的气候变化，具体来说为寒、暑、燥、湿、风五气；"五味"就是辛、甘、酸、苦、咸。五气和五味相对应，五气属阳，五味属阴。五气属阳，它就往上走，所以"五气入鼻"。心肺两脏在上，故"藏于心肺"。心华于面，声出于肺，所以如果五气正常，藏于心肺，就能够使"五色修明"，"面色很好"，"音声能彰"，发音也很好。这是因为五气藏于心肺的缘故。

"五味入口，藏于肠胃，味有所藏，以养五气"。这个"味有所藏"是重点。五味并不是简单的入于口，而是"有所藏"。五味被肠胃藏了以后呢，又能"养五气"。这个"五气"和前面提到的"五气"不是一个概念，这里的"五气"指的是五脏之气，或者更广泛来说，以五脏来代指人身脏腑之气。

"五味"养脏腑之气以后，就可以达到一个"气和而生，津液相成，神乃自生"的效果。"气和"，什么叫"和"？"和"就是混合在一起，"万物负阴而抱阳，冲气以为和"。气与气和，阴与阳和，阴气和阳气相和，就能够化生万物。对人来说，就是五味藏于肠胃，在体内发生阴阳相和的变化以后，就能够生成津液。这个"津液"，泛指所有的人体精微物质，这就是人身的阴阳气化。在此之后，就能够产生所有生命活动，这就叫作"神乃自生"。这个"神"不是单指精神，而是指一切神气。用现在的话说，就是生命活动。所以这十二个字反映的是气化的特点，是说五味入于肠胃，经人身气化后，"气和"才能产生人身所有的精微物质，最终反映出生命的特点。如果不能化，就没有津液，就没有神，就会发生各种疾病，甚至死亡。讲到"不化"。我们最常见的例子就是脾虚则气血亏虚，气血亏虚就导致神疲乏力，因为神不自生。如此等等，不胜枚举。

（三）保持与天地阴阳特点的一致性

夫自古通天者，生之本，本于阴阳。天地之间，六合之内，其气九州、九窍、五脏、十二节，皆通乎天气。其生五，其气三，数犯此者，则邪气伤人，此寿命之本也。苍天之气，清净则志意治，顺之则阳气固，虽有贼邪，弗能害也，此因时之序。故圣人传精神，服天气，而通神明。失之则内闭九窍，外壅肌肉，卫气散解，此谓自伤，气之削也。（《素问·生气通天论》）

这段文字就是讲人身如何与天地相应的问题，答案也简单：保持与天地阴阳特点的一致性。

首先分析第一句"夫自古通天者，生之本，本于阴阳"。"通天者"与前面的"天子"都是指能够了解天地阴阳变化的人，他们知道"生之本，本于阴阳"，这个"生"不是指生命，而是指万物的化生。人是万物之一，万物的化生也是本于阴阳的。

"天地之间，六合之内，其气九州、九窍、五脏、十二节，皆通乎天气"。"六合"是方位的概念，具体包括前后、左右、上下，六方相合，所以叫六合。通天气就是通天地之气。那么"九州""九窍""五脏""十二节"又是什么呢？九州、九窍其实是一个意思。九窍是衍文，其实只有九州和五脏、十二节。九窍、五脏、十二节都是人体的一部分，脏腑、经络和官窍都包含在内了，它们都通于天地之气。那天地之气又是怎么变化的呢？"其生五"，阴阳之变则生五行。"其气三"，阴气和阳气的盛衰是三。这里的"三"，就是前面讲过的太少之变，即阳明、太阳、少阳、太阴、少阴、厥阴，五行和太少之变是阴阳盛衰的基本规律。如果人能顺应这个规律，就健康长寿；不顺应规律的，"数犯此者"，就会得病。"此寿命之本也"，这个道理是人们长寿的根本。

接来下，就更为具体地讲述了这个道理。"苍天之气，清静则志意治"。"苍天之气"的特点就是清静，清静是它的常态。"志意治"在这里有个争议：有的注家认为这是指"苍天"的志意治，意思是天地阴阳的变化是正常的；而有的注家认为这是指人的志意治，人要顺应苍天之性的清静特点。这两个说法在本质上并没有区别。因为"苍天"清静，是"人"清静的前提，归根到底，还是说人要顺应天时，顺应天的变化特点，而这个特点就是"清静"。"顺之则阳气固"，这里省略了个主语——人。人顺应"苍天之气"清静的特点，那么阳气就能够固密，就能达到"虽有贼邪，弗能害也"的境界。"贼邪"指的是天地之气的异常变化，比如当寒不寒、当热不热。因为阳气固密了，

"阳气者，卫外而为固也"，阳气足够固密就能抵御贼邪。那具体怎么"操作"呢？就是"因时之序"，要顺应四时的顺序来养生，所以还是讲的顺应天时。

"故圣人传精神"，这里"传"要读"tuán（抟）"，就是凝聚的意思。精神要清静，不可以发散，不可以焦躁，这就是"传精神"的意思。"服天气"，这个"服"是顺应的意思。"服天气"就是顺应天时的变化。"传精神，服天气"，就能"通神明"。"神明"指的是阴阳的变化，所谓"阴阳不测谓之神"嘛。这段话的意思就是精神清静，顺应天时，就能够了解阴阳的变化特点，就能够养生。

"失之则内闭九窍，外壅肌肉，卫气解散，此谓自伤，气之削也"。如果不顺应天时，人体的阴阳气机就会逆乱，就会出现阻塞上逆的症状——"内闭九窍，外壅肌肉，卫气解散"。这些实际上就是阴阳之间不能交感的后果。清阳不能上升以养九窍，所以内闭九窍；清阳外布肌表，就外壅肌肉，卫气不和。所有这些损伤都是人自身没有顺应天地以养生引起的，是自己在伤害自己，所以说"此谓自伤"。

这段文字讲的就是天地阴阳的变化特点以及我们养生应该顺应天地的变化特点——清静，这样才能阳气固密，才不会得病。而养生的方法就是"传精神""服天气"和"通神明"。后面的很多原文中还要讲到养生的具体法则，但是都是在"顺应天时"这个总则之下的。

二、人与天地相应

前面我们讲了"天地生人"，接下来我们再来看看"人应天地"。既然人是由天地之气所生的，那么人的生理、病理乃至一切变化就必然与天地之气相应。这句话听起来非常抽象，《内经》中也没有直接提出人与天地之气相应，它是通过在不同篇的不同原文，对人与天地相应这个现象从各个角度进行描述的。其中，论述人与天地相应最多的是《阴阳应象大论》《四气调神大论》等七篇大论。

（一）天道"藏德不止"

天气，清净光明者也，藏德不止，故不下也。天明则日月不明，邪害空窍。阳气者闭塞，地气者冒明，云雾不精，则上应白露不下。交通不表，万物命故不施，不施则名木多死。恶气不发，风雨不节，白露不下，则菀槁不荣。贼风数至，暴雨数起，天地四时不相保，与道相失，则未央绝灭。唯圣人从之，故身无奇病，万物不失，生气不竭。（《素问·四气调神大论》）

这一小段从文字上看，是有一定难度的。这段文字整个读下来，生僻字大概只有"槁"（禾类植物的茎秆，现代认为是"稿"的异体字）字，可是通读全段可能就有很多不太好理解的地方。所以我们把难以理解的字一个一个地来看一看，解释一下。

"藏德不止"中的"藏"就是收藏的意思，而"德"在我们通行的《内经选读》教材里面喜欢把它解释为"自然界的力量"。这很明显是受到现代观点的一些影响，古人肯定不会这么解释。历代注家有把它理解为"德行"的，有理解为"高明之处"的。但不管是哪种解释指的是都"天"，或者说"天气"这个东西它所具有的一种能力、力量，类似于医生具备医术、木匠具备手艺。总之，是"天气"所具备，而其他东西不具备的东西。"藏德"按照我们现在的观点就是有能力不能"现"，而要"藏"。

"藏德不止"，"藏德"和"不止"连在一起就是要一直藏吗？按照我们现在的语法理解就是这样。其实不然，应该是"藏德""不止"。"藏德"是天气的一个特点，"不止"是"天气"的另外一个特点。什么特点呢？就是"天气"永远都是在运行之中，不会停下来。"天气"不仅是"藏德"不停，其他的行为也不会停下来，这就是《易经》里讲到的"天行健，君子以自强不息"的意思。

正由于"天气"一直藏德，一直运行而不停止，所以它就永远不会衰败。这个"下"就是衰败的意思，也有人把它解释为下降。这两者本质上并没有什么区别。因为天居于上而地居于下，现在天不居上而下降了，意思就是天不再是原来的天，它衰败了。只不过解释为下降就更直白，也更狭隘些。"明"呢？当然很多人认为是光明的意思。其实不然，在《内经》里面很多地方，"明"都是通"萌"，是蒙昧的意思，就是不明、看不清楚。"天明则日月不明"的第一个"明"，不同的注家有不同的理解，有的注家理解为蒙昧，有的注家则理解为光明，对此我们后面会有具体的解释。

"邪害空窍"这个"空"同"孔"，这个在文法上称为假借。汉字就这么多，如果已有的汉字不能表达想表达的意思，就从已有的字中找一个跟它音或形比较相近的字来行使这个字的功能，这种文法就叫作假借。所以这个"空"就是个假借字。假借字和通假字是不一样的。假借字是"六书"创字方法之一，这个字是个正字。而通假字是用着用着，我就这么用了，你也不能说这是错的，于是乎就把这样形成的字叫通假字，又叫通借字，两者是有一定区别的。

"冒明"这里又出来个"明"，这个字也有两种解释。一种是光明，但是这种解释很难站住脚。因为"冒"就是昏蒙不清的意思。既然昏蒙不清，怎么可能会明呢？所以更多的人把它解释为冒蒙。这个"明"也是通"萌"。

"云雾不精"的这个"精"争议就比较大了。有的人认为通"晴"。有云雾，那就肯定不是晴天了。可是自然界的云雾应该是清清爽爽的，混沌一片的那叫瘴气，那不是正常现象，所以这种解释还是有些生硬牵强的。《黄帝内经素问直解》里面讲："精，极也。""精"就是"极"的意思，"云雾不精"就是云雾不能到达极点。云雾运行趋势应该是往上的，"地气上为云"嘛。上到了极点以后就会下。所以，"不精"就是云雾不能够上行到达极点。这个"云雾不精"实际上讲的就是天地气机的升降异常。既然有升降就有出入，或者说是横向的运动。接着说"交通不表"，这个"交通"，有一个解释就是方位的概念。如果说前面的"云雾不精"是个纵向（上下）的问题，这个

"交通"就是横向的问题，代指前后左右的方位。"交通不表"，就是前后左右气机的出入不能表示于外，这是一种解释。还有一种解释把"交通"直接理解为交互和沟通。这两种解释并没有本质上的区别，因为气机的升降出入就是阴阳的交互。

"恶气不发"这个"恶气"可以理解为毒疠之气。这种理解非常直白，也非常符合我们现代的思维方法，为大多数《内经》教材中的一种解释。"未央"的"央"就是中央的意思，"未央"就是没有到中央。"未央绝灭"就是没有活到天命之数就死掉了。这里是不是特别指人呢？不是，万物皆如是。万物皆有定数，没有到达定数，过早绝灭就是"未央绝灭"。

1. "藏德"是天道的特点

"天气，清净光明者也，藏德不止，故不下也"。这句话和我们前面讲过的"苍天之气，清净则志意至，顺之则阳气固"有异曲同工之妙。可见"清净"是天气的特点。什么是清净？我们很难用文字来解释。提到清净会联想到什么词？比如说清净自然、道法清净，还有清净无为，全是道家的词。因为"清净无为"就是道家认为天道应该保持的状态。

天气清净而且光明。清净反映的是无为的状态，而光明也不是指亮度的这个光明。这个光明指的是天具有光明的功能，有日夜的变化本来就是天道的特点之一，这就是它的藏德，它有明亮的能力，可是并不刻意去显露。显露，或不显露都只是取决于天自身的状态，一种无为的状态。到了显露的时候就显露，不该显露的时候就不显露，并不因为任何其他的因素而改变。这就是所谓的"藏德不止"。因为天具有这样的德行，所以才能长盛不衰。

我们再来看看历代注家是怎么看这段话的。

《素问集注》里面讲："上天之气，至清净光明，然明德惟藏，而健运不息者也。夫天气下降，地气上升，斯成地天之泰。惟其运用不止，故不必下而后谓之下也。盖言天气布于六合九州，化生万物，而体位仍尊高也。"就是说上天之气是最清净、最光明的，以其清净光明，所以它的特点就是要藏德，即"明德惟藏"。正因为它能把德行藏起来，才能健运不息，才有阴阳交感，才能化生万物，这都是由天地之气完成的。虽然天确实在做一些具体的事情，但是"体位仍尊高也"。这段注文反映的实际意思就是天必须要"藏德"才能"不下"，认为"藏德"和"不下"二者之间有因果关系。

《内经知要》里面直接解释了"藏德"，即"藏德者，藏其高明而不肯自以为高明也"，认为"德"指的就是"天气"的高明之处。

《素问吴注》里面的解释是类似的，但是它把天气清净光明，"藏德不止，故不下也"，与人相结合。即"在人之身，能纯全其阳，则亦可以长生而不坏矣"。要求人们要注意保护阳气，而保护阳气的方法就是"藏德不止"，收藏它、健运它，才能"纯全其阳"。

张介宾的《类经》说："天德不露，故曰藏德。健运不息，故曰不止。惟其藏德，故应用无穷，惟其健运，故万古不下，天道无为故无不为，天犹若此，可以修身之士而不知所藏德乎？"就更明确讲出"天道无为，故无不为"，称得上是对这段原文最好、最贴切的解释。既然天都这样了，我们总要把天道验之于人才会有帮助，所以"天犹若此，可以修身之士而不知所藏德乎"？天尚且藏德，人就更应该藏德。人如果不藏德就会"未央绝灭"。

2. 天不藏德会怎样

"天气，清净光明者也"。承接上文，这个光明是无为的光明——它可以光明，也可以不光明，取决于"天气"自身的无为状态。如果以其明而明，必须要让它明，就会出现"天明则日月不明，邪害空窍"。

人生活在天地之间，由天地之气而生，万物皆如是。但是有哪个人会注意到天地之气呢？我们注意到的都是显像的东西：日月星辰昭然于天，所以注意得到。天呢？藏德不止，反而不为人所注意。一旦"天"不藏德而欲"自明"，那么大明现则小明灭。天是大明，日月星辰就是小明。"天"要"明"了，就把小明给遮住了。如果日月不明了，天地之间就会是一种混沌的、昏蒙的状态。这种状态实际上反映的是天地之间的阴阳交感出现了问题。万物都会因此而出问题，整个天地之间的次序就乱掉了。那为什么要特意指出来"邪害空窍"呢？这是因为天不藏德，大明现小明灭，日月之明藏起来了，天地间阴阳交感就因之受到影响，于是阳气闭塞不通，不能上升而注于九窍，所以邪气就会侵犯九窍，这就是"邪害空窍"。

这段话结合后面的"九窍为水注之气"，就更容易理解。九窍聪明是因为阳气能够升于九窍。阳气携水气上升，水气上升复化为津液，才能濡养九窍。如果阳气阻塞不通，孔窍失于濡养，其功能就消失了。所以在后面要学习的原文中，我们会多次看到阳气闭塞就导致九窍不通，类似原文在《内经》里至少出现了五次。

不仅仅是"邪害空窍"，还会接着往后进一步发展："阳气者闭塞，地气者冒明，云雾不精，则上应白露不下。""阳气"就是天气，"冒明"就是昏蒙不清的意思。"云雾不精，则上应白露不下"，"精"就是极的意思，云雾不极，不能上到极点就下去了，那么白露就不能下，也就不能重新蒸腾往上，这样阴阳就不能交感了。这可能有些难理解，如果把"云雾"替换成云，把"白露"替换成雨，就容易懂了。云不能上到极点化为雨而下，雨不能下到极点化为云而上，这是一种阴阳隔绝的状态。阴阳不能交感，则云雨乃至万物都不能施化。所以这儿的云不极、雨不下反映的就是天地气机的阴阳闭塞，"阳气者闭塞，地气者冒明"，讲来讲去就是阴阳隔绝而不能交通的意思。

"交通不表，万物命故不施，不施则名木多死。"这句话的句读有争议，有两种读法。这个逗号是可以在"表"后面，也可以在"命"后面。两种读法所表达的意思其实没多大差别。丹波元简分析认为这个实际上是阴阳不交："若上下不交，则阴阳乖，而生道息，不能表见于万物之命，故生化不施。"所以他认为逗号应该在"表"后面，这也是我们现在通行的句读方法。句读明白了，我们就可以断章以明义了。"交通不表"实际上是说阴阳交感不能表现于外，不能化生万物，所以万物不施。"不施则名木多死"，这里名木实际上指代万物。"恶气不发，风雨不节，白露不下，则菀槁不荣"，也是讲的类似的意思。

"恶气"，在《素问吴注》里就解释为前面讲的邪害空窍的闭塞冒明之气，就是不能相交通的阴阳逆乱之气，《内经知要》则解为浊气，意思和邪害空窍、闭塞冒明之气是一样的。这种闭塞之气不能发散于外，失去了交感的功能，所以会引起"风雨不节，白露不下"。你看，还是讲的阴阳不能交感，万物不能化生。在这种情况下就会"贼风数至，暴雨数起"。

风为阳气，雨为阴气，贼风和暴雨都是异常的阴阳之气。阴阳交感生五行，生天地四时的变化。阴阳交感不正常了，天地四时之气当然不能相保了。"保"就是保持的意思。"不相保"在《内经》里经常出现，大家在《中医内科学》里也应该学过"形不能与衣相保"，见于水肿病。衣服还是那么大，但是肿起来了，衣服就穿不进了，这就是"不相保"。

"与道相失"。道就是天道，是大道。"与道相失"就是与天地之大道相违背的意思，如此一来，就会导致"未央绝灭"的糟糕结局。这句话的意义在于指导养生，所以"唯圣人从之"。这里的"之"就是指天道。养生就要顺从"阴阳之道"，顺从"天藏德不止之道"。这样就能达到"身无奇病"，就是没有各种各样的病，就能达到"生气不竭"的养生目的。

3. 人不藏德会怎样

人是由天地四时之气所化生的，所以人也必须得藏德。关于人要藏德，大家在临床上有没有什么体会？我们来看《内经》的其他篇的两段文字。

《素问·玉机真脏论》中讲了真脏脉。真脏脉是"病甚者，胃气不能与之俱至于手太阴"，手太阴就在我们摸脉的地方，

"故真脏之气独见"，胃气不来了，真脏之气单独来了，"独见者，病胜脏也，故曰死"。这是非常危重的，因为真脏不能藏德而现于外，说明脏气已经大虚了。

《素问·脉要精微论》："五色精微象见矣，其寿不久也。"五脏对应五色，五色一定要收敛。我们在诊断学里讲正常人的面色应该是红黄隐隐、明润光泽，这个"隐隐"就是藏德。"真脏脉"和"五色精微象见"这两种情况在临床上都是危象，是要死人的。有时候不是这么危急，那至少也是反映病情进展。在《金匮要略》里面讲"脉大为劳，为病进"，也是因为不藏德。所以如果这个人摸到的是个大脉，不当出现洪大的脉而出现洪大的脉，这是坏事，因为它不能收藏。

如果我们再阐发开一点讲，比如妇科的一个常见疾病崩漏。当崩漏出血的时候当然要首先辨证论治：因血热者凉血，阳虚不摄者温阳益气固摄，如此等等。除此之外还要止血，会用到许多炭类药，但是会不会补血以止血呢？有没有补血止血的药物？阿胶就是，因为补血能帮助肝藏血，血足够充沛后就更容易潜藏在内而不易外露，自然可以起到止血的作用。这是妇科的崩漏。还有男科中的遗精、消化科中的泄泻……所有这些精微物质的不藏，都有可能是因为它不够多、不够强盛引起的。正如后人所总结的，但凡藏血不足就藏血不固，藏血在肝，所以肝藏血不足则肝藏血不固。同样，藏精在肾，肾藏精不足则肾藏精不固，这些都是不能藏德的缘故。

4. 藏德的临床应用

我们再来看看这段文字的具体应用。阴阳交通是天下万物的基础。《脉诀乳海》有直接的阐述："微脉……当关郁结气排心……微脉而见关中，是为纯阴而无阳矣，阴霾之气闭塞。"意思是当关脉摸到微脉，患者会出现气机阻滞而冲心的感觉。为什么会这样呢？因为关脉主中焦脾土，土为火之子。现在火之子土脉这里见到微脉，就说明阳气闭塞，阴霾由之而生。脾胃之气有斡旋上下的作用，现在脾胃阳气闭塞，气机不能交通，就会有郁结之气排心，这是虚胀。当然这个虚胀也会变成实胀。如果是微脉在关上，但是它是沉取脉微，浮取脉实，这就可能是先有其虚而后有其实。但不管怎么说，它是由阳气闭塞、地气冒明，阴阳不通而引起的。

柯琴在注"磁朱丸"的时候也引用了"所谓天气闭塞，地气者冒明……"这句话。前面《脉诀乳海》是从脾胃斡旋中焦气机，火生土的角度来说的，而柯琴则是从心肾交通的关系来看。他说："若天一之真水不足，地二之虚火妄行，所谓天气者蔽塞，地气者冒明，日月不明，邪害空窍，故目多妄见而作此奇疾也。"心肾交通的关系实际上就是水火交通的关系，水火交通是阴阳交感最典型的例证。所以他在解释磁朱丸时用了心肾相交这个关系来解释，实际上也是强调阴阳不能交感。这里"阳气者闭塞，地气者冒明"的原因是孤阳上亢、心肾不交。

补中益气汤主要是治疗清气不升，如果阴阳不能交感，阳气闭塞不通，也可以引起阳气当升而不能升，不能使水谷精微上注于九窍，从而出现耳聋、眼花、鼻不知香臭、口不知味等症状。比如《医贯》就认为："今人饮食劳倦，脾胃之气一虚，不能上升，而下流于肾肝，故阳气者闭塞，地气者冒明。

邪害空窍，令人耳目不明，此阳虚耳聋，须用东垣补中益气汤主之。"

《金匮要略心典》说："可见天地阴阳，同此气机。和则俱和，乖则俱乖。"所以天地阴阳不能交感则"名木多死"，人之阴阳若是上下不能交感则变生诸病。这个时候，病在上可能是由于阳不能降，病在下可能是由于阴不能升。"人与天地相参。故肺气象天，病则多及二阴脾胃。大小肠象地，病则多及上窍。"肺在上象天，病却往往表现为二阴之症，可以用吐法治上以开下窍；大小肠在下象地，却往往病及上窍，可以用大黄甘草汤以治呕吐。这只是《金匮要略心典》以肺与大肠相表里所举的一个例证，其他五脏亦如是。比如心与小肠，心火上炎了，小便也会不通。大家可以照理去推演，然后结合临床来看，就会非常有意思。这用现在的科学哲学的话来说就是：科学的价值在于预测不可预料之事实。

最后小结一下。这段原文的核心就是两点：第一，天要藏德健运；第二，天如果不藏德健运就会影响天地阴阳之气的交感，出现各种病患，其中特别强调了邪害空窍的疾病。如果要养生就要顺应天气清净光明的特点。

（二）天人相应

故天有精，地有形，天有八纪，地有五里，故能为万物之父母。清阳上天，浊阴归地，是故天地之动静，神明为之纲纪，故能以生长收藏，终而复始。惟贤人上配天以养头，下象地以养足，中傍人事以养五脏。天地通于肺，地气通于嗌，风气通

于肝，雷气通于心，谷气通于脾，雨气通于肾。六经为川，肠
胃为海，九窍为水注之气。以天地为之阴阳，阳之汗，以天地
之雨名之，阳之气，以天地之疾风名之。暴气象雷，逆气象阳。
故治不法天之纪，不用地之理，则灾害至矣。(《素问·阴阳应
象大论》)

这段原文可以分成几个小节来看：①故天有精，地有形，
天有八纪，地有五里，故能为万物之父母。②清阳上天，浊阴
归地，是故天地之动静，神明为之纲纪，故能以生长收藏，终
而复始。③惟贤人上配天以养头，下象地以养足，中傍人事以
养五脏。④天气通于肺，地气通于嗌，风气通于肝，雷气通于
心，谷气通于脾，雨气通于肾。⑤六经为川，肠胃为海，九窍
为水注之气。以天地为之阴阳，阳之汗，以天地之雨名之，阳
之气，以天地之疾风名之。暴气象雷，逆气象阳。故治不法天
之纪，不用地之理，则灾害至矣。

我们可以把一篇《内经》原文分成若干段原文，每一段原
文里又分成若干个小节，这样做的目的是方便我们去理解、记
忆它。把每一节的内容理解了以后，还要再把它们联系起来看，
才能获得更多的信息。因为它有上下文的起承转合，从这里面
就可以看出它的整体思路来。我们还是先一节节地来看。

1. 天地是万物之父母

我们先来解释几个字。首先是"天有精"的"精"和"地
有形"的"形"。什么是"精"？《说文解字》说："精，择米
也。"就是把好的米挑出来，所以"精"是比较好的、精华的东

西。"精"在中国传统哲学里面还有一个重要含义，就是"精气"。我们知道在《内经》里面不停地在讲气、讲阴阳。但是，气最早的时候，我们不叫它"气"，而是叫"精气"。这就是先秦所谓的"精气学说"，其代表就是《管子》，《管子四篇》就是专门论述精气的。"天有精"的"精"，就是指精气。在《黄帝内经素问集注》里讲："天有所生之精，地有所成之形。"所生、所成，有没有一种熟悉的感觉？跟我们前面讲"天地生人"的思想是不是很接近？实际上，这里反映的就是天有精气。精气是无形的，天属阳，无形属阳；地属阴，有形属阴。天有精，地有形，含义就是：天地之间有他们的自然规律，那就是无形之精气化生为有形之形体，有形之形体再化生为无形之精气。那么这个过程我们是怎么看到、观察到？又应该怎么去理解呢？

接下来，《内经》自己就解释了："天有八纪，地有五里。"这个化生过程的外在表现就是天有八纪，地有五里。纪，就是规律的意思。考纪，就是把它记下来，记下来的东西是什么？是重要的东西，是能反应内在规律的东西。

天有八纪，这个八纪是什么呢？就是我们前面讲的八风。还记得我们前面讲过的八风吗？就是八个最重要的节气，实际上是对四时阴阳变化的概括。掌握了八风，就掌握了四时寒暑的变化。这个是"天"气变化规律最重要的体现。所以，天有八纪就是八风：立春、立夏、立秋、立冬、春分、秋分、夏至、冬至。

地有五里，里，通"理"。什么是理？我们常说道理，道就是路的意思。各式各样的路实际上就代表着各式各样的规律。理呢？就是纹理。纹理也是规律，代表事物本身所具备的特点。所以"地有五理"，就是地有五种道理、纹理，五种特殊的道理。所以有人解释为五方之分理。五方，就是东南西北中五个方位。《冯氏锦囊秘录》里就说这是指"五行化育之理"。在杨上善的《黄帝内经太素》（以下简称《太素》）中有这段话，"天有八风之纪，纪生万物，地有五行之理，理成万物，故为父母也。"这跟我们之前已经讲过的天地合气，能生万物是一个概念。是反复地通过不同的角度来解释这个观点。正因为有天地合气，能生万物，地有五理，以生万物，所以天地能为万物之父母。谁为万物之父母？天地是万物之父母！所以我们当然就要遵循天地的规律。

2. 阴阳是天地化生万物的纲纪

清阳上天，浊阴归地。所以天地的规律实际上就是阴阳的规律。"是故天地之动静，神明为之纲纪"。什么是天地之动静？动静就是变化。我们说："你去看看房间里有什么动静？"意思就是问在屋子里有没有发生什么事情？有没有什么变化？

那么天地之动静谁来管？神明为之纲纪！神明来管。纲纪就是"必须遵守的规则"的意思。什么是神明呢？当然不是"神灵"的意思。"阴阳不测谓之神"，"神明"在《内经》里很多时候就是指阴阳的变化。所以《类经》说"神明者，阴阳之情状也"。阴阳往来，然后变化生焉。于是天地就能够生长收藏，终而复始。这就是天地之间最重要的变化，天有寒来暑往，地有生长收藏。那么人生长在天地间，就有与"生长收藏"对应的"生长壮老已"。这就是天地之间的大规律。

3. 顺应天地的特点就可以养生

生长收藏也好，寒来暑往也好，生长壮老已也好，它们是由什么产生的呢？它们是由阴和阳产生的，以"神明"为纲纪的。在这种情况下，我们要是想养生，就必须"服天气而通神明"，就是说必须要顺应天地之气的变化。怎么顺应呢？会养生的人，贤人，他们"上配天以养头，下象地以养足，中傍人事以养五脏"。这个其实就是取法天地，以养人身的意思。简单地说，我们想要养生，就必须要顺应天地四时阴阳变化的规律。当然，这句话是一个总纲。那么分别上配天、下配地、中傍人事，就是一些更具体的法则。

"清阳在上，故头配天以养其清"（《类经》）。天德的特点是什么？藏德不止啊。天要"藏德不止"，还要"清净光明"。所以头要清净。人越是清净，头脑就越是一个清明的状态。这就是"清以养头"。

地呢？应该是充实的、安静的、有形体的，"坤德载物"嘛，所以要"静以养足"。这个足不光是指脚，我们所有的下半身都可以认为是足，腰、膝、腿都是。我们在临床上遇见腰膝腿痛的病人，考虑到的是什么？考虑到他是精气的不足、肾精的亏虚、阴精的不足，阴精是不是属于地的啊？

"中傍人事以养五脏"这句话就太丰富了。我们在学中医基础理论的时候，里面经常会引用《素问·灵兰秘典论》里的"心者，君主之官，神明出焉；肺者，相傅之官，治节出焉；肝者，将军之官，谋虑出焉；胆者，中正之官，决断出焉；膻中者，臣使之官，喜乐出焉；脾胃者，仓廪之官，五味出焉；大肠者，传道之官，变化出焉；小肠者，受盛之官，化物出焉；肾者，作强之官，伎巧出焉；三焦者，决渎之官，水道出焉；膀胱者，州都之官，津液藏焉，气化则能出矣"。这是就是所谓的"五脏十二官"。用人事的比喻来反应五脏的生理规律，这个思想，其实就是"中傍人事以养五脏"的思想。

所以有人会讲，你们中医为什么会把脏腑啊，气血啊，和政治的东西做类比？其实不是和政治做类比，而是和人事做类比，是"中傍人事"的意思。我们这种类比，除了比作君主、将军，还比喻为父母、妻子，这些都是比拟人事。这就是"中傍人事以养五脏"思想的具体体现。

4. 天地六气与人身相应

"天气通于肺，地气通于嗌，风气通于肝，雷气通于心，谷气通于脾，雨气通于肾"。我们看到这样的原文，一般会想办法找规律。能不能看出来这里面有什么规律？或者五行相生啊，或者阴阳六和啊，这样的规律？这段文字好像找不到什么特别的规律出来。说明中医的六气概念并不是一成不变的，这里的天地风雷谷雨也算是一种六气的概念，但是和我们现在常说的"风寒暑湿燥火"六气不一样。这说明即使是六气这样比较基础的概念也是经历了一个发展过程的。

我们首先来看看"天气通于肺"。还记得我们前面讲过"五气入鼻，藏于心肺，上使五色修明，音声能彰"这段原文吗？"天气通于肺"是《内经》里反复强调的思想。因为我们呼吸的天地精气，是通过喉，由喉而入肺的，所以天气通于肺。这是通过日常观察就可轻易知道的。"天气通于肺"反映了几点：第一个是在人体里面肺为华盖，肺的位置最高，其象为天。肺通天气，肺就具备天气的特点。天处于最高，所谓亢龙有悔，天气不能再升了，它要降，所以肺气主降，要么外散也行，所以肺气还主宣。因此在临床上治疗肺的疾病都是以宣降为顺。

天气通于肺，那异常的天气最容易伤人哪个脏腑呢？也是肺。肺易受无形之天气所伤。无形之天气，无非就是风寒暑湿燥火。风寒暑湿燥火是不是邪气呢？不是，它们完全可以是正常的六气。这六气也是肺能够彰声音的基础。但是如果天之六气异常了呢？就成了影响肺的病因。所谓"温邪上受，首先犯肺"，就是这个道理。同样的，六淫伤人也常常是首先犯肺。你看，不穿衣服感受了风寒之邪，或者下雨然后淋了雨，这个人是拉肚子还是感冒？当然是感冒的概率要来得高，对不对？为什么呢？因为肺通于天气呀。但是六气之间有没有区别呢？当然有。因为六淫本身的阴阳属性不一样，所以就决定了有一些更容易伤肺，这就是"风雨则伤上，清湿则伤下"。属阳性的这些邪气容易伤上，所以心肺就容易为之所伤；属阴性的邪气容易伤下，那么脾肾就容易为之所伤。

既然天气通于肺，肺所受邪也是由天气而来，那么如果要治疗它，想要使邪气外出，应该让邪气从哪里出去呢？还是由上而出！所以鼻为外窍司呼吸，《素问灵枢类纂约注》里说"外邪自鼻而进者，仍令从鼻而出也"。《金匮要略》里面的"救卒死方"，就用大蒜头捣碎灌鼻中，取嚏。人打出喷嚏来就醒过来了，就是使邪气由鼻而出。

卒，同"猝"。这种取嚏方通常善于治疗两大类疾病：第一类就是各式各样的猝死、昏迷，包括痰邪引起的中风、晕倒。比如说用皂角粉取嚏，它能出痰邪。还有一种呢？我们就更熟悉一些了，就是提壶揭盖法！小便不通，打个喷嚏，小便就出来了。上面的肺气利了，下面的小水也能利。刚才讲了气机是要通畅的，肺应天气，肺气宜宣宜降。如果气都降了，没有气升上来，那也不行，这个肺气也很难正常肃降。所以说人的气机是一个循环。谁来升呢？由肝升。谁来降呢？由肺降。那么，在这个大的气机循环里面，五脏都受这个气机的影响。现在小便不利了，它有一种情况，是肺气不能宣，于是，六腑之气因之而不能降，膀胱也失于气化，不能降。就好比是在一个水壶里面有水，上面盖得很紧，所以你倒不出来。物理学解释说这是气压差造成的。所以我们可观察到茶壶的盖子上都有一个小洞。干什么的？让空气进去的，这样水就能倒出来了。如果是这个原因引起的小便不利，我们只要让上面的气机通畅就可以了。上面的气机通畅，底下的气机自然也就通畅了，于是乎"气化则能出矣"，所以小便就出来了。

讲到这儿，我们再发散一下。既然上可以治下，那么下面的气机不利，可不可以影响到上面的气机啊？当然也可以，在临床上可用泻下的方法治疗中风，对吧？风证是什么？那是气只上不下，怎么办呢？我们就让它的气机往下走，什么东西能让气机往下走？生大黄！或者就用其他的泻下药也可以。于是乎，就可用生大黄来给病人灌服，然后得大泻，他就能好，人就能清醒，恢复也就能更好。我曾经做过一个专题的综述，专门去查了中医治疗中风，包括脑梗死、脑出血的治疗，发现很多方剂，尤其是急症的方剂都含有生大黄，甚至有报道就单纯用大黄来治疗的。它的道理就在这个地方。

其他轻一些情况的也有啊，比如口臭。为什么会口臭呢？浊气上冲。浊气为什么会上冲？应该往下走啊？因为各式各样的原因，它下不去呀。这个时候怎么办呢？也给它通泄六腑，主要是用泻下的方法，口臭就能好。道理也是一样的。那么，问题来了：对于这样的病人，我给他泻下一次，口不臭了。明天他会不会还口臭呢？可能还会再臭。因为没有解决浊气不降的根本原因。还是要去找浊气不降的根本原因，然后再随证施药。但是在一开始对症治疗的时候，只要没有明显虚证，用泻下法确实是可快速见到效果的。就像取嚏法一样，不打喷嚏是没效的，打了喷嚏可能就马上有效；通泄法不泻，也是没效的，得泻效果马上就出来了。这两种结果都是立竿见影，马上能看出效果的。或者好，或者不好，非常明确。但是后续治疗还要解决引起清气不升，或者浊气不降的根本原因。

"地气通于嗌"。嗌（yì）是咽，咽走五谷，喉走清气。所以《太素》说："咽中入食，以生五脏六腑，故地气通咽也。"这就是地气通于嗌的意思。地气生五谷，对吧，所以地气通于嗌，我们可以把它理解成为五味能养人体，是由嗌而入的。那么"嗌"由谁所主？地气通于脾，口者脾之外候，这跟后面"谷气通于脾"的意思是不是很接近？但是有一点不一样，因为有一个与前文"天气通于肺"的对偶关系在这里面。那么在临床上也就有一个对应的鉴别诊断："内伤症显在口，而口为之不和；外感症显在鼻，而鼻为之不利，故鼻塞为湿气外薄也。"
（《金匮要略广注》）在《医方集解》里面有类似的说法："天气
通于肺，鼻者肺之外候，外感伤寒则鼻塞，伤风则流涕，然能
饮食，口知味，腹中和，二便如常。地气通于脾，口者脾之
外候，内伤则懒言恶食，口不知味，小便黄赤，大便或秘或
溏。"天气通于肺，鼻者，肺之外候。所以外感风寒，就会出
现鼻塞，伤风则流涕，但是能饮食，能知味，腹中和，二便如
常。地气通于脾，口者，脾之外候，内伤于饮食，则少气懒
言，恶食，口不能知味，小便黄赤，大便稀溏，但它不会有流
涕鼻塞。这个就是"天气通于肺，地气通于嗌"的实际临床
应用。

风气通于肝，肝是应风的。伤于内风也好，外风也好，都
责之于肝。《素问·至真要大论》说："诸风掉眩，皆属于肝。"

雷气通于心。为什么是雷气通于心呢？因为雷为火气，心
为火脏，同气相求，所以雷气通心。谷气通于脾和地气通于嗌
一样，在这里不再讲了。

雨气通于肾，实际上就是肾主水的意思。前面也讲过清湿
则伤下，雨气也包含清湿的意思在里面，那么"雨气"就容易
伤肾，容易伤下。

5. 把人身比作天地来分析疾病变化

"六经为川，肠胃为海，九窍为水注之气"。六经为川，川
就是河流。山下的河流，或者峡谷就叫作川。

六经为川，什么川？六经为气血之川！它是运行气血的。
肠胃为海，肠胃为水谷之海——就是这么简单的解释。但这里

把六经、肠胃与天地自然的现象对应起来了，所以还是一个天人相应的思想。

九窍呢？为"水注之气"。什么是"水注之气"？这里有个最有意思的事情在里面。九窍是上七窍，下二窍，合为九窍。水注之气，意思是水气能注于此处，是水气之注也。你看我们有"五液"，这些都是九窍里面产生的液体。目之泪、鼻之涕、口之涎、二便之出于二阴者，皆是也。那为什么会有这些东西的出现呢？因为，清气上升，布达于九窍，水就会随之而来。水和气是一体的。

是不是说气里面含着有水呢？当然不是。水从哪来呢？水是气的一种啊。天地万物，唯一气耳！这个气，敷布于九窍，它就能够产生水。怎么产生水？气为阳，水为阴。它为阴的那部分力量就可以使之化水。这种现象不仅仅发生在眼睛、鼻子这些上窍，也发生在下窍。其中有一个下窍，非常非常的典型，以至于成为气化而出的代名词，就是下窍前阴。前阴是解小便的。小便怎么来的？"膀胱者，州都之官，津液藏焉，气化则能出矣"——气化而来的。那膀胱里的这个小便是怎么由气化而来的呢？过去认为膀胱有下口而无上口。没有上口，那小便是从哪里来的呢？是气化以入，再气化而出。水饮的浊气，进到膀胱以后，由气化而为津液。津液之浊者，再经气化排出体外，就是尿液。把这样一个过程引申到眼睛、鼻子、耳朵里面去，就是水注之气。所以这段话，是对气化非常好的诠释，同时也能帮助我们理解前面讲"阳气不通"的时候为什么会有九窍不利：因为阳气不能敷布于九窍，所以九窍不利。我们再想一下还有什么可以导致九窍不利呢？

五脏气争，可以导致九窍不利；阳气不通，不能敷布九窍，可以导致九窍不利。"年六十，阴痿，气大衰，九窍不利，下虚上实，涕泣俱出矣。"这是《素问·阴阳应象大论》的原文。这里的九窍不利是因为年纪大了以后，气大衰而不能敷布，就九窍不利。一方面，九窍的功能不好，鼻塞、耳不聪、目不明；另一方面涕泣俱出："精竭于下，水犯于上，而涕泣俱出矣。"（《黄帝内经素问集注》）因为精气大衰，导致五脏功能失常，所以涕泣俱出。之前讲的是上不利，小便不出。这里讲的是下不利，涕泣俱出。人的气机是一个循环，阴阳交感、交合，云施雨布，都是升降出入的结果。一个人不会一天到晚流眼泪、流鼻涕吧？为什么眼泪有的时候有，有的时候没有呢？因为涕泪的形成都是气上为水，紧接着水还要能化为气而下，这样才能行成一个循环，对不对？现在下面精气亏虚，一方面下面气不能上，另一方面上面的气也不能下，于是就"水犯于上，涕泣俱出"。

"阳之汗，以天地之雨名之，阳之气，以天地之疾风名之"。根据王冰的注和《太素》的本子，这里的"阳之汗"和"阳之气"，应该是人之汗、人之气。"人之汗，以天地之雨名之，人之气，以天地之疾风名之"。为什么人之汗，以天地之雨名之呢？阳加之阴谓之汗：汗是由阴阳交感而产生的，是阳加之阴而产生。雨是怎么产生的？我们第一堂课里就讲了，地气上为云，天气下为雨，是阴阳交合产生的。雨和汗对于阴阳气机的变化是一样的，无非是天地和人的区别而已。所以人之汗，以天地之雨名之。

　　既然我们知道人之汗与天地之间云施雨布的自然变化是一样的。那么我们来看看天地之间的雨的特点，就是下雨之前都会感觉很闷，然后一下雨啊，天气就清爽了。所以如果是有热证、闷瞀，我们可以让病人发汗，那么他的疾病就得以祛除了。《先哲医话》就说："一人身之发热，犹天地之溽热也。雨降而暑去，汗出而热解。故曰：阴之汗以天地之雨名之。"

　　《针灸逢源》在注这段话的时候说"天地间之风得雨则息"，这个现象是不是也很常见？先刮风，刮很大的风；一下雨，风就小了。所以对于风证，我们能不能通过开腠理发汗以定风？"故内风之人腠理万不可实，实则汗不出也，气血不可不补"（《针灸逢源》）。为什么气血不可不补？还是回到那句话："人之汗，以天地之雨而名之。"地气上为云，天气下为雨。没有云，哪来的雨啊？没有气血，哪来的汗？阳加之阴为汗，血就是阴，气就是阳啊。所以要补气血以供汗之用。

　　"人之气，以天地之疾风名之"，这个应用相对来说要少一些。或者说古籍里面，对这句的引用比较少。我们看看它是什么意思。气本属阳，人之气以天地之疾风名之，实际上就是说人身上这种气机的流动，就仿佛是天地之间的疾风，或者说是风。那天地之间的风可以是疾风，也可以是缓风；人的气机可以运行得缓，也可以运行得疾。基本上就是这个意思了。

　　"暴气象雷，逆气象阳"。逆气从下而上，所以《素问经注节解》说"逆气者，下自丹田冲突而上也"。这个也是一个逆气的临床表现。阳的特点是什么？暴躁的，向上的。那么"逆气象阳"应该怎么治呢？什么东西能治阳啊？要用阴来治阳。这样我们就可以确定临床上的治则。

三、人以天地为法

（一）人身之气与四时相应

是故春气在经脉，夏气在孙络，长夏气在肌肉，秋气在皮肤，冬气在骨髓中。帝曰：余愿闻其故。岐伯曰：春者，天气始开，地气始泄，冻解冰释，水行经通，故人气在脉。夏者，经满气溢，入孙络受血，皮肤充实。长夏者，经络皆盛，内溢肌中。秋者，天气始收，腠理闭塞，皮肤引急。冬者，盖藏，血气在中，内著骨髓，通于五脏。是故邪气者，常随四时之气血而入客也。至其变化，不可为度，然必从其经气，辟除其邪，除其邪则乱气不生。（《素问·四时刺逆从论》）

人身之气应四时，在不同的季节，气的分布特点也不一样。"春气在经脉，夏气在孙络，长夏在肌肉，秋气在皮肤，冬气在骨髓中"。这个分布特点是深浅的不同，还是分布部位的不同？它主要是深浅的不同。什么时候最浅呢？夏季最浅，浮于孙络。什么时候最深呢？冬季最深，深在骨髓。

后面接着还有解释："帝曰：余愿闻其故？岐伯曰：春者，天气始开，地气始泄，冻解冰释，水行经通，故人气在脉。"这正好是一个气血通行的季节，所以我们也可以理解它也是一个调达的，木气所主的季节。

"夏者，经满气溢，入孙络受血，皮肤充实。长夏者，经络皆盛，内溢肌中"。我们可以看到由最表面的孙络，逐渐地再收敛为肌肉，然后"秋者，天气始收，腠理闭塞，皮肤引急。冬者，盖藏，血气在中，内著骨髓，通于五脏"。这就是一个简单的气血分布随四时变化的规律。那么我们该怎么利用这个分布规律呢？"是故邪气者，常随四时之气血而入客也"。邪气伤人了，它就随着气血的分布规律来侵犯人体。夏季邪气容易侵袭哪里？就是孙络。以此推之，春季容易侵袭经脉，长夏容易侵袭肌肉。那是不是永远都这样，全无变化呢？下文回答了，"至其变化，不可为度"。不一定的！变化非常复杂。但不管它怎么复杂，邪气在哪里，我们就治哪里，这就是"然必从其经气"的意思。邪气已经进来了，随着经气的变化特点而进来的。怎么破？"辟除其邪，除其邪则乱气不生"。我们根据这个邪气的侵入特点，给它去除掉，疾病就可以好了。

（二）人身之气与昼夜变化相应

故阳气者，一日而主外。平旦人气生，日中而阳气隆，日西而阳气已虚，气门乃闭。是故暮而收拒，无扰筋骨，无见雾露，反此三时，形乃困薄。（《素问·生气通天论》）

这段文字里唯一要解释的字是"薄"，通"迫"，就是消减、压迫的意思。看到这句话，有没有发现这里讲的是"一日"，没有讲晚上。所以这个一日就是指白天，是"一昼"。那么与之相对应的，也应该有个"一夜"。但是在这里，只讲"一昼"的阳气变化。白天以阳气为主，晚上以阴气为主。卫气在白天行于阳二十五度,在夜晚行于阴二十五度。在卫气行于阳二十五度的时候,阳气的变化规律是怎样的呢?就是平旦产生,日中隆盛,日西亏虚,气门已闭。我们养生就要顺从这个阳气变化的规律。《内经》里还有一段原文,是讲一天中阳气变化的:"夫百病者,多以旦慧、昼安、夕加、夜甚。"(《灵枢·顺气一日分为四时》)大家可以对比一下,两段文字里一天之中阳气的变化,看看有没有什么不同的地方?有没有什么本质上的区别?是没有的。

"是故暮而收拒,无扰筋骨,无见雾露,反此三时,形乃困薄"。就是说,基于这个规律,我们要养生的话,在日西阳气闭拒以后,就应该无扰筋骨,无见雾露,要远离邪气。"雾露"就是指外界的这些清湿邪气。这样来达到一个养生的目的。那么,从治疗上来讲,晚上可不可以用很阳燥的药呢?那当然就不可以。要避免在晚上服用过于阳燥的药物。在古人的医案里,经常会早上用一个方,晚上用另一个方。往往早上的那一个方是阳,是动的;晚上的那一个方呢?就是柔润的,是阴、是静的。这样做目的,就是要顺应一天之内人身阴阳气血的变化规律。所以这段话看起来很简单,其实临床上的应用非常的多。因为我们每一天都会把这个规律应用到诊断、治疗和养生康复上面。有一些治疗不宜晚上做,有些诊断就不宜于早上,或者晚上来进行。看病的时候要求要"诊法常以平旦",也有这个原因在。

(三)法天地以察气血之盛衰

1. 法天地寒暑以诊治疾病

岐伯对曰：夫圣人之起度数，必应于天地；故天有宿度，地有经水，人有经脉。天地温和，则经水安静；天寒地冻，则经水凝泣；天暑地热，则经水沸溢，卒风暴起，则经水波涌而陇起。夫邪之入于脉也，寒则血凝泣，暑则气淖泽，虚邪因而入客，亦如经水之得风也，经之动脉，其至也亦时陇起，其行于脉中循循然。其至寸口中手也，时大时小，大则邪至，小则平。其行无常处，在阴与阳，不可为度。从而察之，三部九候，卒然逢之，早遏其路。(《素问·离合真邪论》)

这段话的意思大概可以分成三段。

第一段，就是讲圣人制定规则是以天地为原则的，人要应于天地。所以既然"天有宿度，地有经水"，人就有经脉与之相应。

第二段，是具体讲人之经水如何与天地之间的寒暑变化相应的。

第三段，就是讲这种相应规律在临床上有什么具体的体现和意义。

我们把相对难理解的字先讲解一下。第一个字，"起度数"的这个"起"，就是"立"的意思，"制定"的意思。圣人是指那些善于养生的人。善于养生的人想要告诉大家怎么去养生，或者怎样诊断、治疗疾病，那么他首先得制定一个法则。这个法则怎么制定呢？要应于天地。

"宿度"的宿（xiù），是星宿的意思，分为二十八宿。"经水"就是地面上的水、河流，即过去中原大地上比较大的十二条主要的河流，包括清、渭、海、湖、汝、渑、淮、漯、江、河、济、漳。实际上如果我们不是专门地做考证的话，知道是十二条河就够了，不用记具体的名字。"波涌而陇"，这个"陇"就是隆盛的隆，隆起来的意思。《素问经注节解》中说："陇，丘陇，地之坟也。"坟起，像土堆一样突起来。意思就是地上有一个小包"隆"起来，就叫作坟，实际上是指波涌凸起的意思。

从整段文字来看，这是对我们前面所讲的人与天地相应的进一步强调。实际上这个思想在《内经》里面层出不穷，是贯穿《内经》始终的一个思想。

前面在《素问·生气通天论》的原文已经讲过的："天地之间，六合之内，其气九州、九窍、五脏、十二节，皆通乎天气。"这是天地相应。《素问·阴阳别论》也说："人有四经十二从，何谓？岐伯对曰：四经应四时，十二从应十二月，十二月应十二脉。"这也是人与天地相应。还有《素问·逆调论》里讲人与四时十二月相应，都是"天人相应"思想的反映。这三段原文和这里的"天有宿度，地有经水，人有经脉"一样，都只是举例说明而已。如果再用心去找，在《内经》里这种内容还有很多。

人怎么与天地相应呢？在这段文字里主要讲两个方面。

第一个是经水与天地寒温变化之间相对应的关系。如果"天地温和"，气候是正常的、很适宜的一个状态，那么经水就是安静的。如果是天寒地冻呢？经水就处于一个凝涩的状态。这个"泣"，应该通"涩"。如果是"天暑地热"，时间是夏天，而且天气比较热的话，那么经水就沸溢；假如是有剧烈的、异常的气候，所谓"卒风暴起"，那么经水就像大自然的水一样，波浪汹涌，所以"经水波涌而陇起"。

我们只要讲到经水，单纯从字面意思上很容易联想到月经。因为对于月经，我们就是以"经水"称之的。在后世对这段文字的拓展和运用上来说，也是月经病用得最多。所以在《彤园医书》里说："六淫之邪入于胞中，则损伤冲任，故妇人之经病，本此同参也。如寒则血凝，热则血沸，风则血荡。然波涌而大下，亦犹经水之被寒热与风而不得安澜也。"这段话是说寒暑的变化就会影响到人的经水。实际上，我们再想想，是不是一定只是经水，或者说只是月经与天地的寒温变化相应呢？那就当然不是了。这个经水实际上指的是流行于经脉里所有的东西，气、血都包含在里面。所以，如果我们要做针刺的话，既然是天寒地冻，经水凝涩，那就要刺得深一些；如果是天暑地热的时候，我们可能就会刺得浅一些。用药也是一样：经水沸溢的时候，就不会去用温燥的药；如果是经水凝涩的时候，就不会用寒凉凝滞的药。其他都可以此类推。

另外一个在临床上应用比较多的，是最后这一段话。"其至寸口中手也，时大时小"，就是说这个邪气对经水有影响。这个影响如果反映到"寸口"，其"中手也"，脉象就会表现为有时大，有时小。大的时候，说明经水波涌而起，所以"大则邪至"。如果是很平静的呢？那就说明邪气没有侵入，所以"小则平"。这个脉象就是很平和的，说明没有疾病。但是，"其行无常处，在阴在阳，不可为度"。这个"大则邪至"，邪气那底在什么地方呢？是不知道的，要取决于邪气本身的性质，是感阴邪，还是感阳邪，是阴时感邪，还是阳时感邪，都有可能，所以说"在阴在阳，不可为度"。

虽然"不可为度"，还是要"度"。因为不"度"我们就不知道这个病人的情况。那怎么去"度"呢？"从而察之，三部九候"，用三部九候的方法去诊察他。《内经》里讲的这个三部九候，跟我们现在的说法是不一样的，但是不管采取哪种脉法，采用哪种三部九候，背后的含义其实还是《伤寒论》里讲的"能合色脉，可以万全"。一定是综合四诊，最后才能辨别"经水波涌"，"大则邪至"是为何邪所伤。这样，才能够进一步进行治疗。

最可贵的是"卒然逢之，早遏其路"这句话，可以说是这段文字最精华的地方。它指出了在"从而察之，三部九候"以后，怎么去治疗。"卒然逢之"说明病情很急，这个时候我们要采取"早遏其路"的方法。对于这个"早遏其路"，因为《离合真邪论》这段文字讲的是针法，所以最标准的解释是"迎而夺之"的针刺泻法。我们从前面的这个病机上看，"经水波涌"它应该是一个实证，所以用"迎而夺之"的方法，就是迎经气而刺的泻法。

临床上对这段话的应用是可以扩展的。除了用针，迎其经气方向而刺，是"迎而夺之"以外，用药物直接进行正治，"寒者热之，热者寒之"，是不是也是一种"迎而夺之"呢？这个是我们最能理解的一个拓展。

更进一步，"扭转截断"这种治疗方法是不是也是一种"迎而夺之"呢？我们在伤寒六经辨证的时候，太阳病用太阳方，阳明病用阳明方，如果这个太阳病用了阳明方或少阳方就有引邪深入的嫌疑，这样就不对。非其证而用其方、用其法，这是禁忌的。在温病里面，有卫气营血辨证。叶天士说："在卫，汗之可也，到气才可清气。"意思是在卫不可以清气，对不对？可是姜春华老先生对此提出了一些质疑。他说，是不是一定要那么死板呢？这个病"卒然逢之"，我就要"早遏其路"啊。我能不能在卫先清其气，在气先凉其营血呢？于是，他就提出了"扭转截断"这样一个治疗思路。这个思路主要是针对温病的。在温病的治疗上，用姜教授的这个方法确实取得了一定的效果。这就给我们了一个思考：这个"卒然逢之，早遏其路"，不就是扭转截断思想的理论基础么？

那在张仲景的辨治体系里是不是就没有这种早遏其路的思想呢？也不尽然！《金匮要略》里说的"见肝之病，知肝传脾，当先实脾，先安未受邪之地也"，这不也是一种早遏其路的思路吗？

"卒然逢之，早遏其路"是建立在"从而察之，三部九候"的基础上的。我们通过色脉合参，清楚地了解疾病特点以后，知道病势之所在，就能够从容地运筹帷幄了。有的病，我们就可以先安未受邪之地，甚至扭转截断。有的病，我们就可以直接地迎而夺之，给它来一个"寒者热之，热者寒之"的正治。这个基础其实就是"其要一也"的意思。这个"一"是什么？

就是疾病的本质。

2. 法日月盈仄以行针刺

黄帝问曰：用针之服，必有法则焉，今何法何则？岐伯对曰：法天则地，合以天光。

帝曰：愿卒闻之。岐伯曰：凡刺之法，必候日月星辰，四时八正之气，气定乃刺之。是故天温日明，则人血淖液而卫气浮，故血易泻，气易行；天寒日阴，则人血凝泣而卫气沉。月始生，则血气始精，卫气始行；月郭满，则血气实，肌肉坚；月郭空，则肌肉减，经络虚，卫气去，形独居。是以因天时而调血气也。

是以天寒无刺，天温无疑；月生无泻，月满无补，月郭空无治。是谓得时而调之。因天之序，盛虚之时，移光定位，正立而待之。故曰月生而泻，是谓脏虚；月满而补，血气扬溢，络有留血，命曰重实；月郭空而治，是谓乱经。阴阳相错，真邪不别，沉以留止，外虚内乱，淫邪乃起。(《素问·八正神明论》)

"黄帝问曰：用针之服，必有法则焉，今何法何则？""服，事也"，这是《太素》给它的解释。意思就是说"用针的这件事，得有一定的原则。那我今天用什么原则来做这件事情呢？"岐伯对曰："法天则地，合以天光。"

"法天则地"很容易理解，"合以天光"里，这个"天光"就是指的日、月、星三光，所谓"天之明在日月，是谓天光"(《类经》)。所以"合以天光"和"法天则地"其实是一个意思，只不过是一种反复的强调。

接下来讲具体的方法。针刺的第一个法则是什么？"必候日月星辰，四时八正之气"。"日月星辰，四时八正之气"具体到我们生活上的运用，就是寒来暑往、气候的变化。"八正"，就是八个重要的节气。候这个"八气"目的是什么呢？是"气定乃刺之"。

对于"气定"的解释我们要讲一下。

"定者，候得天地正气曰定，定乃刺之"，这是《素问直解》里的解释。意思是说，一定要搞清现在是什么四时、什么八气，把四时八正之气搞清楚，候得天地正气，这就是"定"。当然这个候的一定得是天地正气。在一个非天地正气的时候，当寒不寒，当热不热，卒风暴雨的时候，能候得正气吗？不可能！因为这个时候不能"气定"，就不能行针刺之法。

还有另一种解释，就是这个"气定"指的是大自然的阴阳之气相对平稳，这叫作"定"。什么叫作相对平稳呢？就是在一个节气之中，阴阳之气是相对平稳的。那相对应的，节气变化的时候，阴阳之气就相对的不平稳，"二至二分，前后五日其气不定"（《针灸问对》）。因为二至、二分是八节里面最重要的四节，这四节正好是阴阳之气交互变化的时候，所以其气不定，这个时候不宜针刺。这也是"定者，候天地之正气曰定"的意思。

"淖液"的"淖"（nào）字是什么意思呢？《太素》曰："濡甚也，谓血濡甚通液也。"就是湿乎乎的感觉。那么"月始生，则血气始精"，按《太素》的解释，这个"精"指的是"月初血气随月新生"的意思。

"正立而待之",是判断四时、时辰的一种方法。"移光定位"指的是什么呢?我们过去看时辰是看圭表。随着太阳的移动,圭表的影子也会移动。我们根据影子的位置,来判断现在是一日之中的哪个时辰,必须正面看着它,才能准确判断它的角度。所以"正立而待之","候日迁移,定气所在,南面正立,待气至以调之也"(王冰注)。知道了这个时辰,再来看我们可以做什么事情。

例如针灸里面讲的子午流注、灵龟八法,就非常强调时辰,也要注意"候其气至","气定乃刺之"。怎么候气定呢?"正立而待之",你才能候其气定,才知道是几点、几分、几时、什么节令。

"脏虚",这个"脏",可以按《太素》校勘成"重"(chóng),现在通常认为是"重虚"。

咱们来看看这段话反映了什么思想,主要是三方面内容。

第一,针刺的基本法则是什么?就是黄帝问的"今何法何则"?何法何则啊?"法天则地,合以天光",以天地之间气息的变化为法则,具体来说就是"候日月星辰,四时八正之气"。在天地之间我们能够感受到的就是四时八正之气的变化,据此,候其气定,然后再来行针刺之法。

第二,就是人与天地寒暑相对应。具体来说,与寒暑相对应就是:"天温日明",天气比较暖和的时候,"淖液而卫气浮",气血都比较浮、浅,故而"血易泻,气易行"。"血易泻,气易行",是个互文,就是气血易泻易行,气血流动比较快的意思。

"天寒日阴",天气阴冷,"则人血凝涩而卫气沉"。这也是互文,就是人之气血凝涩而沉。所以如果要针刺,就要刺得深一点。

第三,是人与月郭盈亏相对应。"月始生则血气始精,卫气始行;月郭满则血气实,肌肉坚;月郭空,则肌肉减,经络虚,卫气去,形独居"。

这里面有几个问题:第一个,我们会看到,从字面的意思上讲,随着月亮的盈亏,人的气血随之而有充盈和空虚的变化。空虚到什么程度呢?到了"月郭空"的时候,"肌肉减,经络虚,卫气去",于是气血皆去,独留形骸,所以"形独居"。那虚得很厉害啊!这跟我们平时临床,或者日常生活的观察明显是不相符的。这是什么缘故呢?

因为这段话讲是气血因月郭的盈亏而发生的变化,所以这是在一个基础水平之上的变化,而不是说气血因其生或者说因其灭,没有到这个地步。但是重不重要呢?很重要!因为它有决生死的作用。《内经》里有大量与时间相关的原文,近几十年来,大家对时间医学研究得比较多。就有很多人去研究一些疾病发病和死亡的时间的规律,发现跟《内经》所说有一定的相似之处。只能是说一定的相似之处。提示它可能还是有一些客观依据在的。那为什么只是说一些呢?因为我们很难准确地去理解始精、始行、坚、实、减、虚的程度。这个是我们学这段文字最需要研究和最费解的地方。光从字面意思上讲其实不难。总之,人的气血与月郭的盈亏相对应的意义,在于我们可以因天时而调血气。

因天时而调血气,具体来说就是接下来的这两段原文。治法上要与寒暑和月相的变化相对应，"所以天寒无刺，天温无疑"。天寒的时候人处于什么状态呢？人气血凝涩而沉，这个时候就不宜行针刺之法。如果一定要针刺，就要刺得比较深，还要注意保暖。有没有注意到这里没有写寒暑，而只是写天温和天寒。不是指春夏秋冬或者是寒暑，那么也就是说它的更现实的意义实际上指的是气温而不是季节。所以即使在冬天，我们在做针刺的时候只要做好足够的保暖工作，也相当于"天温"的环境；如果没有足够的保暖条件依然行针刺，病人就很容易感受外邪。尤其是针刺一些重要的，与天地之气相沟通的穴位，如风门、大椎，病人感受邪气的可能性就更大了。

"月生无泻，月满无补"，还是主要指针法而言的。对我们开中药有没有意义呢？也有意义！就是随着月相的变动，我们在补泻用药上要加以注意。这一点，在妇科上其实是体现得更加的明显。我们知道妇科有一个"序贯疗法"，就是在月经期的不同阶段采用不同的方法来进行治疗。这与"月生无泻，月满无补"有类似的意义。疑问之处在于，这个"月"到底是天地的"月"呢？还是人身的月呢？这个就是比较灵活的一个方面了。

3. 人与寒暑、月象相应

黄帝曰：有寒温和适，腠理不开，然有卒病者，其故何也？少师答曰：帝弗知邪入乎。虽平居，其腠理开闭缓急，其故常有时也。黄帝曰：可得闻乎？少师曰：人与天地相参也，与日月相应也。故月满则海水西盛，人血气积，肌肉充，皮肤致，毛发坚，腠理郄，烟垢著，当是之时，虽遇贼风，其入浅不深。至其月郭空，则海水东盛，人气血虚，其卫气去，形独居，肌肉减，皮肤纵，腠理开，毛发残，膲理薄，烟垢落，当是之时，遇贼风则其入深，其病人也卒暴。

黄帝曰：其有卒然暴死暴病者，何也？少师答曰：三虚者，其死暴疾也；得三实者，邪不能伤人也。黄帝曰：愿闻三虚。少师曰：乘年之衰，逢月之空，失时之和，因为贼风所伤，是谓三虚。故论不知三虚，工反为粗。帝曰：愿闻三实。少师曰：逢年之盛，遇月之满，得时之和，虽有贼风邪气，不能危之也，命曰三实。（《灵枢·岁露论》）

前面既然说是因为起居养生不当，所以才感受邪气而发病。那么有的人，在寒暑很适宜的状态下，腠理也没有开泻。这时候，应该卫外功能很正常啊，在这种情况下，却有"卒然暴死暴病"的情况，这是什么原因呢？少师就回答说："帝弗知邪入乎？"你不知道邪气是有一种特殊情况可以直接侵入人体的吗？什么情况呢？"虽平居"，虽然饮食起居都很正常，然而腠理的开闭缓急，"其故常有时也"。它的这个变化呀，是与天时相对应的，所以邪气仍然有入侵的机会。

黄帝接着就问了："可得闻乎？"少师曰："人与天地相参也，与日月相应也。"——再次强调了"人与天地相参"的观点。所以人的气血随月相的变化而变化。

"故月满则海水西盛，人血气积，肌肉充，皮肤致，毛发坚，腠理郄，烟垢著"，月满的时候，人体就血气旺盛，皮肤紧致，毛发坚固，腠理紧闭。这个"郄"，在这里是紧闭的意思。烟垢，就是人身上的油脂和污垢，这些物质必须是气血旺盛才能渗之于外。月满的时候，气血是旺盛的，所以烟垢著，烟垢很多。这个时候啊，"虽遇贼风"，就算是感受了贼风，也是"入浅不深"。

另外一方面，如果是月郭空的时候，又会怎么样呢？"气血虚，其卫气去，形独居，肌肉减，皮肤纵，腠理开，毛发残，膲理薄，烟垢落"。这里面有几个字要解释一下。"纵"就是宽的意思，皮肤宽是指的什么？是指的腠理开的这个情况，是说皮肤不致密，跟前面的"皮肤致"相对应。"毛发残，膲理薄"，按照《太素》来校的话，应该是"毛发薄"，中间的"残""膲""理"这三个字应该是没有的。所以这里应该就是"毛发薄"。薄就是稀疏的意思，与前面的"毛发坚"相对应。烟垢落，你看这时候就没有烟垢了。"当是之时"——如果这个时候遇到了贼风——"其入深，其病人也卒暴"。这就解释了寒温和适、腠理不开，却可以卒病的原因。

既然在寒温和适、腠理不开的情况下，月郭空的时候都容易卒然而病。那大家想想，假如在月郭空的时候，同时还"卒感虚邪"了，会有什么情况呢？那就当然是其入也深，其病也暴了。所以紧接着，黄帝就问："其有卒然暴死暴病者，何也？"有的人突然得了暴病，或者是卒死了，是什么原因引起的呢？跟这个规律有关系么？少师回答的这段话是非常重要的一段话，也是著名的"三虚三实"的由来。"三虚者，其死暴疾也"，碰到三虚的这种状况，就会出现卒然暴死这种状况。

　　什么是"三虚"呢？"乘年之衰，逢月之空，失时之和"。在这三种情况，再加上贼风所伤，就叫作"三虚"。要是不知道"三虚"这种情况，你不管多么细致地去诊疗，也是不能取效的，这就是"工反为粗"的意思。相对应的，有"三虚"，就要有"三实"。所以紧接着，"帝曰：愿闻三实。少师曰：逢年之盛，遇月之满，得时之和"。在这"三实"的时候，就算是感受了贼风邪气也不要紧，"不能危之也"。为什么？因为这时候气血很充实，卫外的功能很强。

　　什么叫"乘年之衰"？这是个运气学的概念，指的是某一年，它是阴年的同时，又岁运不及，再遇到六气的邪克，这就叫作乘年之衰。"失时之和"指的是"失四时之和"，什么叫"失四时之和"？四时是春、夏、秋、冬，那么就应该是春温、夏热、秋凉、冬寒。如当寒不寒，当热不热，就叫作"失四时之和"。所以在"三虚"的时候，就需要加强我们的养生工作，否则就容易"卒然暴病"。"三虚"的另一个重要意义就是能够帮助我们预测疾病的愈后。

　　如果是在"三虚"的时候得病，这个疾病就怎么样？就很急，就很暴，就很严重！所以在《灵枢·九宫八风》里，又再一次提到"三虚"。说是"三虚相搏，则为暴病卒死"。这个好理解，跟前面的意思是一模一样的。但是它还有提到"两实一虚，病则为淋露寒热。犯其雨湿之地，则为痿。故圣人避风，如避矢石焉"（《灵枢·九宫八风》）。这是什么意思呢？三虚，这个当然是很厉害的，三虚碰到一起，则暴病、猝死。如果只有一虚呢？只有失时之和，或者只有乘年之衰，这个时候是什么情况呢？这个情况，就叫作两实一虚。这种时候容易得什么病呢？"淋露寒热"——容易外受外界的寒热。淋露，暴露在外边的意思。暴露在寒热之中，犯其两湿之地，则为痿。正因为这个缘故，所以"圣人避风，如避矢石焉"。

圣人讲养生，并不是说有"卫外而为固"的阳气，就可以无惧风雨。不是这样的，而是说，任何时候都要"避虚邪贼风，如避矢石然"。在《诸病源候论》里面，又特别指出三虚的时候得病，容易暴死："三虚而腑脏衰弱，精神微羸，中之则真气竭绝，则死。"书中反复强调"三虚"时感受邪气，就容易出现卒死之疾。这个是我们《内经》里所讲的三虚。

在《万氏女科·种子章》里也有个三虚，分别是天虚、地虚、人虚："三虚者，天地晦冥，日月薄蚀，雷电风雨，晦朔弦望，天之虚也；地震土陷，山崩水溢，地之虚也；忧怒悲恐，醉饱劳倦，人之虚也。"这个"三虚"的含义是什么呢？仍然是本于"人与天地相应"这个思想来的。在这三种情况下，不宜种子！现在开放二胎了，大家都希望能够再生个孩子。但是从我们中医"种子"这个观点上讲，有一些时候是不适合要孩子的。这个"三虚"就对于种子的禁忌，做了一个非常系统的归纳。"种子"的禁忌非常的多，但是没有超出他说的"三虚"这个范畴。其他包括各式各样的异常气候条件，有医家列举了非常多的例子，但不管怎么样，其实都是卒风暴雨。我们前面讲过，这个时候正是"经气波涌"，就不适合"种子"。所以"三虚"也有这个含义。

那么紧接着讲述"三实"——"逢年之盛，遇月之满，得时之和"。这是和前面相对应的，所以很容易理解。重点是"虽有贼风邪气，不能危之也"，这个强调的是"正气存内，邪不可干"的一个思想。就是在《内经》的发病观里面，"避虚邪贼风，如避矢石然"，当然非常的重要。虚邪贼风是发病的重要因素嘛！但是根本原因在哪里？根本原因还是在人身正气的强弱。正气充盛，"虽有贼风邪气，不能危之"这个思想，在《内经》多处原文里都可以看得到。比如说在《灵枢·百病始生》里讲"两实相逢，众人肉坚"。它前面是讲的是"两虚相得，乃客其形"。两虚是什么虚啊？是人虚和虚邪，比如在月郭空的时候复感外邪。如果是月郭满的时候，或者是逢年之盛的时候，又没有遇到邪气，这就是"两实"，另一个"实"是说外面没有六淫之邪，只是正常的六气，这种情况下"众人肉坚"，不会得病。

那么在《素问·经脉别论》里面也说："勇者气行则已，怯者则着而为病也。"同样是感受外邪，同样是情志所伤，同样是伤于饮食，如果本身气血旺盛，那么就"气行则已"，通过气机的运化就能抵御邪气。但如果气血本身是怯弱的呢？它就著而为病！著在什么地方啊？何经、何脏虚，就著在何经、何脏，所以"邪之所凑，其气必虚"不仅仅是指人的正气虚弱，就容易被外邪所伤；还指出了，之所以同样感受外邪，不同的人有不同的发病，是因为不同的人虚处不同，所以它的发病就会有不同。在整个发病过程中，正气是占主导地位的。

在《素问·生气通天论》里也有"清净则肉腠闭拒，虽有大风苛毒，弗之能害"。什么叫"大风苛毒"？非典就属于"大风苛毒"。这种烈性的传染病，怎么预防它呢？同样是暴露在这样一个烈性传染病的环境当中，什么样的人发病？虚的人发病。什么样的人不发病呢？能够肉腠闭拒的人，卫外功能强的人，他就不发病。如何才能卫外功能强呢？清净！这个就是养生的原则。同样的清净，还有"苍天之气，清净则志意治"，"虽有贼邪，弗之能害"！包括《素问遗篇·刺法论》里面讲的，"不相染者，正气存内，邪气不可干"。你看，这句名言是出自遗篇的。我们知道遗篇是有争议的，很多人说它不是正宗的《内经》的一部分。但是对于我们临床医生来说，"正宗"或者"不正宗"，不是最重要的。"有用"或者"没用"，"正确"或者"不正确"，才更重要。

所有的这些原文都反映着一个思想，就是在发病中，正气占主导地位。那如何能让人的正气强盛呢？要与天地相应！比方说，法天之则，就是"苍天之气，清净则志意治"。那法地之气呢？地之五味，与脾胃相通。所以我们就不能"饮食饱甚，汗出于胃"，对不对？这个就是养生的法则。

这段原文重点讲的其实就这两个部分。一个部分就是人与月相相应。月满和月空的时候，人的气血就相应的充实，或者是相应的空虚。还有，就是非常重要的"三虚""三实"。它强调了天时的发病和愈后的关系。在"三虚"的时候，常常是卒病暴死，死在什么时候啊？应该是死在"三虚"的时候，就是乘年之衰、逢月之空、失时之和的时候。按照月相来说，死人死得最多的时候，应该是每个农历的初一，或者三十左右这个时间段。但是现在有人做时间医学的研究，发觉有一些疾病是在月旺的时候，就是月亮圆的时候，死亡率更高。为什么会出现这样一个情况呢？有些学者认为这是因为有一些疾病不是因其虚而死，而是因其实而死，或者说因其邪争而死。比方说重症胰腺炎，这种疾病之所以发病，它有正气大虚的底子在这里。所以当月郭空的时候，正气不能起而抗邪反而相安无事，略作拖延；当月郭实的时候，旺月的时候，正气略微充实，起而抗邪，那么导致最后残留的正气反而消耗掉了，不能留存，出现死亡。这种解释也是一种思路。

第二讲　阴　阳

一、阴阳是宇宙万物化生的基础

太虚寥廓，肇基化元，万物资始，五运终天，布气真灵，总统坤元，九星悬朗，七曜周旋，曰阴曰阳，曰柔曰刚，幽显既位，寒暑弛张，生生化化，品物咸章。（《素问·天元纪大论》）

这段原文非常有名。只要是讲到气化，一定会引用这段原文。我自己当初学习这段原文的时候觉得它实用性不强，从头到尾阐述的无非就是阴阳非常重要，它能够产生宇宙万物。但是这个观念在我们初学中医时就已经接受了，再这么长篇大论地去描述、解释，就觉得不太必要。其实现在回过头来看，这段文字其实非常有意思，也非常重要。

这段文字中的好多字我们现在不太用，所以有些意思也不是很清楚。我们在这里先解释一下。"太虚寥廓"，"寥"和

"廓"其实都是宽广的意思。"太虚"，鉴于不同文化对世界的认识，我们可以解释为现在说的"宇宙"，中国传统文化就称之太虚。我们有时候走神了、开小差了，就叫"神游太虚"。但是其中还存在差别，太虚是指我们存在的这个世界的全部，太言其大，虚言其无，但是"无"中可以生"有"，"有"最终也可以归于"无"。"太虚"这个东西本来是没有什么具体东西的，它可以生有，有又可以归于无，但我们没有必要因为有无的相生而感到悲伤或者高兴。无可以生有，有最终归于无，这是自然的规律，并不因为我们的情绪和看法而改变。

那么太虚是怎样演变出世间万物的呢？这是怎样一个演变规律呢？接下来它讲"肇基化元"，"肇"就是开始的意思，"基"就是根本的意思，所以肇和基都是根本的意思。但是如果细分还是有区别的，王冰说"肇，始也，基，本也"，一个是时间的开始，一个是空间的发端，所以可以理解为时空的开始。时空的开始是"化元"。什么是"化元"？"化"为生化，"元"为本元。"肇基"是由"本元"生化而来的。这个"本元"，或者叫它"精气"，是时空化生的肇基，它化生以后就能够"万物资始"。

万物初生后，就是"五运终天"。"终天者，五行终天运而无以也"（《类经》），意思是说"五运"会一直运行下去，这种运行就是五行的运行。为什么这里又提到五行呢？因为五运，就是指的五行的运化，五行就是气的五种运动变化方式。因为气在运动变化，所以能化生万物。这种化生万物的规律一直在运行，不因为其他任何的因素而发生改变，这种就是五运终天。

五运终天的后果就是"布气真灵"。"布气真灵"是说这种气化就能够敷布到世间万物，人和万物在这个哲学观念上是平等的。正因为人和万物有共同的物质基础，所以我们就能够用万物来治疗人。这就是"毒药"和"针刺"治病的理论基础。针刺是用来引气机的，我们可以用各种方式包括推拿、针刺、导引甚至用冥想，或者其他任何一种方法，总之使气机发生变化。如果气机发生的变化适合人的需要就能治病，反之则能导致疾病或者损伤人体。这就是"布气真灵"的一个实际应用。

"捴统坤元"的这个"捴"同"总"，指的是能够统帅所有的坤元。《类经》里讲"虽万物形气禀乎天地，然地亦天中之物"。这里只讲到"坤元"，"坤"主要是指地，但是张介宾就认为不止是地，天也包括在里面，天和地都由它来总统化元。有的注家也有不同的意见。他们认为这里特别提出"坤元"，主要是因为坤德载物，它强调的是坤元有生万物之有形的这一方面。

万物在天地之间产生之后，所表现的就是"九星悬朗，七曜周旋"。九星和七曜实际上都是天体，九星包括天蓬、天芮、天冲等，属于运气学说常用的内容。图1是个九星图，九星跟五行（除了土，土居中央）、八卦相对应，土行、八卦加一起一共九个，分别与九星相对应。七曜指的是日月五星。"九星悬朗，七曜周旋"实际上指的是天体得以正常运行。

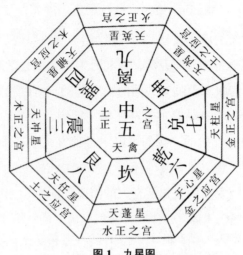

图1　九星图

整个天地万物由一气而化生，它的规律就是"曰阴曰阳，曰柔曰刚"。阴和阳当然是总括，柔和刚是特性。"幽显既位，寒暑弛张"也是阴阳，但还是有一定区别的，幽和显就是明和暗。阴阳的最初概念实际上就来源于明和暗，太阳能照到的地方就是阳，太阳照不到的地方就是阴。太阳能否照到，实际上取决于太阳的位置。太阳在动，那么影子就随之移动，也就是阴的位置在移动。山的南面，水的北面，太阳能够照到它，就是阳；照不到的就是阴。所以幽、显实际上还是阴阳。"幽显既位"指的是阴阳在它的位置变化上正常。

《易经》是讲阴阳的专著，整本书讲了那么多阴阳，它的核心思想就是阴阳"当位"与否。如果阴阳都在它们应当在的位置上就是好，用来占卜就是泰卦。泰卦卦象是阳在下面，阴在上面，正好阴阳可以交感，这就是好的。有个成语叫否极泰来，否卦和泰卦正好相反。否卦，阳在上面，阴在下面，阳往上走，阴往下走，那么就"阴阳离绝，其气乃绝"，这当然就是不好。"幽显既位"实际上深刻反映了阴阳当位、不当位的思想。

"寒暑弛张"就更好理解了，因为我们前面讲人要与天地相应，讲人如何与天时、八风、八季、四气、四时相应，都是这些寒暑变化。

所有的阴阳、幽显、寒暑的变化都是"生生化化"的结果。在这种生化之下，"品物咸章"！"品物"就是万物，"咸"是都的意思，"章"通"彰"，是"彰显"的意思。生生化化之后，所有的东西彰显出来了，因而我们能够看到这么丰富多彩的世界。

这段原文的重要之处，是它提出了我们中医认识世界一个最基本的模型，就是所谓的"气—阴阳—五行—万物"模型：由气化生阴阳，由阴阳化生五行，由五行化生万物。这是中华传统文化的精髓所在。这个模型是由《天元纪大论》所提出的，七篇大论通常认为成书年代至少是汉代，有人干脆认为是唐代王冰自己补进去的，总之应该是很早以前的事儿了。但是这种认识一开始并不是我们的文化主流。这个模型至少是到了宋代理学创立之后才成为主流的，在此之前这种思想并不完善。我们只是知道气可化生阴阳，阴阳化生五行，五行化生万物，但是里面的很多细节并不清楚。到了程朱理学创立之后比如周敦颐写《太极图说》，此后，学者们开始用气—阴阳—五行详细地分析、解释世界，最早主要是一些人文的东西，逐渐成为文化的一个主流。所以我们中国人都善于用"气"这个概念，比如说开心了就"喜气洋洋"，不高兴了就叫"怒气冲天"。这种气的观念早已深入到老百姓的生活里面去了。

二、阴阳是怎样化生万物的

黄帝曰：阴阳者，天地之道也，万物之纲纪，变化之父母，生杀之本始，神明之府也。治病必求于本。故积阳为天，积阴为地。阴静阳躁。阳生阴长，阳杀阴藏。阳化气，阴成形。寒极生热，热极生寒。寒气生浊，热气生清。清气在下，则生飧泄；浊气在上，则生䐜胀。此阴阳反作，病之逆从也。

故清阳为天，浊阴为地。地气上为云，天气下为雨；雨出地气，云出天气。故清阳出上窍，浊阴出下窍；清阳发腠理，浊阴走五脏；清阳实四肢，浊阴归六腑。

水为阴，火为阳；阳为气，阴为味。味归形，形归气；气归精，精归化；精食气，形食味；化生精，气生形。味伤形，气伤精；精化为气，气伤于味。阴味出下窍，阳气出上窍。味厚者为阴，薄为阴之阳；气厚者为阳，薄为阳之阴。味厚则泄，薄则通。气薄则发泄，厚则发热。壮火之气衰，少火之气壮。壮火食气，气食少火；壮火散气，少火生气。(《素问·阴阳应象大论》)

这段原文只要学过中医的，都耳熟能详。这段话在文字上面没有什么难点，但是它过于简朴，以至于我们看的时候，都觉得"嗯嗯，有道理，就是这样"，把书拿开后又觉得它没什么特别的用处。所以我们的重点就是看看到底怎么去理解文字背后的含义。

（一）阴阳是天地万物变化的纲领

首先来看第一句："阴阳者，天地之道也，万物之纲纪，变化之父母，生杀之本始，神明之府也，治病必求于本。"

《系辞传》里面讲"一阴一阳之谓道"。就是说，阴和阳的变化就是这个世间最重要的规律。阴和阳，就是天地规律中最根本的东西。前面"太虚寥廓"那段是总括，这段原文就比较细了。它是说阴阳为万物之纲纪。"总之为纲，大德敦化也，纷之为纪"（《内经知要》）。所以这句话强调的是阴阳的重要性，往细里讲，就是万物的变化，无论大小，都不出于阴阳。"物极，谓之变；物生，谓之化"（《黄帝内经素问直解》）。万物皆由阴阳交感气化而来，这就是"化"；而"万物"出现了以后，一定会经历生、长、壮、老、已的变化，最终又要归于无，这个过程就是变。这个"变"，是由一个极端变到另一个极端，阳变为阴，人活着是阳，人最终有一天会"已"，就变为阴，化为无。这就是"变化之父母"的意思。

"阴阳交则物生，阴阳隔则物死，阳来则物生，阴至则物死……"（《内经知要》）。"生杀之本始"实际上还是强调万物的变化、生成、消亡都是由阴阳而来的。阴阳非常重要，所以讲它是"神明之府也"。前面我们说到过，"阴阳不测谓之神"。在《内经知要》中，李中梓有类似的话，叫"变化不测之谓神，品物流形之谓明"，张介宾也说到，"阴阳不测谓之神，显现于外

谓之明"。所以"神明"既有内部的变化，也有内部的变化反映
于外的征象。所有这些内在的和外在的变化、现象，均归于阴
阳变化。

什么是"府"？"众物所聚谓之府"（《素问吴注》）。比如
我经常住家里，我家就是我的"府"。所以"神明之府"就是万
物内在的变化，及其外在表现的根本。那么这个"神明之府"
到底是什么呢？就是阴阳！"治病必求于本"，所以，这个"本"
毋庸置疑就是指阴阳。现在有很多文章专门在讨论这个"本"
是什么意思。有说病机的，有说辨证的，这些当然都很重要。
但是从原文的意思上看，"本"就是阴阳。

（二）阴阳的特点

接下来讲了"阴阳"的特点，"故积阳为天，积阴为地。阴
静阳躁。阳生阴长，阳杀阴藏。"积阳，阳主升为天；积阴，阴
重浊为地。三个阳爻在一起为乾卦，是天；三个阴爻在一起为
坤卦，是地。阴是主静的，阳是主躁的。这都好理解。难理解
的是"阳生阴长，阳杀阴藏"。两句合在一起看，好像就是阳主
生和杀，阴主长和藏。但直觉告诉我们，应该不是这样机械的，
应该有更深入的解释。

在《内经知要》里面对历代的说法有非常好的归纳。它讲
这句话有几个意思：第一个是"阳之和者为发育，阴之和者为
成实，故曰阳生阴长，此阴阳之治也。阳之亢者为焦枯，阴之
凝者为封闭，故曰阳杀阴藏，此阴阳之乱也"。阳生阴长是阴阳
的生理状态，而阳杀阴藏是阴阳的病理状态。第二个就是，"天

以阳生阴长，地以阳杀阴藏"。在天是生、长，在地是杀、藏。这个说法是王冰的注，一直以来被认为是最符合经旨的。但是用起来不太实用。第三个是，"上半年为阳升，天气主之，故春生夏长；下半年为阴降，地气主之，故秋收冬藏"。分别与春生、夏长、秋收、冬藏相对应。这个说法其实跟我们后面讲养生"春夏养阳，秋冬养阴"相一致。但是这三个说法要一定分出谁对谁错，都是不合适的，因此三说可以并存。好在这三个说法其实没有本质上的区别。我们就不要去管这些具体解释，"阳生阴长，阳杀阴藏"，讲的就是阳中之阴阳和阴中之阴阳：阳中之阴阳就是阳生阴长，阴中之阴阳就是阳杀阴藏。这种说法是张介宾的观点，概括来说比较合适，也比较有意思。

（三）阳化气，阴成形

"阳化气，阴成形"。这个外延比较大。《仁斋直指方论》直接就指出来，这句话讲的是"一气判而清浊分也"，就是一气以化阴阳的意思。一气化阴阳中的阴阳还可以相互转化。阴化生有形的东西，阳化生无形的东西。我们前面曾经讲到过"九窍为水注之气"。"水注之气"也可以理解为"气注之水"，它讲的就是水和气的变化。水为有形，气为无形。水、气的变化，实际上就是有形和无形的变化，这是个很具体的例子。

在临床上的例子也不胜枚举。"聚则成形，散则成气"，也是这句原文的一个具体衍生。比如我们看到一个肿瘤的病人，肿瘤是一个有形的结块，属于阴。这个阴是如何来的？为什么别人不结块，他结块？因为阳化气，气化则归于无形。如果阳气怯弱则气不能化，故而阴浊积而成形。火神派治疗恶性肿瘤，常用姜、桂、附，也有一定的道理。

肿瘤这个结块有形，我们容易理解运用。但是有的时候这种结块，我们眼睛看不到，这样的思路是否同样适用呢？我们知道有很多免疫复合物沉积在不同部位所致的疾病，比如免疫复合物沉积在血管造成血管炎。这些东西我们虽然用眼睛看不到，但是可以借助工具看到，也是有形的。碰到这种疾病是不是也只能遵循火神派的理论去用姜、桂、附呢？如果不这样做，还可以怎样去化气呢？这还是要回到前面我们所说的"九窍为水注之气"，气和水之间可以互化。想到"气"不足的同时还要考虑"水"足不足。因为阴阳是互生的，我们的目标是让"有形"者化气以归于"无形"，要让这个阴邪消散。那么，除了要用阳药外，还要有阴药助其化气之力。我们都很熟悉，要生"少火之气"，就要在大队补阴药中略加补阳药。这还是一个阴阳相交感、相生的过程。所以，除了用姜、桂、附之类的阳药，也要想到合理使用阴药对气化的帮助。

在《灵素节注类编》提出来"阳化气，阴成形"的概念里还包含了"五行生于阴阳"的概念。在运气学说中，天干、地支分别与五行相对应。前面讲了五运终天是万物化生的一般规律。五行中每一行还有它自己的特点，木火土金水分别有自己的阴阳，这个搞清楚了，再去研究运气就比较方便了。比如讲甲乙，甲为阳，乙为阴，甲乙属木，木在我们人体脏腑中应肝、胆，肝和胆相表里，肝是阴木，胆就是阳木。十天干又分别与年、纪、日、时相对应。这就形成了一个脏腑、气血与四时相对应的关系。这个四时、昼夜同脏腑气血运行都是来源于阴阳的，这是它们能够相互对应的基础。所以，"阳化气，阴成形"的概念范围非常大，在临床上也很实用。

（四）阴阳气化举例

1.寒热的阴阳气化

"寒极生热，热极生寒。寒气生浊，热气生清"。前一句很好理解，讲物极之变，寒热到了极点会向相反的一方转变。寒和热相反，这句话亦可以用阴阳替换一下。疑问在"寒气生浊，热气生清"这里。因为我们在"病机十九条"里面讲到"诸转反戾，水液浑浊，皆属于热"，"诸病水液，澄澈清冷，皆属于寒"，和这里的说法就不一样。

为什么寒气生浊，但又有"澄澈清冷，皆属于寒"呢？其实"寒气生浊，热气生清"讲的是寒热本身的气化特性：寒属阴，阴成形，故为浊；热属阳，阳化气，故生清。如果在病理状态下，就是"病机十九条"中的说法了。

究其根本，是两种说法中的清和浊的含义不一样。"寒气生浊"的这个浊主要讲的是成形，或者说是凝结、下沉；"热气生清"的这个清指的是上升。而"诸病水液，澄澈清冷，皆属于寒"是指因寒邪阻阳，阳气不化，则病水液而清冷，这个清冷指的是各种病理分泌物的状态。

2.清浊升降异常的后果

理解了这个，再看后面的"清气在下，则生飧泄；浊气在上，则生䐜胀"就容易理解了。这里要把阴阳理解为气的运动趋势，清气应上，浊气应下，它们是如环相贯的。《类经》解释："清阳主升，阳衰于下而不能升，故为飧泄；浊阴主降，阴滞于上而不能降，故为䐜胀。飧泄，完谷而泄也。䐜胀，胸膈满也。"

什么是飧泄？一般认为是完谷而泻，就是大便里有未完全消化的食物。如果我们在临床上碰到完谷不化的病人，通常会辨为脾阳虚和肾阳虚。清气属阳，应该往上走，我们以前讲过"天气上为云，地气下为雨。雨出地气，云出天气"，为什么天气可以上而为云呢？这是因为阴中有阳，这种阳可以上走。同理，地气为阳中之阴，可以下走，故可下而为雨，这样才可以形成阴阳交感。

清气在下，则生飧泄，与云和雨的关系类似。这种清气不升，有两种可能性：第一种，本身清气不足，气不足以升，这其实就是阳气不足；第二种，是阴中之阳不足。阴中之阳应当是肾阳，所以这种说法一般指的是肾阳虚。脾、肾的阳虚都可以引起飧泄。以此类推，那浊气不降就是阳中之阴的不足，阳中之阴就是肺，浊气在上，则生䐜胀，这个胀的部位我们通常认为是胃脘胀，或者大腹胀。但按我们前面的推论，应该是胸膈，注家也常常解释为"胸膈满"。后世的很多注家讲到腹胀的时候也引用这句话，说明胀在胸膈和脘胀这两种说法都有道理。接下来，我们就来具体辨析一下"清气在下，则生飧泄；浊气在上，则生䐜胀"。

历代注家对于"清气在下，则生飧泄"病因病机有很多不同的解释，大略来说分为脾、肾、肝、热四类。

在脾，很容易理解。脾胃中焦有斡旋气机、调节气机升降的作用。我们常说"脾主升清，胃主降浊"，所以"清气在下，则生飧泄"落实到脾胃的话，病位应在脾，"浊气在上"，就应该落实到胃。所以历代方书里治疗飧泄大多还是以脾为主，这种方子太多了，多到可以列一本书，有兴趣的话大家可以自己去看看。

在肾也好理解，"清阳主升，阳衰于下而不能升"（《类经》），阳衰于下通常就是指的肾阳虚。但是《诊余举隅录》提出来肾阴伤也可以引起飧泄，实际上就是我们前面讲的阴中之阳的不足引起的。还有一种解释，可以从《诊余举隅录》这本书附的医案看出来。它附的医案都是久泻的病人，久泻可以伤阴，所以认为肾阴伤可以引起飧泄。但实际上，这种情况飧泄是因，阴伤是果，所以这么解释肾阴伤引起飧泄还是有点问题的。

其实还有很多注家认为这里的"飧泄"和风有关系。他们的依据主要是《内经》里面的另外一句原文，"春伤于风，夏生飧泄"。这句话讲飧泄是由春季伤风而得的，风气内合于肝，所以它的病位就是在肝，飧泄的病因就是风。风可以伤肝，肝伤则克脾土，脾伤不能运化湿气，所以在大自然湿气重的时候就发病，这是"伏气为病"。夏末秋初的时候湿气重，所以就发病。"春伤于风，夏生飧泄"，《时病论》就认为，飧泄的发病时间是在夏末而不是初夏。

很有意思的是，还有人因为"热气生清"，"清气在下，则生飧泄"而认为是热气生飧泄。热会生飧泄吗？当然会。但是有两点需要注意：其一，这个"热在下"不是一个正常的热，这种热是客热，也就是邪热。客热不能化谷，完谷不化就生飧泄。另一种解释就是《素问经注节解》引用刘河间所说的"火性疾速故令人暴下"，因为火的本性暴烈，它本应在上，现在却在下，影响下焦的气机，具体来说，就是大肠的气机，于是暴下。持这种看法的注家为数不多，而且在明清时期有很多注家对于这种说法提出反对意见，他们认为虽然热可以导致暴注下泻，但是算不上是"清气在下，则生飧泄"的正解。

"浊气在上，则生䐜胀"。首先我们想想，什么是浊气？"寒气生浊"，那么浊气就是寒气？好像也不对。注家对"浊气"的理解主要分为两类：一类认为是各式各样的脏气，比如胃气。黄元御的《素问悬解》说"浊气宜降，浊气在上，则生䐜胀"，因为"肺胃上逆而不降也"，这里认为浊气是肺胃之气。肺胃之气应该是降的，但是它不降反升就是浊气。而《医述》里面更明确说，就是胃气："其浊气何？盖指胃气而言，不然何以在上则䐜胀也？"还有一种，认为是阴邪，如痰、饮，或者干脆就是停滞的气机。这个可能是我们现在更能接受的观点。气下而不能运行，气滞不行，就发为䐜胀。

那么"上"呢？"上"的位置可以是膻中，比如《素问吴注》认为"浊气在上，则浊邪实于膻中，膻中不能化气，是为䐜胀"。在《推拿抉微》里面认为是脾肺。膻中、肺胃、脾肺，这些地方的气机的运化特点都是应该下降的，不降反上，那就是病了。

治疗方法上，历代注家大略分为下气、行气、升清三种思路。既然是浊气在上，我们就要下气，可以用大黄之类的药。李时珍在《本草纲目》里面专门有提到大黄下气的作用可以专门用来治疗"浊气在上，而生膜胀"的这种疾病，并且鄙视了治疗膜胀时用很多行气药的观点。他认为行气药只能让气运行，但不能让气往下走。浊气在上，用木香、青皮之类的有什么用呢？应该用大黄！

还有很多注家说，"浊气在上，则生膜胀"，如果不治疗，那么它下一步的发展，就是痞满。因为浊气在上，它是无形的，它是气嘛。再进一步发展呢？它就渐结为有形，痞满再不治，就变为结胸。李时珍就认为，只要是浊气在上的时候，我们就可以开始用大黄了。至于说，后面到了痞满，要用泻心汤，或者到了结胸，要用陷胸汤，那是另外一回事情，用的药就不一样了。

但大多数治疗浊气在上的，都还是用行气的方子，比如说木香顺气汤。木香顺气汤在古籍中被重复引用的次数非常多，放眼望去，治"浊气在上"的方子，都是各种木香顺气汤。我们把《仁斋直指方论》里的这个木香顺气汤作为例子分析一下：行气的如木香、厚朴、青皮；然后呢，还是温脾、健脾的，有豆蔻、苍术；还有个吴茱萸，吴茱萸是温肝胃之气的。所以有人治这个"浊气在上，则生膜胀"，直接就用吴茱萸汤——但这个吴茱萸汤不是《伤寒论》的吴茱萸汤，它加了一些温脾阳的药。有没有升的药？也有，它还用了升麻、柴胡。为什么用升麻、柴胡？那是因为浊气在上不降，是清气在下不升，所以用升清的方法就可以治疗浊气在上。比方说升阳顺气汤都是升的药——柴胡、升麻、黄芪，使其清阳得升，那么浊气就自然可降。

对这段原文的病机理解不一样，治疗方法也就随之而变。

我们如此大篇幅讲这两句话不是单纯为了治疗这两种疾病，而是为了寻找规律。以此类推，如果"清气在下，则生飧泄"的话，那它可不可以"生"遗精呢？可不可"生"早泄呢？完全有这种可能性！

"浊气在上"，既然可生䐜胀，那可不可以"生"胸痹呢？胸膈满闷嘛！所以，有的注家在讲胸痹的时候，引的就是这句话，就直接讲这个就是胸痹。所以，《内经》里面这些原文给我们提示的是思路，是例子。不要以为清气在下，生的只是飧泄。重点是要理解：清和浊，指的是气机的升和降。升降的异常，就会产生相应的疾病，具体到各个脏腑的临床病理表现也不一样，治疗方法当然也不同。这个才是清、浊这一段最重要的意义。

3. 天地的阴阳气化

"故清阳为天，浊阴为地"，往上什么最高？天最高，所以清阳为天。往下什么最低？地最低，下极九泉嘛，所以浊阴为地。可是，天地之间的清阳、浊阴是要交感的。地气蒸腾而上，就变成了云。在天上的云又能够化阴下降，变成雨，这个现象是天地的阴阳交感。更重要的是，后面提出来了"雨出地气，云出天气"，雨是从天上下来的，但是雨实质上是由什么产生的呢？它是由地气产生的，同理，云是由天气产生的。这里就有一个疑问了，既然是天气下为雨，为什么它是出于地上的呢？

这句话实际上讲的还是"阴阳精气之升降，以见天人一理也"
(《类经》)。

在这里，就要考虑一个问题：为什么地气能够上为云，天
气能够下为雨？地气之所以能够升——一个阴的东西，为什么
它能够升呢——因为阴里面一定含有阳，是阴中的阳使它能够
升。反过来，天气为什么能够降呢？是因为天气里面一定含有
阴，阳中之阴使它能够降。这样才能整个形成一个阴阳交感。
所以我们讲，即使在自然界里，纯阴、纯阳也是不存在的，因
为如果有纯阴、纯阳的话它很快就灭绝了，所谓"阴阳离决，
其气乃绝"。所以它一定是阴中有阳，阳中有阴。结合我们前面
讲的，"九窍为水注之气"，"膀胱者，州都之官，津液藏焉，气
化则能出矣"，我们再想想，如果"地气上为云，天气下为雨"
这一段，由阴中之阳使它上，阳中之阴使它降。如果阳中无阴，
它就不会出下窍了，阳就直接往上升了，它也就不能气化；如
果浊阴没有清阳的帮助，它就不能往上走，也不能化为水注之
气，就九窍闭塞不通了。所以这句话看起来很简单，就是天气
往下，地气往上，相互交感，最后形成云雨；实际上里面蕴含
的道理是阴阳相互转化，相互生成，以及阴阳相互交感的内容，
是以天地的阴阳交感为例来说明这个道理。

那么我们再想想，为什么阴中一定有阳，阳中一定有阴
呢？因为阴阳本来就是互生的。阴阳是气机的运动特性的概括，
升为阳，升到极点就一定会降，降则为阴。在气升而为阳的时
候是不是已经孕育了降的可能？升得越高，降的趋势就越明显，
直到升至极点，就阳化为阴，转升为降了。为什么一定会有极

点？对任何一个具体的体系来说，哪怕大至宇宙天地，也是有极限的，否则这个体系就不存在了。

4. 人身的阴阳气化

前面讲的是天地的阴阳：天在上，地在下，相互交感形成云雨。接下来，就讲了人身的阴阳气化特点。这里是举例说明："故清阳出上窍，浊阴出下窍；清阳发腠理，浊阴走五脏；清阳实四肢，浊阴归六腑。"我做学生的时候，觉得这段话特别简单。因为老师列过一张表：凡是阳的，都是向上的、向外的，凡是阴的，就是向下的、向里的；光明的属阳，寒冷的、黑暗的属阴等。只要和表格一对，就知道清阳就应该出上窍，就应该发腠理，就应该实四肢。所以这里就是在举例说明，阴阳在人体的运动规律。

因为它是举例说明，我们可以想想清阳是不是只能出上窍、发腠理、实四肢呢？明显不是。除了这三条，还有其他什么情况是清阳所至，或者浊阴所至呢？清阳除了能够出上窍以外，还记不记得我们学经络的时候，人站立，两手举起来，凡是阳经都是往下走的，阴经都是往上走的，对不对？这也可以放在里面作为第四条吧？这种类型的例子非常多，比如说，清阳走心肺，浊阴走肝肾，可不可以？当然也是可以的。

既然是举例说明，我们就在其中随便挑一个例子出来说说。比如第一对关系，"清阳出上窍，浊阴出下窍"，看看这个例子在我们实际运用又可以产生怎么样的情况，这就叫作举一反三。虽然《内经》中只有这一句话，但其实我们可以想到的东西，或者说我们可以用到它的地方是非常多的。拿这个"清阳出上

窍，浊阴出下窍"来说，它是人身阴阳气化特点之一。人身有
异常则生疾病，所以它应该可以在疾病诊断上有所应用。我们
有了疾病怎么办呢？要吃药啊，那么在药食方面，也应该会有
"清阳出上窍，浊阴出下窍"的具体应用。

首先从人身来说，有上窍和下窍，上面是七窍，下面是二
窍，前后二阴。清阳出上窍，所以我们的上窍，也就是头目七
窍，应该是喜欢轻清之气的，所以头目宜清明。那么下窍呢？
下窍是前后二阴，它是浊阴所出，阴的特点是什么？是沉、降，
所以下窍宜通降。这个特点怎么来的呢？这就是它们本身的阴
阳属性，所以是从阴阳中来的。

那如果九窍病了呢？清阳不升，清阳不能出上窍，上窍的
功能就会异常，所以就会出现耳不聪、目不明，或者不闻香臭，
或者口中不和，都有可能，总之是上七窍的功能障碍。那如果
是浊阴不降呢？浊阴不降既可以表现为淋、闭，也可以是便秘
这样下二窍的不通。而且既然浊阴不降，那么不降就反升，就
会出现口臭。不止于此，浊阴上扰头目清窍，还会出现耳聋，
出现目昏，出现口中异味，以及其他类似的表现。我们再反过
来想一想，如果清阳不升，会不会出现因其不升而导致浊阴不
降的情况呢？因为清阳不升，所以淋，所以闭，所以便秘，可
不可能？当然有可能。比如说，因为清阳不能升举，所以大便
反而排不出去，气秘、虚秘，我们用补中益气汤进行治疗。或
者因为肺气不能降，不能往外宣发，导致小便不通，要用提壶
揭盖法。提壶揭盖是特指用宣发肺气的方式来通利小便，也是
针对清阳不升导致的浊阴不降。所以你看，简单的一句"清阳

出上窍，浊阴出下窍"，在临床的变化是非常多的。

在这里，我们还要结合前面的"雨出地气，云出天气"来理解。其实清阳能够出上窍，是因为浊阴能够出下窍，反过来也是一样的。所以这里就有一个非常极端的案例。走下窍的是粪便，那如果浊阴不降反升，它就出上窍。在《医述》里面详细地用"清阳出上窍，浊阴出下窍"来解释了对于下面这个医案的思考，并且附上了完整的医案。

西商赵谷猷，患吐粪证，医治三年，百药不效。延予时，见其啖面，余问：吐否？曰：面食下咽，觉腹中响动，食自上而下，粪自下而上吐出，不胜其苦。检方皆治气逆坠下之剂。予曰：吐证固属气逆，然降下之品，仅降其饮食，而粪仍自上，肠胃中如水车辘轳，何时止息？世不解肾者胃之关，关门不利，肾实主之；且肾开窍于二阴，顺气之药，徒耗肾阴，恶能有济。方用熟地、山萸、五味、金樱、芡实镇其中宫，茯苓、白术、巴戟天、肉桂、牛膝行其逆气。服二日吐止，服二十日不再复矣。（程华仲）

这个病人有了"吐粪"病之后，所有的治疗都是用治气逆的、坠下的药物。如果是我们来治这个病，我们可能也会用这样的药。用通利的药，比如说大黄，让它从下面走嘛。好，那《医述》的作者认为不是这样的。之所以浊气会向上，是因为浊气不降导致的，所以应该要降浊。降是靠什么，是靠"阴"的力量。那人的元阴在哪里呢，就是在肾。所以他用补肾阴的方法来治疗。你看，熟地黄、山茱萸、五味子、金樱子、芡实镇其中宫，这个中宫很明显在这里就不是脾胃，而是大本营的意思，哪个大本营？肾阴的大本营。同时他又用了一些化气的药，使通路能够通畅，包括茯苓、白术、巴戟天、肉桂、牛膝。我们知道牛膝是往下走的，有通利作用的。茯苓、肉桂再加白术，这三个药就是化气的经典组合，有苓桂剂的意思。化气就能通阳，通阳就能化气，通阳化气始终联系在一起，使气机的通路得以通畅。然后，再加上一个巴戟天，温肾阳以阳中求阴。效果怎么样呢？据他自己记录，效果是相当好的。服了两天就好了，二十天以后就再也没有发过。

这个医案提示我们，看到气逆不能只想到重坠。要想到它之所以逆，是因为不降；之所以不降是阴有问题，因为阴主降呀。反过来说，我要是看到它有陷的，就什么有问题啊？可能是阳有问题，因为阳主升。那我们就不能一味地升举它，就要考虑给它阳气，用助阳的方法。

在药食上的运用呢，那就更有意思了。浊阴出下窍，出下窍的是什么？无非粪、尿。人的粪便和尿液其实都是药物。童子尿、人中白（从尿里来）、金汁（从粪便来），这些药有什么共同特点呢？它们都是寒性的。这是为什么呢？因为下窍出浊阴嘛，所以都是一些浊阴之物，那可不就是寒性的嘛。

那么上窍呢？清阳出上窍，上窍有问题，我们要用什么药呢？要用通窍药，大家想想，通窍药都有一个共同的特点：辛香通窍。它的气一定是往上走的，是轻清的，所以清气通上窍。

我们用"清阳出上窍，浊阴出下窍"作为例子发散了一下，这种发散性思维是不是也可以用在"清阳发腠理，浊阴走五脏"，或者"清阳实四肢，浊阴归六腑"里面啊？或者用在我们前面自己举的例子，清阳归心肺、浊阴归肝肾里面。我们可以用同样的思维去发散它，大家可以自己想一下。如果我们看历代注家或者古人的一些书，就会发现其实他们对《内经》里已经讲到的这几条都有非常多的阐释了。这种用阴阳之间的变化来解释宇宙万物，进而解释人体，来辨证、来施治，对于中医来说应该是一种本能的行为。

5. 药食的阴阳气化

接下来是药食的阴阳气化。"水为阴，火为阳"这是一个大纲。"阳为气，阴为味"，《类经》里说："气无形而升，故为阳。味有质而降，故为阴。"这个大家都非常熟悉了，重点是后面一句，"此以药食气味言也"。就是说张介宾认为"阳为气，阴为味"这句话主要是针对药食的属性来说的。实际上，这个观点是马莳最先提出来的。

我们看到气，看到味，首先想到的是什么？就是中药的四气五味。只要是我们吃进去的东西，或者药，或者食，一定有一个四气五味，也就是它最基本的药性。这个四气五味就反映了这个药或者食物有什么样的作用。有什么样的作用呢？我们首先就要了解药食之气在人体里是怎么转化的。这是四气五味的一个理论基础。

"味归形，形归气；气归精，精归化；精食气，形食味；化生精，气生形。"

这段话其实挺绕的。但是，当时第一遍读这段话的时候，我觉得好简单。这不就是说，吃进去的东西可以转化为形体，形体和一些具体的物质又可以转化为气，然后这个气又可以是精气，它们又会互相转化。所以不是很简单吗？但是后来发现完全不是这样，这段话有更深刻的内容，历代注家的争议也比较大。第一，这里的味和气，仅仅是指药食的味和气呢，还是天气之间的气、味都包含在内？这是一个争论点。第二个争论点就是味、形、气、精是如何互相转化的，各个注家理解不一，非常复杂。因为太复杂了，所以有的注家就说，写错了吧？认为它是个错简。当然这只是个猜测，他们还有自己的校勘的证据来证实它是个错简，这个不是我们擅长的，我们也不要去管它错不错简了，就来看看它是什么意思。这里有个简单的方法来理解它，就是增加几个字（粗体），大家再来读一读：

味归形，形归**于**气，气归精，精归**于**化，精食**以**气，形食**以**味，化生精，气生形。

归，在这里是归化、产生的意思。五味能够归——产生形体。那么人的形体呢？归于气，是由药食之气产生的。药食之气又能产生人的精气，而精气之所以能够产生，是由化产生的，这就是"精归于化"。什么是化？就是气化、转化、化生。这样解释就比较好懂了。"味归形，形归于气，气归精，精归于化"，下面这两个"食"做以动用法，精以气为食，或者读 sì 也可以，就是气来喂养精。意思是一样的。精食以气，形就食以味。意思是气能够养精，味能够养形，跟前面的味归形、气归精意思是一样的，只是从另外一个角度进行阐释而已。那么化，转化，它能够产生人体的精气，而药食之气能够化生人的形体。这就是"化生精，气生形"的意思，也是这段话的意思。

其实马莳的注说得最清楚，这里就是讲气和味。第一段根植在味，第二段根植在气。就是讲的药物和食物吃进去以后，能够通过气化或者说转化，变成人的精气和形体。

五味在正常情况下是生成形体的，异常情况下呢，五味就会伤及人体。所谓五味偏嗜，就会各伤其本脏。同时，吃得少了，没得吃，就会五味不足，是不是就会形体不足啊？这就是味伤形。气伤精呢，气当然指的还是药食之气，药食之气能够损伤人身的精气。因为气属阳，精也属阳，所以气和精放在一起；味属阴，形也属阴，所以味和形放在一起。

精，可以转化为气。精是什么？人体的精气。这个精气能够转化为什么气？精化为气，这个气指的是人身之气。就是说，我们人身上的精气也是可以互化的。

这是一个基础。有了这个基础，我们就可以进一步阐释气和味的阴阳属性。这就是气味厚薄理论的原始来源。"味厚者为阴，薄为阴之阳。气厚者为阳，薄为阳之阴"，这好理解：味本来就是阴嘛。味如果很厚，就是阴中之阴；如果味比较薄，就是阴中之阳。反过来，气是阳，气比较多的时候，它就是阳中之阳，所以气厚者为阳，气薄就是阳中之阴。这个是对于气味厚薄阴阳属性的概括。这些个阴阳属性具体作用到人体，就会产生一些生物学效应——它会对人体产生一些效果。什么效果呢？"味厚则泄，薄则通。气薄则发泄，厚则发热"。张元素教他弟子李东垣的时候，写了一本书叫《医学启源》。大牛就是大牛，只是为了教一个学生，就能写一本教科书出来。这个教科书当然非常经典，它在里面就专门提出了一个气味厚薄的药性理论。特别地，对于味厚则泄，他以大黄为例；薄则通，以麻黄为例；气薄则发泄，比如说茯苓；厚则发热，比如说附子。这本书大概论述了一百多个药，以气味厚薄分别进行论述。它的总纲就是气味浓薄寒热阴阳升降之图（图2）。

```
              味之厚者→肾→阴中之阴→大黄→调胃之甘
                              ↑
       西        冬至阳生
                              ↓
              味之薄者→肝→阴中之阳→麻黄→柴胡之甘

              气之厚者→心→阳中之阳→附子→桂枝之甘
                              ↑
       卯        夏至阴生
                              ↓
       气之薄者→肺→阳中之阴→茯苓→白虎之甘
```

图2　气味浓薄寒热阴阳升降之图

升降者，天地之气交〔也〕，茯苓淡，为天之阳，阳也，阳当上行，何谓利水而泄下？经云：气之薄者，阳中之阴，所以茯苓利水而泄下，亦不离乎阳之体，故入手太阳也。麻黄苦，为地之阴，阴也，阴当下行，何谓发汗而升上？经曰：味之薄者，〔阴〕中之〔阳〕，所〔以〕麻黄发汗而升上，亦不离乎阴之体，故入手太阴也。附子，气之浓者，乃阳中之阳，故经云发热；大黄，味之浓者，乃阴中之阴，故经〔云〕泄下。〔竹〕淡，为阳中之阴，所以利小便也；茶苦，为阴中之阳，所以清头目也。清阳发腠理，清之清者也；清阳实四肢，清之浊〔者〕也；浊阴归六腑，浊之浊者也；浊阴走五脏，浊之清者也。（《医学启源》）

这段文字是对这个图的总注，打括号的是错简，后人补上去的。这幅图，大家知道是基于气味厚薄就可以了。味厚则泄就是大黄；薄则通就是麻黄。张元素还加了解释，用阴中之阳、阳中之阴、四季以及时辰的关系来进一步说明它。基于这个理论，他就提出了"药类法相"学说，把中药根据药性的气味厚薄分别与天地之间的五运六气结合起来：风为升生，热浮长，湿化成，燥降收，寒沉藏，跟气味厚薄分别对应起来，反映中药的药性，形成了一套完整的药性理论。这套药性理论非常重要，因为它是后来我们用脏腑辨证来指导用药的一个基础。我们在临床上辨脾气虚，或者肾气不足，用什么药？如果可以基于这个药类法相的学说来用药，就比较方便。在后世的本草里，以《药鉴》《汤液本草》对气味厚薄的论述相对比较详细。

我们从《药鉴》里随意挑选几种比较常见的药，分别是人参、当归和枳实，来看看张元素讲的气味厚薄。比如说人参，它是"气味俱轻"，所以是"阳也，亦有微阴"，而不是纯阳。当归呢？"气味俱轻"，所以才"可升可降"。我们来看一下，气轻，就是气薄，气为阳，薄是阳中之阴，气薄则发泄，厚则发热，所以它有发泄的作用，发泄，就是走窜，所以它可升可降，有活血的作用。那"味"呢，"薄则通"，它有通利的作用，这也符合当归的药性。但是要注意的是，并不是我们根据气味厚薄，就能够把这个药的药性全部解释了，必须还要结合它的四气五味、归经来进行综合的判断。比如说枳实，"气浓味薄"。气浓什么意思？气厚嘛，气厚则发热，枳实会热吗？枳实不发热，它性寒。所以说，气味厚薄只是一方面，还要结合四气五味的特性来进行整个药性理论的判断。

这段文字非常重要。它首先是承接上文，继续强调了阴阳其实是气机的升降出入的变化，升的、出的就是阳，入的、降的就是阴，并且把它分别与天地之间的现象和人体之间的现象做了例证。在这之后，又特别强调了药食之气的气味阴阳属性，这种气味阴阳属性是怎么指导我们临床用药的。

接着我们讲这段文字的最后一段话："壮火之气衰，少火之气壮。壮火食气，气食少火；壮火散气，少火生气。"这里有两个食字，壮火食气，读 shí；气食少火，这个食，读 sì，是喂养的意思。这里的火，按照马莳的观点，主要还是指药食之气。壮火，是指燥烈的药食；少火，就是指性温、和缓的药食。这是马莳的观点，也是现在我们比较接受的观点。因为前段文字就是在讲药食之气味，所以一顺讲下来，应该是不会有大变动的。其实这段话也可以把它发散开来，比方说，壮火指天气之间的燥烈酷暑，合不合适呢？也合适！我们到了夏天的时候，是不是就觉得懒洋洋不想动？因为"壮火之气衰"嘛。到了春天的时候，要伸伸胳膊和腿，因为春天是生发，这时候是少火。春天是肝胆所主，胆就是典型的少火。所以它也可以指自然之气。

这段话对我们来说，临床意义最大的是，我们要理解：阳具有生发的作用，但是阳热太过就会起到反作用，反而会伤害人体的正气。所以邪热或者说过度的阳气亢盛，都是对人体不利的。还有另外一句话，叫作"客热不消谷"，有印象吗？跟这个壮火之气衰，或者壮火散气是不是有类似的含义？只能说类似，因为它们的意思还是有点不一样的。我们知道这点就够了。

所以"阳和之火则生物,亢烈之火则害物"(《内经知要》),就是这个意思。

三、阴阳的关系及特性

(一)阴阳相互为用

故曰:天地者,万物之上下也;阴阳者,血气之男女也;左右者,阴阳之道路也;水火者,阴阳之征兆也;阴阳者,万物之能始也。故曰:阴在内,阳之守也;阳在外,阴之使也。(《素问·阴阳应象大论》)

"天地者,万物之上下也",天地,就是最高、最低的东西。所谓"天尊地卑,乾坤定矣",就是说阴阳能够描述万物的上下,以此为例证。"左右者,阴阳之道路也"是什么意思呢?左和右,是可以用道路来比拟的,就好像是阴阳之气的道路一样。为什么说左右是阴阳的道路呢?刚才讲了,阴和阳是气机的升和降,那么气机从哪里升,又从哪里降呢?左为阳主升,右为阴主降,具体到人体就是肝升肺降。后面我们讲脏腑还会讲到这一点,"肝出于左,肺藏于右"。所以"左右者,阴阳之道路也",这个道路,就是指阴阳升降的通路。

"水火者,阴阳之征兆也",天地之间的阴阳,用什么东西能最典型地表达出来呢?就是水和火这两个极端。所以我们前面讲天地与人身相应的时候,也是反复讲到寒暑的变化,寒暑是不是就是水火的一个具体表现?所以,水火是阴阳的征兆。看到这句话我们可不能认为水是阴,火是阳,水只是阴的征兆,火也只是阳的征兆。水、火只是最容易帮助我们理解阴阳的，一个表象的东西。之所以火主阳，是因为火本身就具有蒸腾上炎的特点；之所以水主阴，是因为水本来就具有下降、润藏的特点。所以"水火者，阴阳之征兆也"这句话提示我们如何通过表象的征兆去认识事物阴阳的特点。

"阴阳者，万物之能始也"，"能"，在这里同"胎"。胎是刚开始的东西，始也是刚开始的东西，所以"阴阳者，万物之能始也"，就是说"阴阳"是万物最开始的、最根本的东西。还是强调阴阳为万物之本。

这些都好理解，唯一难理解的就是"阴阳者，血气之男女也"。有没有发现这句话跟"左右者，阴阳之道路也；水火者，阴阳之征兆也"的文句构架不一样？如果把血气和阴阳换个位置，感觉上就更合适了，那么就变成了"血气者，阴阳之男女也"。这个位置到底可不可以换呢？在马莳的《黄帝内经素问注证发微》里，他认为这段话就是讲，阴阳之于男女人身，分别就能跟血气相对应，在人身上血气的阴阳属性，就像是男女的阴阳属性一样。气属阳，血属阴，就是这个意思，从而能够以此类推到人身的其他东西。好像有一点点"血气者，阴阳之男女也"的意思，但他没有明确地这么说。

那么，有谁提出过这个观点呢？孙诒让在《札迻·素问王冰注校》里提出了这个观点。

我最初想到这个"阴阳者，血气之男女也"，把它变成"血气者，阴阳之男女也"，也是自己读的时候，觉得换过来更舒服一点。然后想想，换过来医理上也是读的通的。后来查到孙诒让也这么认为，就有论证了。无独有偶，现代也有人持此论点。在 20 世纪 80 年代，杨德光先生就撰文提出，"阴阳者，血气之男女也"完全可以说成"血气者，阴阳之男女也"。这样的好处是什么呢？男女指人，所以血气就是阴阳在人身上的具体表现。在人身上，阴就是血，阳就是气。这样的解释就非常的通畅了，文理、医理上也通。

接下来提到了阴阳相互为用的观点，"阴在内，阳之守也，阳在外，阴之使也。"这也是一句名言，而且非常好理解，我就不做过多论述了。就提示一句，大家想想，我们在用这句话的时候，"阴在内，阳之守也"，我们的重心好像是在阳之守，就是阳气有卫外的功能，那实际上是不是这样的呢？实际上不是这样的。阴在内，是因为阳气可以固守它。反过来，阳气之所以能够固守它，是不是"阳在外，阴之使也"，因为阴在里面能够驱使它呢？换句话说，阴是充足的，阳才可以守得住。如果阴不充足，阳就不能固守。后面这句话重心往往放在"阴之使"，但实际上，阴之所以能驱使阳气，是不是也要靠阳气的固守啊？所以这句话没有重心，就是讲阴阳是相互为用的，这里就是在重点强调这一点。

(二) 阴阳无限可分

岐伯对曰：阴阳者，数之可十，推之可百，数之可千，推之可万，万之大不可胜数，然其要一也。(《素问·阴阳离合论》)

对这句话的争论主要在这个"一"。因为前面很简单：把阴阳仔细数一数，数十个，推演一下，好像可以推演到一百个；仔细数一数，有一千个，推演一下，好像可以推演到一万个。就是说阴阳实际上是可以无限分割的，这个规律，万物都可以适用。然而"其要一也"，哪怕是不可胜数，最终也要归结于这个"一"。那么这个"一"是什么东西呢？历代诸家的争论就很大了。

我们现在课本上往往喜欢把这个"一"归结于病机啦，疾病的本质啦，这当然是错的。因为从这段文字上看，并没有看到本质、病机的任何相关信息，这个"一"应当指的是阴阳。但是，既然前面说"阴阳者"什么什么样，这里再强调一次阴阳好像也挺无趣的。所以这个"一"，可以把它理解为气。因为阴阳是由气来的，是气不同的运动方式产生的，一气而成阴阳。所以这个"一"理解为气更合适。但这只是我们一家之言。不过，这个"一"，至少不是气，就是阴阳，不会具体到某个东西上去。这点必须牢记在心。我们不能把阴阳这么基础而重要的东西，理解为某个具体疾病或者病机，那种理解就狭隘了。

（三）阴阳相互转化

四时之变，寒暑之胜，重阴必阳，重阳必阴。故阴主寒，阳主热，故寒甚则热，热甚则寒，故曰寒生热，热生寒。此阴阳之变也。（《灵枢·论疾诊尺》）

1. 重阴必阳，重阳必阴
首先我们讲"重阴必阳，重阳必阴"。接触过中医的人对这个理念都是非常理解和接受的。阴到了极点，就会变成阳；阳到了极点，就会变成阴。但是从原文上讲，我们可以看到它是接在"四时之变，寒暑之胜"后面的。就像是我们写诗的时候，讲究一个"赋比兴"，这里"比兴"用的是"寒暑"。用"寒暑"和"四时"的变化来特别指代自然界中的阴阳，这个当然在《内经》里是用得非常多的。因为天地之间，我们最能感受到的阴阳变化就是寒暑。"水火者，阴阳之征兆也"，天地之水火就是寒暑，所以用它来比兴。

那寒暑是怎么体现这个"重阴必阳，重阳必阴"的呢？在这里，我们有一个观点就必须要搞清楚：不是阳气到了极点，就变成了阴气；阴气到了极点，就变成阳气。不是这种转换！而是我们前面已经讲过的，阴和阳本身只不过是气机运动的一种表现而已。阳是向上的、向外的，阴是向下的、向内的。升降出入，无器不有。所以，如果它是在一个系统，或者说在一个"器"里面，那么它就必然有一个极点。上升到了极点，它就一定会下降；外散到了一定的极点，它就一定会内敛。只有这样才能成为一个"器"，天地之大也莫过于此。既然天地也无外乎是，那么天地之间的万物也就必然如此：升极必降，降极必升。所以就会具有重阴必阳和重阳必阴的特点。

基于这个思想，咱们就有了太极图（图3）。在我们印象中，太极图应该是出现得非常非常早的，实际上并非如此。我们知道，理学家周敦颐写有一篇《太极图说》。他自己就讲，他一直在想关于人生天地的一些大道理，但他一直想不清楚。直到他从某个途径得到了秘传的太极图，然后才发觉所有的道理蕴含其中。换句话说，在他读书的时候没有这个图。所以这个图广泛流传于民间，至少是宋以后的事情。太极图其实已经是集先人研究之大成。我们来看一下这个图里面，它就隐含了一个重阴必阳、重阳必阴的道理。你看，如果我们把这个深色看为阴的话，它是不是到了极点，最低点的时候，已经就开始有一阳的初生了，然后阴气开始逐渐地衰败，阳气开始逐渐地成长，直到阳气达到顶点阴气开始初生。所以当阳气到顶点的时候里面蕴藏着就是阴的萌芽和发生，阴到了极点的时候，蕴藏的就是阳的萌芽和发生，这个就是重阴必阳、重阳必阴的道理。

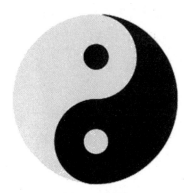

图 3　太极图

2. 寒甚则热，热甚则寒

既然阴和阳是可以相互转化的，"阴阳者，万物之纲纪，变化之父母"，世间万物的属性也都无外乎此，"寒甚则热，热甚则寒"就理所当然，因为寒热就是对阴阳最直接的一个理解和表述。既然重阴必阳，重阳必阴，那么寒甚就一定会成为热，热甚就一定会成为寒。所以它用了一个"故"字，"故阴主寒，阳主热",这个实际上是重复我们前面讲的阴阳属性。"寒甚则热,热甚则寒"这句话很简单,但它所阐述的道理不简单。

至少它包含有两方面的规律。第一个是天地之间的节律。天地之间的节律,如果以寒暑,或者以温度来理解,以个人对这种寒热的感受来判断的话,至少有两个大节律。一个就是年的节律,即所谓"寒来暑往,秋收冬藏",这是《千字文》里的。这是我们最能直接感觉到的"寒甚则热,热甚则寒"。还有一个呢,就是日节律。在一天里面,大家都知道中午最热了,子夜最冷了,或者说,"黎明前的黑暗",那个时候是最冷的。就像《太素》里讲:"日中阳陇,必降为阴。"而"夜半阴极",阴最甚的时候呢?就"必升为阳"。当然,我们一看就知道,它讲了一个重阴必阳、重阳必阴,或者寒甚则热、热甚则寒的道理。

另外一方面,这也反映了气机"升"和"降"的关系。阴阳实际上就是气机的升降,在《太素》"日中阳陇,必降为阴;夜半阴极,必升为阳"这句话里面体现得非常明显。

那么,问题来了。大家想想,基于我们的生活体验,一天中最热的是什么时候?中午!对!中午几点钟?或者说什么时辰?中午应该是午时,对吧?古时候,我们分时辰的话,十二点整就是正午时。正午时是不是最热的时候呢?不是!是什么时候呢?是下午两点钟,要到未时去了,是不是?那么,反过来也是一样的。晚上最冷的时候,也不是子夜十二点,最冷的时候是黎明前,按照小学自然课上讲的是凌晨3点到5点这个时候最冷。这个说明什么问题呢?这说明除了"寒来暑往"是

"重阴必阳，重阳必阴"以外，一天之内是不是也含有一个寒热消长，或者阴阳消长的过程在里面？阳初生，或者阴初生的时候，与其相对应的阴或者是阳，有个对抗的过程。并不是说，阴气就开始生，阳气就马上消失了，阳是缓慢地开始下降的，对不对？所以从表象上来看，阴阳交替会持续地有一个过程。

讲这个什么意思呢？就是说阳生阴、阴生阳，或者是阴阳相对立、阳升阴降，或者是阴阳的转换，这些阴阳的基本特性并不是说机械地分开，一条一条的；所有的这些阴阳的特性，它都是同时存在的，在任何一个现象下，都同时表现为既有阴阳的互生互长，也有阴阳的相生相克，还有阴阳的相互交感。这从"寒暑"简单的自然现象，我们就能体验得到。

具体到我们人身上，"寒甚则热，热甚则寒"，至少有两种可能性。第一个就是寒热的真假，即"真寒假热"或者"真热假寒"。《伤寒论》第十一条就讲了"寒在皮肤，热在骨髓也，热在皮肤，寒在骨髓也"。这当然是"寒甚则热，热甚则寒"的一种表现形式。但是，这个表现形式，是不是真实的"寒甚则热，热甚则寒"呢？不是，那个只是假象！真正的寒热转换是什么？在人身上来说，他就是真实地由寒转到了热，或者是由热转到了寒。由寒转到热，我们应该是非常熟悉的。因为有"从化"嘛！只要人是活的，就有阳气。只要有阳气，那么所有的邪气，包括阴邪，都可能会从而化热，对吧。所以寒转化成热，很容易理解。

有没有热转化成寒呢？这种情况，也是有的。人在发热的时候，热量从哪里来的？热是人体的阳气产生的。不管是人身哪里的热，一定是人体的阳气产生的，并不是外面给它烤的，或者是什么其他原因引起来的。那么这就一定在消耗阳气，如果消耗到了一定程度，正气还没能抗邪外出的话，就会阳气大衰，甚至迅速地转为阴证。这个时候，我们就不会说还去用白虎汤这样的凉药了，因为阳气已经很匮乏了，不再是实热证了。那这时候，要用什么药呢？就要用四逆汤这样的方子。这样的案例，现在应该说还是很有机会碰到的。感染性休克，或者是高热，会突然出现四肢发凉、唇青、舌紫、冷汗这样的阴证。这是真实的一个寒热的转化。大家可以注意到，在这样的寒热转化里，是不是也伴随着虚实的转化？虚实自身是不是也是有阴阳属性的？多半是实为阳，虚为阴，对吧。所以我们讲水肿的阳水和阴水的时候，阳水就是表、实、热，阴水就是里、虚、寒。为什么恰好可以用阴阳作为总纲来概括它呢？因为阴阳本身就是能够概括世间万物的。在寒转为热，或者热转为寒的时候，本身就伴有这样的虚实转化。

3. 寒生热，热生寒

寒热的关系不仅仅有寒热的转化，还包括寒热的相生。所以接下来说："故曰寒生热，热生寒。"这也是我们非常熟悉的一个理念。寒能生热，热能生寒。前面我们讲这个天地四时的大规律，也反映了寒热相生。所以任何一种现象，既反映了阴阳的互生互长，也反映了阴阳的消长，又反映了阴阳的交感，就是这个道理。那么，天地之间的阴阳化生，那就是寒暑喽，具体到人身上呢？人身上寒热的转化，除了我们刚刚提到的病理性质的转化，还有一种我们更常见的从化：体质上的从化。

这也是一种寒热的转化。什么叫从化？人的体质，或者是疾病的性质会随着我们的治疗、环境、药物、饮食的变化而发生一些改变，这就是"从化"。比如说，你本身是一个热性的人，但长年在一个冷的环境里，就会变成阴寒的体质；反之亦然。但是我这里要打一个问号：从化是不是确实能反映寒生热、热生寒呢？好像不完全是，它主要还是指的寒热转化。

在我们中医理论里面，尤其是药性理论里，用得更多的实际上是万物的寒热转化。比如一个热性的药物，它往往是在寒的环境里长出来的；而一个寒性的药物，往往是在热的地方长出来的。这一点很有意思。我们过去都看过武侠小说。如果说要练一门神功，比方说极寒的功夫，或者是极热的功夫。通常小说里会安排高手到一个极寒的地方，或者到一个极热的地方。通常是北极，或者某个火山口，去练这种武功。最后就练出极寒、极热来了。但是，按照我们中医的观点，其实这个是不对的。真正顶尖的功夫，寒生热，热生寒。练极寒的功夫要到极热的地方去，练极热的功夫要到极寒的地方去，这样才更容易练出来嘛！

比方说我们用来回阳救逆的，最为辛热的药材——附子。附子长在比较冷的地方。在《郝万山讲伤寒》里，郝老师讲桃核承气汤的时候，讲过他自己的一个经历。有一次他走在山上，同学们都在挖草药。他往山沟里走，结果走啊，走啊，看到很阴凉的背山坡里还有残雪未化。就在残雪未化的地方，他找到了一株植物，觉得挺有意思，就给挖出来了。结果回头老师看到说："哎呀，你从哪里弄来一株乌头出来了呀？"要知道，

"附乌头而生者为附子"(《本草纲目》),可见极寒之地就生极热之品。

另外一个非常有名的热药也可以用来做例证,就是雪莲。雪莲这味药呢,第一本记载它的本草书是《本草纲目拾遗》。赵学敏直接明确地提出来:"此生寒极之地,而性热。"我们知道,雪莲性温热,具有温化下元、活血化瘀的作用,是妇科的圣药。这也是一个例证。

而极热之时呢?它就生极寒之品。所以我们夏天吃的水果,多半都是凉性的。是这样吧。当然,这些水果里,我们最喜欢的还是西瓜。西瓜还有一个别称,叫作"天生一个白虎汤"。"天生白虎汤"!我们都知道,白虎从金,最具肃杀之气,它是寒性的,所以西瓜是寒凉之药。西瓜的寒凉之性,在本草书里已经记载得非常多了,我们就不再重复了。

(四)阴阳复有阴阳

故曰:阴中有阴,阳中有阳。平旦至日中,天之阳,阳中之阳也;日中至黄昏,天之阳,阳中之阴也;合夜至鸡鸣,天之阴,阴中之阴也;鸡鸣至平旦,天之阴,阴中之阳也。

故人亦应之。夫言人之阴阳,则外为阳,内为阴;言人身之阴阳,则背为阳,腹为阴;言人身之脏腑中阴阳,则脏者为阴,腑者为阳。肝心脾肺肾,五脏皆为阴,胆胃大肠小肠膀胱三焦,六腑皆为阳。

所以欲知阴中之阴,阳中之阳者,何也?为冬病在阴,夏病在阳,春病在阴,秋病在阳,皆视其所在,为施针石也。

故背为阳，阳中之阳，心也；背为阳，阳中之阴，肺也；腹为阴，阴中之阴，肾也；腹为阴，阴中之阳，肝也；腹为阴，阴中之至阴，脾也。

此皆阴阳表里、内外雌雄相输应也，故以应天之阴阳也。（《素问·金匮真言论》）

这段话里有个非常重要的内容：就是讲天地和人身的阴阳属性。哪个地方是阴，哪个地方是阳？或者何时是阴，何时是阳？我们来看一下。

1. 天时分阴阳

"阴中有阴，阳中有阳。平旦至日中，天之阳，阳中之阳也；日中至黄昏，天之阳，阳中之阴也；合夜至鸡鸣，天之阴，阴中之阴也；鸡鸣至平旦，天之阴，阴中之阳也。"这段话的含义很浅显，我们一看就懂，其核心内容就是阴阳复有阴阳。他只举了一个例子，就是阴阳中可分阴阳，只讲了一层，但是举以一隅，可以三反之。我们想想，这个阴阳中的阴阳底下，是否可以再分阴阳呢？当然可以！根据这句话的含义，我们推测，阴阳可以无穷无尽地分下去。阴阳简不简单呢？阴阳很简单，它是最简单的二分法，就是上升的、下降的，外散的、内敛的。但是，它也非常的复杂，因为一个简单的二进制，可以构架一个完美的全世界。我们现在的数字虚拟世界就是这样的，对吧？要是明白了这一点，对于我们在临床用药就非常有用了。

"阴阳"，千万不能看绝对了。同一个事物，只有相对于另外一个事物，它才具有判断阴阳属性的前提。如果把它单独拎出来，除非有默认的前提，否则就不能判断它的阴阳属性。

以昼夜而言，昼为阳，夜为阴；那么昼的前半部分，"平旦至日中"呢？"平旦"，就是黎明的时候。"日中"什么意思？就是正中午。这段时间，是阳中之阳。而日中到黄昏呢？就是阳中之阴。合夜和黄昏是一个意思。鸡鸣就是子时。合夜至鸡鸣，这是阴中之阴；鸡鸣至平旦，就是阴中之阳。(图4)

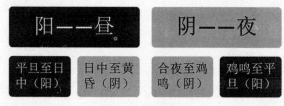

图4　阴阳可分图

这个图画在这儿目的是让大家看一看阴阳变化的规律。阴阳中复有阴阳的同时，阴阳也在消长。你看，是不是有消长？在这个图上可以看得出来消长。阴阳还可以互生，阴可以生阳，阳复生阴。同时，为什么阳中之阴后面接的是阴中之阴呢？我们看一看，如果把它用一条曲线来表示阴或者阳的丰盛程度，大家可以看到，它是一个什么？数学叫作正弦曲线。是不是这样子？所以在阳中之阴后面肯定不会接阴中之阳的。因为阳没有开始初生，所以还是阴中之阴。

阴阳中复有阴阳这个简单的现象，再一次提示我们，阴阳的所有属性都是同时存在的，千万不要把它割裂了来看。那么以人来说呢？不同情况下，同一部位当然也就可能有不同的阴阳配属了。

2. 人身分阴阳

以人身来说，背为阳，腹为阴。但是如果单纯以胸腹而言，胸为阳，腹为阴。然后人身之脏腑也有阴阳，脏为阴，腑为阳。脏有五脏，心、肝、脾、肺、肾，还可以再分阴阳。对不对？那么何为阳，何为阴？这段话没说。但是我们知道，上面的为阳，下面的为阴。那么，上为心肺，心肺为阳，下为脾、肝、肾，脾、肝、肾为阴。问题又来了，脾、肝、肾三个都为阴，阴阳是二分法，还有一个怎么办？阴中之阴是肾，阴中之阳是肝，阴中之至阴为脾。"至阴"与"阴"相比，哪个更"阴"呢？单纯从文字上讲的话，应该是"至阴"更"阴"一点。怎么理解？为什么脾要比肾更"阴"呢？阴除了"向下""阴寒"的特点以外，还有什么？还有生长、承载这样的作用。脾是万物化生的基础，我们知道阳化气，阴成形。从这个角度上讲脾为至阴，而并不是说，它比肾更阴寒。也有人说，所谓"至阴"，是指"到阴"的意思。按四时规律，脾应长夏，正是阳盛而至阴，一阴初生之时，往后秋气应金而气降，已经是正经八百的阴了。所以"至阴"，是刚刚好到阴那儿的意思。那么，这个又体现出阴阳的多样性来。并不是说，它只有这一种属性，阴阳可以概括世间的万物，不能一概而论。

最后总结一句，"此皆阴阳表里，内外雌雄相输应也。故以应天地之阴阳也"。讲了那么多，最后落脚点在哪里呢？落脚点在于，人身上之所以有这样的阴阳的分布、变化规律，是因为天道如此，"以应天之阴阳也"。"相输应"的意思，就是"转输传送而相应也"（《素问吴注》）。说到底，还是人与天相应，再次强调了人身阴阳与天地阴阳相应的这个观点。

(五)阴平阳秘是人身之常态

凡阴阳之要,阳密乃固。两者不和,若春无秋,若冬无夏,因而和之,是谓圣度。故阳强不能密,阴气乃绝;阴平阳秘,精神乃治;阴阳离决,精气乃绝。(《素问·生气通天论》)

"凡阴阳之要,阳密乃固,两者不和,若春无秋,若冬无夏,因而和之,是谓圣度。"这句话是大家非常熟悉的对吧,这个我们要重点讲。

"故阳强不能密,阴气乃绝。"这句话不用特别讲,因为如果懂了"阳密乃固",那么阳强不能密,就顺理成章了。接下来"阴平阳秘,精神乃治;阴阳离决,精气乃绝"也是名言,我们常常用"阴平阳秘"来指代人身的正常情况。但是"阴平阳秘"到底是什么含义,是有争论的。接下来,我们从头开始,一条一条地来看这段条文。

1. 阴阳之要,阳密乃固

首先看"阳密乃固"。这里难理解的是"密"和"固",尤其难理解的是"密"。

"固",可以理解为坚固,这个是与"密"作"固密"相对应的;也可以理解为长久,这个是与"密"作"静谧"相对应的。这两派的学说都有很多依据。首先,看看把"密"理解为"固密""坚固"的观点。《太素》就是这个观点:"腠理密不泄者,乃内阴之力也。五脏藏神固者,外阳之力也。"为什么阳能够密而固呢？是因为有阴的作用。《太素》就直接去阐述原因去了，好像根本不屑于解释什么是"密"。但我们知道它认为"密"的意思是"腠理密不泄"，是"固密"的意思。

之后张介宾的《类经》也是承接这种观点的。《类经》所说"阳为阴之卫，阴为阳之宅，必阳气闭密于外"，也是固密的这个意思。《冯氏锦囊秘录》中"阳密者，即腠理密也"直接明确地指出"密"就是"固密"。毫无疑问，他这个肯定是从《太素》里面来的。近代的《顾松园医镜》论及"阳密于外，则邪不能侵"，这明显也是一个腠理固密的意思。可以说，大多数注家都持这种意见。但是，目前更为我们所接受的解释是，"密"作"平静"来讲。

让我们来"以经解经"。

先来看看"阳"。"阳"的主要特点是什么？或者说"阳"要处于一个什么样的状态才是一个比较好的状态呢？我们看前面学过的经文"清静则志意治"，清静！"阳气者，精则养神"，这个"精"也有清静的意思。"天气清静光明者也"，还是清静！"夫阴阳之气，清静则生化治"，你看，不但阳要清静，阴也要清静，对吧！这些都是《内经》的原文。这反映了"阳"应该是清静的，只有阳气清静才能发挥它的光明、志意治、阳气固等作用。这是从"以经解经"的角度来理解"阳"宜清静。

那么有没有注家持这个意见呢？在张志聪的《黄帝内经素问集注》里面，他是这样注解这段条文的："盖阴阳之要，阳密乃固。烦劳则阳气外张，阴不得阳之温固，则精自出而绝于内矣。"从字面来看，他没有明确说"密"是平静的意思；但是，他讲了平静的反义词"烦劳"。

我们看古书，要用古人的思维，就是要想想古人觉得"密"是什么意思。下面我们再用古代的辞书作证据来看一看。《广雅》：秘，密也。《尔雅》：密，静也；密，宁、静也。《群经音辨》：密，静也。《国语》：密，宁也。都是宁静的意思。所以我认为在《内经》成书的那个年代，"阳密乃固"的"密"还是解为静谧，平静的意思，更符合经义一些。

我们再换个角度想想：《内经》的原文，有没有哪一条原文讲阴阳之气的时候，如此具体地去讲它的某一个功能，比如说就是"腠理固密"？很明显这是把它理解得狭窄了。而理解为静谧和平静呢？更符合阳的特点。这样的话，就是"阳气平静乃固"，这个固可以作为长久来讲，生命永固，长久存在——如果阳气能够宁静，生命就能够长久——哎，这句话很"内经"呢。所以现在，很多专家都认为"密"应该是静谧，或者是平静这样的一个意思。

方药中老先生在 20 世纪 80 年代写过一篇论文，明确提出来，"所谓阳密乃固的密，实有秘字之意。即阳必须平秘、冲和、安静"，才能发挥它的生理功能。把这个"密"理解为平静的，还有一位《内经》大家，就是湖北中医药大学的李今庸先生。李今庸先生在主编《内经》五版教材的时候，专门就这个问题，写了一篇文章公开发表了，就是讲在编委会里面对这个字的理解，出现了不同的意见。最后，他认为还应该是静谧、平静的意思。

"凡阴阳之要，阳密乃固……"这一段话，除了"阳气要平静，才能生命长久"这个含义以外，它还反映了什么思想呢？下文说："两者不和，若春无秋，若冬无夏……强不能密，阴气乃绝。"这段话至少还反映了两个问题。

第一个是对"阴阳之要"的理解。阴阳之间的关系，"阳密乃固"，它没有讲阴，对不对？按照我们一般的行文，"凡阴阳之要，阳密乃固"，后面应该再加一句"阴平乃……"，可是这个"阴"，《内经》没有写。这是不是说《内经》认为阳更重要，应该以阳气为主导呢？单纯从这段文字来看，是很容易让人产生这种想法的。所以"凡阴阳之要，阳密乃固"成为"火神派"频繁引用的一句话：此以阳气为主导也。包括张介宾，在他的《大宝论》里面说："《内经》曰：凡阴阳之要，阳秘乃固……天之大宝，只此一丸红日；人之大宝，只此一息真阳。"这个专门讲阳气重要性的《大宝论》也引用了这句话，强调阳气是最重要的。那是不是意味着在阴气在《内经》里要从属于阳气，或者不如阳气那么重要呢？不是的！因为在别的原文里，也有专门讲阴是重要的呀，连在一起看就是阴阳都是重要的。这个应该才是《内经》的本意。但是我们要知道的是，单纯就这句话的文义上讲，它是强调阳气的，所以就导致了后世很多注家把它拎出来，强调《内经》是以阳为主的，有这么一个"阳主阴从"的观点在。

第二个，关于"阳密乃固"，我们前面讲了有一种观点认为，"阳密"就是阳气要固密。那么在什么情况下，阳气就不能固密了呢？"阳强不能密"！为什么阳强了反而不能固密呢？阳密乃固，应该阳越强，就越固密啊？从这就能反证前面那个

"密"，不应该把它单纯地理解成为"固密"的意思。所以"阳强不能密"的时候，我们能不能说因为有不能固密的情况，根据"阳密乃固"的特性，所以我们就给他壮阳助火？万万不能。正确的做法是什么呢？应该用"少火生气"的方法。如果这个阳强是邪热太过，我们就要用苦寒清热的方法了，对不对？所以也有注家说"阳强"是阳气为邪气所乘，那么这个邪气就甚至不仅局限于邪热了。

所以这段话里面至少反映了两个方面：一个是阴阳宜平静、静谧的观点；第二个是阳强不能密的时候，应该使阳回复到平静、静谧的状态，这样就自然能够固密了。

在临床应用上，这个阳强不能密有几种可能性呢。我们来简单推演一下。阳强不能密的时候，至少会影响营、血、精、神。

比如说营的病变，这个我们就太熟悉了，桂枝汤证！桂枝汤，《伤寒论》讲"此为荣弱卫强"。卫强，卫属阳，这是不是就是个"阳强不能密"啊？非常典型的"阳强不能密"。所以"欲救邪风者，宜桂枝汤主之"。在《伤寒溯源集》里面直接引用了这句话："凡阴阳之要，阳密乃固。阴平阳秘，精神乃治。阳强不能密，阴气乃绝。以此推之，即可以赅卫强营弱而汗自出之义矣。"为什么卫强营弱，汗就要出来呢？因为阳强不能密嘛，既然阳气不能固密了，当然就阴津自出。

另外一方面，把"密"当做固密讲，临床上也可以有所发挥。所以《折肱漫录》这本书里说："故卫得其养则阳气自觉常充，汗少泄，风邪自不能中内。经云：阳密乃固。阳密，即腠理密矣。"其实不光是这本书，在很多书里都有类似的思想。这个就是"阳密乃固"作"固密"解释的发挥应用。"阳密，即腠理密也"，如果不能密，应该怎么治疗呢？那就应该补气、补阳，对不对？所以可以用甘温养脾胃升发之元气，以升柴提下陷之清阳，清阳上升则卫气自实，比如补中益气汤。

又如血，"阳强不能密"是怎样导致血证的？这个阳强就是指的阳盛而强，是邪热为病。邪热为病，一方面邪热是一种不正常的阳，它导致的后果是什么？是阳气不再宁静，就不能行使它"固密"的功能，人身的精微物质就不能居于原位，甚至于这个邪热还会迫使精微物质离开原位，就导致了出血，同时还伤阴。在这种情况下，不但要治邪阳，同时还要考虑到邪热引起的阴血不足，"阴不足者当补之以味，不得反其气也"。在这种情况下，不能只用芩、莲、胆草、栀子去清热。要怎么样？要降气、养阴，使阳气重新归于宁静的状态，它才能够自然地得以固密。其实这么讲，大家可能有点难懂。引用一句话叫作"治血先治气"，大家就能懂了，缪希雍的治血三法（降气、行血、补肝）就要降气、下气。"阳强不能密"，不但不能固卫阴，反而会伤阴，结果就表现为伤血。

人身的精微物质除了血还有什么？还有精。所以阳强不能密，还可能伤精，引起遗精、滑泄等疾病。实际上，在很多古籍里面"凡阴阳之要，阳密乃固"这句话根本就是针对精液或者说阴精所说的。《顾松园医镜》里说："不知乃是明言圣人于男女之际，其交会之法度，不过使阳气秘密，乃得坚固不泄耳。"他明确地说"阳密乃固"就是固阴精，固生殖之精！这是在中医古籍里非常普遍的一个观点。因为人身所至贵的阴精是什么？就是肾精，而生殖之精是藏于肾的，也是肾精的重要组成部分。

阳强则"神"亦不能固密。"阳气者，烦劳则张"，所以阳气一定要平和，不能烦劳；如果烦劳了，它就"张"。张是什么意思？是松弛的意思。如果阳气不能平静，过劳了，就松弛而不能够继续固密。不能够固密的后果是什么呢？在夏天的时候，邪热本自亢盛，再附加上外界的阳气，使它躁动，那么就可以使人煎厥，病人可能就直接昏厥在地了，甚至于目盲不可以视，耳闭不可以听。在下一段原文还有提到"阴不胜其阳，则脉流薄急，并乃狂"，阳强甚至于可以引发狂病。

2. 阴平阳秘，精神乃治

"阴平阳秘，精神乃治；阴阳离决，精气乃绝"这句话的重点也是"平"和"秘"。至少有三种观点：

第一就是把"阴平阳秘"理解成为阴气平和，阳气固密。王冰注的就是"阴气和平，阳气闭密，则精神之用日益治也"。

第二个就是我们现在的主流观点了，认为"阴平阳秘"讲的就是要阴阳平衡。但是"阴平阳秘"和"阴阳平衡"的意思是不一样的。单纯从阴阳的道理上来讲，阴阳平衡当然是维持人身健康，或者天地维持正常运转的一个重要前提。但"阴平阳秘"的含义远远要比"阴阳平衡"多。前面讲了阴阳的所有属性都是同时存在的，阴阳平衡只是阴阳诸多属性中的一个。我们现在通常认为，阴平阳秘是个互文，就是阴阳平秘。"平"和"秘"都是安静的意思。就是说无论是"阴"还是"阳"都应该安静、清净、宁静，才是一个正常的状态。

《内经》就是这么讲的。在《素问·痹论》里面就讲"阴气者，静则神藏，躁则消亡"。这是不是讲阴气要静啊？这个阴气，我们通常理解为五脏之气。《素问·生气通天论》说"阳气者，精则养神，柔则养筋"，这个"精"也有安静的意思——只能说"也有"安静的意思——因为不同的注家对这个精的解释也是不一样的。我前面讲的李今庸老先生写的那篇文章，重点就是在讲"阴平阳秘"到底有什么含义，之后山东中医药大学的祝世讷先生，也是先后发表了两篇文章反复论述不能把"阴平阳秘"仅仅理解为阴阳平衡。可见"阴平阳秘"中"平"和"秘"的重点、落脚点，应该是放到宁静、清静、平静上面去。

（六）阴阳的相互作用

阴者，藏精而起亟也；阳者，卫外而为固也。阴不胜其阳，则脉流薄疾，并乃狂；阳不胜其阴，则五脏气争，九窍不通。是以圣人陈阴阳，筋脉和同，骨髓坚固，气血皆从。如是则内外调和，邪不能害，耳目聪明，气立如故。(《素问·生气通天论》)

"阴者，藏精而起亟也，阳者，卫外而为固也。""亟"是什么意思？这是有争论的。通常认为是屡次、频数的意思，就是屡屡地，很经常地做某事。做什么事呢？"起"，起来与阳气相应。所以这句话通常的解释是："阴能够藏精，藏于内，并且频频地、经常地、持续地起来与在外的阳相应。"这个说法是有争议的，我们后面再讲。

"阴不胜其阳，则脉流薄疾，并乃狂。"这个"并"是什么意思呢，就是"合并"的意思。与谁合并？与阳合并。《类经》中说："并者，阳邪入于阳分，谓重阳也。"前面说"阴不胜其阳"，那就是阳盛。阳盛的时候，又遇阳邪，这就叫"并"。这种情况会怎么样呢？"乃狂"，就会发生狂病。

"是以圣人陈阴阳"这个"陈"字是"铺陈"的意思。

这里面有几个点，是需要辨析一下的。

第一个是"藏精而起亟也"。首先这句话，毫无疑问反映了阴阳相应。阴能够与阳相起亟，可以与阳相呼应！阳呢？能"卫外而为固"，这样就能保护内在的阴。这是最直接的一个想法，也是我们现在中基教材里面所通行的讲法。

但是要注意的是，这里面阴和阳的这种相应，不是因为它是阴阳所以就有这个作用，就有起亟、藏精、卫外为固的作用，而是阴阳本身具有这样的属性。阴阳是相对而言的。当它是阳的时候，或者作阳看的时候——因为我们讲阴阳是相对的——那么它就有"卫外而为固"的作用；当它是阴的时候，它就有藏精而起亟的作用。并不是这个事物因为是属阴，所以它就具备这个属性，不是这样的。一个事物既可能是阴，也可能是阳，对不对？比方说我们的肺，相对于肝肾来说，它是阳。可是相对于心来说呢？它是阴！所以它必然是在"藏精而起亟"的同时，又在"卫外而为固"。

那么何时是阴、何时是阳呢？我们还是要看它气机的运化特点。升的、散的，是阳；降的、敛的，是阴。而升、降、出、入都是相对的，是不是？我们有学过病机，就很容易理解。气逆证是指什么？气机当降不降，或者是升之太过。它是不是一个相对的概念？那么在人身来说，所有的阴阳都是这样的，都是一个相对的概念。所以阴阳不是一个事物固定的属性，在这里要再次强调这一点。

关于"起亟"呢，我们现在通常认为是"亟"是"起而应"，也有人认为它是"因亟而起"。这个地方，《太素》里面的注跟别人都不一样："阴者，藏精而极起者也。"连原文都不一样！然后解释说，是五脏藏精为阴，阴极则阳起，它说明阴极则"重阴必阳"这么一个道理。

现在大多数注家都把"亟"理解为"急"，认为"藏精而起亟"，就是阴藏于内而急起与阳相应。现在的注家也好，过去的注家也好，都有很多人对这个观点提出了一些反对的意见。但遗憾的是，没有哪一个注家提出的观点能让人信服。换句话说，他们提出的观点还不如现在这个观点好呢！所以这个观点就是我们现在的主流观点。

"并乃狂"的"并"呢？我们想一想前面讲的张介宾在《类经》中的注："并于阳邪，邪并乃狂。"《素问集注》里面也是这么认为的："若重阳相并则为狂，如登高而歌，弃衣而走是也。"那么我们想想，阳气除了邪气以外，是不是还可以有些别的什么意思？除了阳邪以外，还可以有我们自身的阳气、天地之间的阳气。比方说，夏天的暑热之气，是不是也是阳气啊？再比方说，一日当中的正午时，是不是也是阳气旺盛的时候？药食之气是不是也有阳盛的啊？你看，这个人本身就是"阴不胜其阳"，再吃附子。附子是不是也是一种"阳"啊？阳自己也能发生"并乃狂"的情况。《素问集注》里面就说了:"阳盛则狂,自因为病,故曰并乃狂。"它认为阳气自己也能够相并。一方面肯定是人身的阳气,另一方面可能是药食或天地之间的阳气,也未见得都是阳邪。当然,从另一方面来说,这些阳气既然相并而为狂,那也是不正之气,说是阳邪,也不为过。

《灵素节注类编》又从另一个角度提出"重阴必阳,重阳必阴"。他说:"及其盛也,气尽归并于阳,乃发狂病也。"就是说,阳气克制阴,克制到一定程度的时候,阴气尽被其克,只剩下阳气,也是一种相并,那么他也会发狂。这个就是阴虚而虚热,也可以发狂病。但是我们知道,虚热的狂病一般不会太过狂躁,因为其本为虚。这跟我们前面讲的"并乃狂"还是有区别的。

讲到这个"两阳相并",我们不由自主会想到另外一部很重要的著作:《外感温热篇》。里面讲到"两阳相劫"。"两阳相劫"和"两阳相并"有什么区别呢?"两阳相并"是两个极盛的阳气相并而为病;而"两阳相劫",是两种具有温热性质,或者阳热性质的邪气,相挟而成病。哪两种呢?风和火。风火相挟成病,就容易燥伤津液,导致清窍闭干。

"阳不胜其阴"会导致"五脏气争,九窍不通"。"五脏气争,九窍不通"现在大家都很熟悉了吧,都好几次提到这条原文了。有没有注意到,每次出现都是阳气的阻隔、不通、虚弱。为什么呢?因为阳气的阻隔、不通、虚弱就意味着阴阳不能相互交感了,所以它会出现五脏气争。在张景岳的《类经》里面,就对这种"九窍不通"或者"七窍不通"的原文做了一个总结:

"五脏不和，则七窍不通。"

"阳不胜其阴，则五脏气争，九窍不通。""失之则内闭九窍，外壅肌肉。""失之"，失什么？阳气。可以看到，这些原文都是在突出阳气的作用。为什么呢？因为"阳不胜其阴，阴寒盛也，阴寒盛则五脏气争"。这是《素问直解》里面的观点，被后世很多注家所引用。还有一种，就是如果阳不能胜其阴，阳气就阻隔、凝滞、不能通畅，清阳不能转行于表里，所以九窍就不通。为什么清阳不通，就会导致九窍不通？我们在前面的原文阐发里面已经有了详细的讲述。还记得吗？"九窍为水注之气"，之所以"水注之气"能够上升，或者外达于九窍，靠的是阳气的蒸腾作用。所以如果阳不能胜其阴，阳气阻隔，则蒸腾无力，水注之气不能达于九窍，就会九窍不通。这种情况我们要用什么方法来治疗呢？要用补阳的方法来治疗。比如说在《奇效良方》里记载，"清白目翳"病就可用补阳汤来治疗。

　　补阳汤治阳不胜其阴，乃阴盛阳虚，则九窍不通，令青白翳见于大眦，及足太阳、少阴经中郁遏，足厥阴肝经气不得上通于目，故青白翳内阻也。当于太阳少阴经中九原之下，以益肝中阳气，冲天上行，此乃先补其阳，后于足太阳、太阴标中（标者头也），泻足厥阴，肝经火下伏于阳中，乃次治也。《内经》云：阴盛阳虚，则当先补其阳，后泻其肝，此治法是也。每日清晨，以腹中无宿食，服补阳汤，临卧服益阴丸。若天色变，大寒大风，并劳役预日，饮食不调，精神不足，或气弱俱不得服，候时气和平，天气如常服之，乃先补其阳，使阳气上升，通于肝经之末，利空窍于目矣。

羌活　独活　人参　熟地黄　黄芪（一方用黄芩）　白术　甘草（各一两）　白芍药　泽泻（研为末）　陈皮　防风（各半两）　当归身（去芦，酒制）　白茯苓（去皮）　生地黄（炒）　知母（炒，各三钱）　柴胡（去苗，三两）　肉桂（去皮，一钱）

上同为粗末，每服半两，水三盏，煎至一盏，去滓，空心宿食消尽服之。(《奇效良方》)

补阳汤前面这段方解，好多书都有，内容都差不多。但好玩的是，同样冠以补阳汤，它下面的药是不一样的，每个医生用的药都有所不同，但大略都是养阳为主。

第三讲 五 行

五行其实比阴阳更为复杂，阴阳是个大而化之的规律，五行则牵涉到很多更具体、更细节的东西。以此类推，如果由阴阳到五行，再从五行拓展，比方说六气、八卦、九宫这种术数上的东西，越往后面就越复杂。大家如果学过类似八卦之类的知识就可以知道：四象肯定是最简单的，八卦要比四象复杂，六十四卦比八卦就更为复杂。如果我们去看《易经》，里面每个卦还有六个爻，都有自己的爻辞……就会发现：越具体，就越复杂。但是，并不是越具体，就越难。因为如果不把不具体的东西搞懂，那么就会犯"把具体的东西太具体化"的错误，这就是所谓的"着相"，或者"穿凿"，我们在研究中国传统文化的时候，应该尽量避免这种错误。

一、什么是五行

帝曰：人生有形，不离阴阳，天地合气，别为九野，分为四时，月有小大，日有短长，万物并至，不可胜量，虚实呿吟，

敢问其方。岐伯曰：木得金而伐，火得水而灭，土得木而达，
金得火而缺，水得土而绝，万物尽然，不可胜竭。(《素问·宝
命全形论》)

这段原文的内容分两个部分：第一部分，主要强调的是
五行的重要性；第二部分，强调的是五行相克的规律。在强调
重要性的方面，和我们之前讲过的《天元纪大论》中"太虚寥
廓……"这一段非常相似。虽然措辞不同，其核心都是说明天
地万物都是由阴阳五行化生来的。

本段也有它特殊的地方："木得金而伐，火得水而灭……"
讲的是五行；但是开篇讲的还是阴阳，"人生有形，不离阴阳，
天地合气，别为九野，分为四时"到这为止，没有一个字提到
五行，一直讲到后面"敢问其方"都没有讲到五行。而且我们
知道，五行是讲生克的，整段话里面只提到了相克，并没有提
到相生。这其实反映了《内经》对五行的认识。从这段文字我
们可以看出，《内经》认为五行是阴阳相感、变化而衍生来的，
实际上仍然是一种气机的变化。

正因为如此，所以这种气机的变化实际上也包含了天地万
物所有的东西。"别为九野，分为四时"。九野，指的是九个方
位，即四正四隅再加一个中央；四时，指的是时间。这样"九
野""四时"，就包含了整个时空。

"月有小大，日有短长"是在讲不同的时间变化节律。"月
有小大"指的是月的盈亏；"日有短长"指的是四时的变化。这
段话还是为了说明天地万物皆以阴阳为最重要。

天地合气，反映的还是阴阳。我们前面讲"天地者，万物之上下也"，因为阴阳交感，化生天地万物，其至大者，莫过于天地，所以，"天地合气"还是讲的是世间万物的衍生。"虚实呿吟"实际上讲的是变化至细至微之处。那么，最后所有的这些变化，最精微的部分，"敢问其方"？你能不能告诉我其中的道理呢？这个"方"可以理解为道理。然后岐伯就回答了五行相克的这一段，意思就是说，想要比阴阳层次更精细地去了解世界，就得去了解五行。

所以你看，实际上，前面那段文字讲的就是五行相生，后面这段文字讲的就是五行相克。我们来验证下。看看《素问直解》对这段话的注释："阴阳万物，不外五行制化之道。""万物皆有制克之道，故万物尽然。制而复生，无有穷尽，故不可胜竭。""制而复生，无有穷尽"，这样，就把五行相生的规律概括在里面了。所以，虽然这段话里面文字只讲相克，含义却包括了相生和相克。

再看看《四圣心源》，在开篇讲"阴阳未判，一气混茫。气含阴阳，则有清浊，清则浮升，浊则沉降，自然之性也。升则为阳，降则为阴，阴阳异位，两仪分焉"等一系列阴阳变化，之后，很快切入了五行："清浊之间，是谓中气，中气者，阴阳升降之枢轴，所谓土也。"由于气机升和降的特性不一样，接下来又衍生出来五行中的木、火、金、水等这样的一些变化："枢轴运动，清气左旋，升而化火，浊气右转，降而化水。化火则热，化水则寒。方其半升，未成火也，名之曰木。木之气温，升而不已，积温成热，而化火矣。方其半降，未成水也，名之曰金。金之气凉，降而不已，积凉成寒，而化水矣。"

所以水、火、木、金是为四象，再加上居中之土，即为五行。《四圣心源》这段话是对我们前面这段原文非常好的注释，即"水、火、金、木，是名四象。四象即阴阳之升降，阴阳即中气之浮沉。分而名之，则曰四象，合而言之，不过阴阳"。

其次，这段原文还提出五行生克重点在克和制化这样一个规律。制化的规律就是"木得金而伐，火得水而灭，土得木而达，金得火而缺，水得土而绝，万物尽然，不可胜竭。"

这段话还是涉及对五行的理解。单纯从文字意义上讲，很容易把木、火、土、金、水理解为世界上五种最基本的元素，比方说"金得火而缺"，金被高温的火一烧它就消融了；或者说"火得水而灭"，可以用水来浇灭火。这个当然毫无疑问，是五行的一部分，但是由前面正文那段话推演下来，我们知道这五行一定不是指的任何一种具体的事物，哪怕只是意象上的事物。它指的是相克。我们来看看，就像我们做数学题一样，把前面《四圣心源》里面五行的生相特点带入到"木得金而伐……"这段话里面去，你会发觉正好是对应的。木是阳气的初升，金就是阳气的初降，初降正好可以克制初升。而火是气之大升，升到极点；水是气之大降，降到极点，所以"水克火"。以此类推，都可以推出来。试试看？阴土气降，木气初升以制之；金气初降，火气大升以制之；水气降极，阳土气升以制之。唯一特殊的就是土居中央，阳土主升，阴土主降。所以不要把五行理解为具体的事物，这是我们反复要强调的。

二、天地、人身之五行

东方生风，风生木，木生酸，酸生肝，肝生筋，筋生心，肝主目。其在天为玄，在人为道，在地为化，化生五味，道生智，玄生神。神在天为风，在地为木，在体为筋，在脏为肝，在色为苍，在音为角，在声为呼，在变动为握，在窍为目，在味为酸，在志为怒。怒伤肝，悲胜怒；风伤筋，燥胜风；酸伤筋，辛胜酸。

南方生热，热生火，火生苦，苦生心，心生血，血生脾，心主舌。其在天为热，在地为火，在体为脉，在脏为心，在色为赤，在音为徵，在声为笑，在变动为忧，在窍为舌，在味为苦，在志为喜。喜伤心，恐胜喜；热伤气，寒胜热；苦伤气，咸胜苦。

中央生湿，湿生土，土生甘，甘生脾，脾生肉，肉生肺，脾主口。其在天为湿，在地为土，在体为肉，在脏为脾，在色为黄，在音为宫，在声为歌，在变动为哕，在窍为口，在味为甘，在志为思。思伤脾，怒胜思；湿伤肉，风胜湿；甘伤肉，酸胜甘。

西方生燥，燥生金，金生辛，辛生肺，肺生皮毛，皮毛生肾，肺主鼻。其在天为燥，在地为金，在体为皮毛，在脏为肺，在色为白，在音为商，在声为哭，在变动为咳，在窍为鼻，在味为辛，在志为忧。忧伤肺，喜胜忧；热伤皮毛，寒胜热；辛伤皮毛，苦胜辛。

北方生寒，寒生水，水生咸，咸生肾，肾生骨髓，髓生肝，肾主耳。其在天为寒，在地为水，在体为骨，在脏为肾，在色为黑，在音为羽，在声为呻，在变动为栗，在窍为耳，在味为咸，在志为恐。恐伤肾，思胜恐；寒伤血，燥胜寒；咸伤血，甘胜咸。（《素问·阴阳应象大论》）

这段文字，大家在读《内经》的时候，经常喜欢跳过去。因为觉得这段话我们都懂，在上中医基础理论的时候老师肯定开篇讲阴阳，后面接着讲五脏系统，把这段文字的相关内容其实都概括进去了。而且这段话里面的有些内容和中基讲的不一样，都不知道信谁好！所以不太喜欢仔细读这段话。实际上如果我们认真去看这段话，确实是有一些和中基不一样，或者说更深刻的内容在里面。

首先看这一句："其在天为玄，在人为道，在地为化，化生五味，道生智，玄生神。"这句话放在这整段文字里，有点没头没脑的感觉。先讲"东方生风，风生木……"，然后讲着讲着，讲到肝主木了，突然插了这么一句话进来。所以很多注家都认为这段话其实是总括的一句话，应该把它放到"东方生风"之前。

具体来看看这句话的意思。这个"其在天为玄"的"其"，指的是阴阳的变化，所以这句话实际上也是对阴阳变化的衍生。我们反复在强调，五行是阴阳变化的一种衍生。单用阴阳来分析事物虽然可以概全，却难以精细。因此，出现了五行来帮助我们分析世界。所以，阴阳的变化"在天为玄"。"玄"就是"天道玄远，变化无穷"。这是王冰给它的注，指的是那些变化很精微、很玄远的东西。阴阳的变化在天就是那些非常精微的，其大无边，其小至微的变化。

"在人为道"。"道"，很多人把它解释为规律。但实际上，规律只是"道"的一部分。这个"道"的意思，只能意会，不可言传。只要知道它是天地万物之间最重要的那个东西，即天地之"道"，就可以了。阴阳的变化在人身上就是"道"。是不是"道"只体现在人身上呢？其实不是这个意思，它是说人天生就具备追求"道"、寻找"道"的本性，是从这个角度来理解的。

"在地为化"。所谓"化"指的是"生化"的意思。王冰说，"生万物者也，非土气孕育则形质不成"。所以"在地为化"指的是"地"能化生万物，"化生五味"，是所谓"天食人五气，地食人以五味"的意思。

"道生智"，"智"就是"人怀此道，则生智慧"。人在追求道的过程中，就自然而然地产生了智慧。那当然，离道越近，智慧就越高。

"玄生神"，"在天为玄"，所以"玄"这个东西就能产生神。"阴阳不测谓之神"，这个"神"和"玄"有类似的意思。所以它讲来讲去就是阴阳的变化。那些最至微、最精深的、最广阔的事物，在概念上就是"在天为玄"。玄能够产生神。"不测"，没法搞清楚它究竟是什么东西，变化莫测，就"谓之神"。

有了这段总纲以后，接下来就讲天地、人身之间的一些与五行相对应的具体性质。首先讲了天地的五行，然后讲了人身的五行。当然这不是全部的五行对应关系，在其他原文里面还有补充。然后讲五行所伤，分别有五志、五气、五味所伤；以及五行所胜，五志、五气、五味相胜的规律。

（一）天地的五行

首先来看看天地的五行。五方、五味、五色、五音分别都与五行相对应。五方就是东、南、西、北、中；五味为酸、苦、甘、辛、咸；五色乃苍、赤、黄、白、黑；五音就是角、徵、宫、商、羽。这些我们只要学过中医的应该都知道。但是一般我们都不会考虑到这些为什么能相互对应五行，这实际上是一个非常尴尬的问题。

我记得大一刚开始学中医的时候。那时候没有普及手机，周末大家经常在各个学校跑来跑去，聚会！我的同学中，学西医的特别多，中医学院的就只有我一个。所以当七个西医学生和一个中医学生碰到一起的时候，其中有一个对中医有一些了解，并且也很感兴趣的同学就经常问我关于中医的问题。他说："我最近也在看中医，你们中医讲，木，五色属青，为什么青就是木，而赤就是火呢？你们有没有一个说法？还是你们就是这么约定俗成的吗？如果是这样的话，我可不可以反过来说赤是木，青是火呢？"当时我没法回答他。那么我们现在来看看，这种对应到底有没有道理呢？肯定是有它的解释和道理的！但是，并不是每种解释用我们现在的眼光来看都能接受。所以这样一种简单的对应，是非常值得我们深入探讨的。这个非常重要！是我们理论的基石。如果我们的理论基石，就像我同学说的那样，可以轻易变换掉，那我们信仰的一切就崩塌了。如果它只是一种规定的话，那完全可以另起炉灶，重新规定。

我们先来看五方，关于五方与五行的对应。前面已经讲过很多次了，五行是气的五种运动方式。《白虎通》是汉朝的时候可以作为教科书的一本儒家经典著作。按《白虎通》所言，木是一阳初生，而东方之气正好是"阳气始动"，所以东方应木；火是阳气在上，而南方正是"阳在上"，所以南方应火；金是气机收敛，阴气始生，而西方正是"阴始起"，所以西方应金；水为阴在下，"养万物平均而有准则"，北方正是"阴气在黄泉之下，任养万物"，所以北方应水；土爱稼穑，中央主"土含万物"，能生成、承载万物，所以中央应土。五方与五行相配，是因为各自的气机特点类似。

木是阳气的初升，而南方是最热的，所以南是气升到顶点，西是气的初降，北是气降到最甚，这恰好和我们中华大地的气候分布规律是一样的。但是我们如果把这个规律拿到南半球去会不会正好反过来呢？这个还没有研究过。但是，单纯从我们中医的应用上来说，我们现在全球都在用中药，都在用针灸，好像没有出现极大的不适宜。换句话说应该理论上也是合适的。如果要去再深究它，关于北半球和南半球的这种变化，或者说，以后假如我们真的有"火星救援"了，这套中医理论是否还能适用？我觉得，还要涉及很多天文学的知识，或者需要在更广阔的范围内分析。但是基本的阴阳变化，是不会变的，在理论上也是可以讲通的。我们说"天地合气，别为九野"，"九野"只是天地合气的变化之一。如果我们在不是九野的，新的空间里面，比如火星上面，那应该也会有不同的推演，但是基本的阴阳规律应该是不会变的。这是我个人的观点。

五味是酸、苦、甘、辛、咸，分别和木、火、土、金、水相对应。首先，这种对应不是从一开始就有的。先秦，或者比先秦更早的文献，有可能出现过不同的对应。我们现在流传下来的文献，基本上都是按照这么一种说法来对应的，它来源于《尚书·洪范》，即"木曰曲直，火曰炎上，土爰稼穑，金曰从革，水曰润下"。在这段话后面，还接着一段话，就是讲了五味，"曲直作酸，炎上作苦，稼穑作甘，从革作辛，润下作咸"，既提出了酸、苦、甘、辛、咸分别与木、火、土、金、水相对应，同时也相当于是做了一个简单的解释。因为曲直，所以对应酸。曲直就是可弯曲，其性条达的这样一种性质。就我们现在的观点来说，很难去理解为什么曲直就一定是酸呢？古人跟我们也有一样的疑问。所以到了孔颖达来为《尚书》的这段话做注的时候，他就每一个味又特别给了一个理由。但是这个理由也不是很能为我们所接受。他对于酸，就说所有的植物果实，还未成熟的时候都是酸的，所以木气从酸。而火呢？如果把东西烧焦了，肯定会变成苦的。甘呢？土生万物五谷，我们吃进去会觉得非常甘美……我们看到这种解释，就有点前面讲的"穿凿"的感觉，好像是为了解释而解释。因为他当时要对各家的书进行注释，必须要把每一个疑问都给出答案。就像是现在我们出题给学生做，不管这个题目有没有答案，都一定要给出个答案，不然没办法给分。所以，我觉得孔颖达的解释不是特别合理。但是我翻阅了许多文献资料，都没找到合理的解释。这可能意味着两点：第一，关于五行和五味的关系可以深究，还有很大的发挥空间；第二，五行最终的归属，看的是应用，而不是看理论。这也是我们中国文化的一个特点。

五色分别是青、赤、黄、白、黑。从感觉上来，大家很容易把五色和五行相对应，但是要从气机或者说本性上来解释，是有一定困难的。然后是五音，角、徵、宫、商、羽，这个是解释最多的。角音，我们说它是条而直，所以其气属木；徵音，它是和而美，火从心主喜，故和而美属火；宫音，大而和，和而能升能降为土；商音，轻而劲，所以属金；羽音，沉而深，就属水。这个解释当然是一种不错的解释，而且这个解释，非常有先秦时那种古朴的感觉。但是这个解释呢，不是特别直接，有点绕弯子，所以不是一个很好的解释。

还是《白虎通》里面的解释更为合适："所以名之为角者何？角者，跃也。阳气动跃。"阳气动跃所以出声角。"徵者，止也。阳气止。"阳气要停止，必须先升到极点。"商者，张也。阴气开张，阳气始降也。"这就是金的特点。"羽者，纡也。阴气在上，阳气在下。"阳气要准备升了，因为降到了极点，到了阴最盛的时候。"宫者，容也，含也，含容四时者也。"所以脾土旺于四时。

实际上我们对五音、五行的解释是在变化的。在近几十年有大量出土文物，有些出土文物颠覆了很多我们以前的认识。晏昌贵先生有篇《从出土文献看先秦诸子的五音配置》，文中提出他们发现在出土文献中，五音与五行的相配跟我们现在流行的角、徵、宫、商、羽是不一样的。至少有两种不一样的配法，加上我们现在这种配法，一共有三种不同的配法。当然，这些出土文物更能反映当时的认识。但这些都不是我们今天要讲的重点，我们提到这些，是告诉大家，其实我们对五行与五音及其他配属的认识是逐渐在变化的。至少到了汉代时，这种变化才趋于统一，并且开始用气机变化的观点来解释五音和五行相关的这些配属规律，比如前面《白虎通》的解释。这一事实反映了我们的中医理论实际上是不断发展以后才逐渐成熟的，并不像一些人说的那样是外星人带来的，或者干脆归为玄学。而我们今天也仍然在努力发展中医理论，并且速度比以前任何一个时期都要来得快。对于"中医在持续发展"这一点，远远比我们想象的要乐观。

（二）人身的五行

接下来一段就是讲人身的五行。首先是五体：筋、脉、肉、皮、骨。然后是五窍、五声、五动、五志。五脏呢，我就不再讲了，这个实在是深入人心，而且很容易理解。

1. 五体

首先来看五体。筋、脉、肉、皮、骨，分别与肝、心、脾、肺、肾，或者说木、火、土、金、水相对应。中基里也讲过，比方说筋长得像树枝，就对应木。这个可以认为是取类比象的一种解释。还有一种解释，就是筋必须要靠阴血的濡养，而肝藏血，故属木，这种解释当然也有道理。但是，所有这些解释都不能形成一个充分必要条件。比方说，我们以筋为例子。筋需要阴血的濡养，所以肝藏血而合筋。但是，四肢百骸有哪一个不需要阴血的濡养？在《内经》里面说"肝受血而能视，足受血而能步，掌受血而能握，指受血而能摄"，那目、足、掌、指都应该合肝吗？所以这种解释明显还是有些牵强的。

何谓脉？"壅遏营气，令无所避，是为脉"。在脉为营，在脏为血，故而心合脉而脉属火。肉乃气血所聚之处，必须要靠气血的濡养，脾土是气血生化之源，所以说脾主肉，而肉属土。这些是我们最常见的解释。但是这个解释，按照我们今天这个思路，会觉得不是那么有说服力。皮毛、骨也有类似的问题。

为什么在《内经》里会恰好是这种对应规律呢？其实这个问题是值得深究的。比如说骨，骨在五体中是最深的地方，我们肯定听过扁鹊见蔡桓公的故事，分别指出其病在皮毛，其病在腠理，最后其病在骨髓。所以，骨是最深的地方。在最深的地方阳气要最潜藏、最收敛才能达到，所以合于肾。而皮毛因"上焦开发，宣五谷味，熏肤、充身、泽毛，若雾露之溉"，灌溉到皮毛去了，所以皮毛是最外的。阳气一定要向外发散到极点，才会向内收敛。皮毛是最外的，再之外就没有了，皮毛正好是气之始降，或者说是阴气始降，所以属于肺金。筋、脉、肉用这个规律好像比较难解释。但有意思的是，大多数医家在解释五体与五行相应的时候并不着重解释为什么归于金、木、水、火、土这个范畴，而是从医学角度，更着重看为什么与肝、心、脾、肺、肾相对应。着重点一旦放在这里，就会从生理病理的角度去阐释，就会出现"因为肝藏血，而筋要依赖阴血濡养，所以肝合筋"这样的一种解释方法。从实用的角度上讲，似乎也还不错。可见五体的五行属性，直接从五行的角度来解释还是有难度，更像是基于五体与五脏的关系衍生而来的。

2. 五窍

五窍是指目、舌、口、鼻、耳。对于五窍与五脏的对应，我们通常是习惯用经络来解释的。五窍与五行对应的原因，我们并不清楚。但是我们可以有另外一个思路。就是说，如果我们已经规定了，或者说，能够解释五脏分别与五行相对应，那么，只要我们能够从脏腑气血上，把目、耳、口、鼻、舌分别与五脏相对应就可以。

关于五窍的对应也是有不一样的看法。其中大家最为耳熟能详的就是肾开窍于耳，但是肾我们知道它还开窍于前后二阴。除了肾开窍于耳，我们后面要讲的还有一段原文，心也开窍于耳。所以，它也是有不同的变化的。这是基于"实用永远比理论更重要"这个基本原则。

很多人说，中国文化是非常实用，非常"自私"的。实用，是说是我们文化中任何一种学问都是经世之道，没有实用性的东西我们不太会去研究。说它"自私"，是因为我们的关注点始终是人本身。因为人的重要性，我们才会去关注天地和人之间是什么关系。因为我们都想健康长寿嘛。所以它其实也不是"自私"，而是说我们的关注点始终在"人"上面，所以这个"自私"，可以用一个更好听的词来代替，叫作"尊重生命"。

这两个特点，我们《内经》里面都有。首先，整个《内经》是一本养生书，不是一本治病书。所以它强调"治未病"，并且告诉人们要追求达到圣人、贤人或者是真人的养生境界，毫无疑问是尊重生命的。

其次，实用，我们在五行的配属关系中已经看到了。很多五行配属是很难从理论上解释的，但是从医理上很好解释，临床上也很好用，那么就这么确定下来了。毕竟，好用就行，这不就是实用原则的体现吗？

3. 五声

五声，呼、笑、歌、哭、呻，我们在临床上用得相对比较少，但也是很有意义的。在这里要特别强调几点：第一个是"呼"。这个"呼"，不是"呼唤"或者"呼叫"的这个"呼"，这个"呼"通"啸"。大家看武侠小说里面，有很多长啸。古人很喜欢长啸，比如"独坐幽篁中，弹琴复长啸"。这个"啸"，它有舒发肝气的作用，所以"呼"属于木声。

还有一个是"呻"，这个"呻"，可能会把它理解为"呻吟"。有人解释说，疼痛入骨，骨属于肾，所以就痛得呻吟，所以呻为水声。其实不是这样的。这个"呻"是"欠伸"的意思。其他的比较好解释，笑属心，是因为心其志在喜，喜表现于外就是笑。同样，因为悲忧属肺，哭了，其气内敛，故属金。歌，是一个在气机上比较中性的，可升可降的状态，颇合居中的脾土之性。

4. 五动

五动握、忧、哕、咳和栗。有个字是需要校正的，就是这个"忧（憂）"，原文中的"憂"，有专家认为通"噯"，是气逆的意思，那么这个噯我们注意要和哕，跟脾之动相鉴别。哕指的是一种欲呕之感，而这个噯强调的是一种气机的上逆，这是因为火性本身就是炎上的，所以气逆所生之噯属火。而栗通肾。

因为不管是害怕还是寒冷都属于肾,它的表现都是战栗。握,刚才说"掌得血而能握",所以容易解释。咳就更容易了,咳从金,就是肺气的上逆。

5. 五志

五志比较难解释,同时大家又解释得比较多。五志指的是怒、喜、思、忧、恐。我们往往将情和志并称,一般讲到五志是指神、魂、魄、意、志。我们在这里讲的五志实际上归于七情的范畴,再加"悲"和"惊",就是喜、怒、忧、思、悲、恐、惊七情。

那为什么怒、喜、思、忧、恐恰好是这样一种对应规律呢?翟双庆教授的解释我认为比较合理。

"阳在阴下,气机不达",所以为怒。怒在卦象上类似于一个震卦,两阴之下有一阳,阳被两阴压迫就会愤怒。所以怒是一种被压制要爆发出来,欲条达的状态。一个人如果怒了,就要去疏导、条达他。

喜是"活泼而现于外"。火行的特点就是活泼而炎上,所以喜为火行。

"思"就比较奇怪,我不知道大家在学五志时有没有想过这个问题:思则气结,脾在志为思,既然这样,我们平时有郁闷不顺心的时候,为什么总讲肝气郁结呢?有没有想过这个问题?有没有想过,我们之所以有五志、七情的变化,它有个基准点,就是要有"思"。木头不会"思",所以没有五志、七情。人有"思",所以人有五志七情,爱恨情仇。"人有五脏化五气,以生喜怒悲忧恐",这里没有"思"。虽然没有"思",但是里

面每一种情志的产生都离不开"思"。"思"就跟土一样，也是
"不独主于时"的，所以"思"在五行属"土"。

忧，"其气向内而收敛"，这就是悲忧的特点，所以"悲则
气消"。我们不高兴、悲忧的时候，整个气机是深沉的，是收敛
的。俗话说"人逢喜事精神爽，愁闷来时瞌睡多"——这是《西
游记》里面说金角大王的——悲忧的时候，这个气机是向内而
收敛的，五行里面向内而收敛的就是金。

恐，"发于内而其气陷下"，所以应水。

（三）五行所伤和所胜

接下去，我们讲五行所伤和所胜。这段文字好像没有一定
的规律，让我们来尝试分析一下。先看看下面的这个表。

表 1　五行所伤所胜

五志所伤	五志相胜	五气所伤	五气相胜	五味所伤	五味相胜
怒伤肝	悲胜怒	风伤筋	燥胜风	酸伤筋	辛胜酸
喜伤心	恐胜喜	热伤气★	寒胜热☆	苦伤气★	咸胜苦
思伤脾	怒胜思	湿伤肉	风胜湿	甘伤肉	酸胜甘
忧伤肺	喜胜忧	热伤皮毛★	寒胜热☆	辛伤皮毛	苦胜辛
恐伤肾	思胜恐	寒伤血★	燥胜寒	咸伤血★	甘胜咸

所有没加标记的都是很容易解释的，所有加标记的都是不
太好解释的。我们一个个来看。

没加标记的容易解释：五志所伤，同气相求，所以首先是
本行自伤。怒就伤木，怒为木，肝属木，所以五志所伤，怒就
伤肝，这叫作五志过极，伤其本脏。同理，喜为心志，喜伤心；

思为脾志，思伤脾；忧为肺志，忧伤肺；恐为肾志，恐伤肾。五气所伤也是一样的，同气相求，风木对应肝筋，肝在体为筋，在味为酸，酸伤筋，甘为土味故伤肉，辛为金味伤皮毛，咸味伤肾。这是基本规律。

然后，五行相胜，就是相克：金克木，所以悲就胜怒，这就是五志过极，伤其本脏，更伤其所胜之脏。所以，悲也能伤肝。以此类推，恐为水志，就能够胜火志喜；怒为木志，就能够胜土志思；喜为火志，就能够胜金志忧；思为土志，就能够胜水志恐。这在临床应用上非常多。我们喜欢看笔记、医案的，就知道古人有很多利用五行相胜来治病的案例。应该每个人都能举出几个来，至少能举出《儒林外史》中"范进中举"的案例来。范进中举后出现了一些神志症状。这些症状是"高兴"出来的：落第多年终于考上了！狂笑不止。喜应用恐治。所以这个时候有人提出，要找个他最害怕的人来治他。他最怕他的老丈人。他的老丈人一来，打了他几耳光，他果真就好了。每种情志相胜都有相应的、丰富的案例。这是五气所伤。

我们接下来看加★标记的内容。

热伤气：热为火，肺主气，气为金，热伤气，实际上是火克金。它不是同气相求，是伤其所胜。苦伤气：苦为火，气为金，苦伤气就是伤其所胜。寒伤血：寒为水，肝藏血，血为木，这里是水伤木，伤其所生。咸伤血：心主血，所以在王冰的注里面他认为此为伤其所胜。热伤皮毛：热是火，皮毛是金，这也是伤其所胜。加★标记的有伤其所胜的，也有伤其所生的。

还有两组字是加☆标记的。寒胜热：五气相胜，照理说应该不会有相同的才能形成一个循环，这是一个特殊的地方。这个表看下来，大家会发现，还是回到我们前面那个大规律，就是以实用为本。一定是临床上这么用是对的，才这么归纳了。至于说是不是一定符合我们五行的框框？不一定！有规律就按照规律解，比方说前面的五志所伤或五志相胜；暂时没有规律，就按照临床事实来。

所以我们临床看病也不能墨守理论，临床疗效才是硬道理、金标准。我们举个例子，就拿这个五志来说，怒为肝志，那是不是所有怒的病都要从肝来治疗呢？理论上来说应该是这样的，但实际上即使在《内经》的原文里面，怒也不仅仅是归肝，脾可以怒，肾可以怒，心也可以怒，《内经》中也有相关原文佐证。我们从理论上推导就是五脏皆能怒，都可以用五行生克乘侮来解释，但这些解释绕圈了，最好的解释总是最简洁的，绕圈解释就可能有问题。

恐也是一样，恐是肾志，可是我们都学过"肝气虚则恐"，那恐岂不是也是肝病？很明显，不是这样一一对应的。《新校正》就把五行所伤归结为三种：①"东方云风伤筋，酸伤筋。中央云湿伤肉，甘伤肉"，此为自伤，就是同气相求。②"南方云热伤气，苦伤气；北方云寒伤血，咸伤血"，这是伤己所胜。③"西方云热伤皮毛"是被胜伤己，因为火克金。"辛伤皮毛"属于自伤。《新校正》归结的三种情况，实际上伤己所胜和被胜伤己是类似的，所以也可以认为是两种。《太素》里的条文是不一样的，它是严格按照五行"同气相求"来的——"《太素》则俱云自伤"。

　　这就提示我们不同的时期，不同的版本，不同的医家对于同样的规律在认识上是有差别的。包括对于五行的基本配属都可能有不同的看法，一定要和实践结合才是真理。所以，中医没有绝对的东西，一定要讲绝对的东西，就是"天地合气，乃生万物"。阴阳可生万物。你要够聪明，可以从阴阳推出所有的东西。但是我们没有那么聪明，所以需要用五行来解释。阴阳有没有五行这么复杂具体？没有！到后面，九宫、八卦就更复杂了，结果注家们一个人一个说法。越具体，就越会产生不同的看法，也越容易出现错误。我们在看古籍的时候要懂得大胆溯源，小心求证，始终以事实为最后的依准。

（四）五脏收受

　　帝曰：五脏应四时，各有收受乎？岐伯曰：有。东方青色，入通于肝，开窍于目，藏精于肝，其病发惊骇；其味酸，其类草木，其畜鸡，其谷麦，其应四时，上为岁星，是以春气在头也；其音角，其数八，是以知病之在筋也，其臭臊。

　　南方赤色，入通于心，开窍于耳，藏精于心，故病在五脏；其味苦，其类火，其畜羊，其谷黍，其应四时，上为荧惑星，是以知病之在脉也；其音徵，其数七，其臭焦。

　　中央黄色，入通于脾，开窍于口，藏精于脾，故病在舌本；其味甘，其类土，其畜牛，其谷稷，其应四时，上为镇星，是以知病之在肉也；其音宫，其数五，其臭香。

　　西方白色，入通于肺，开窍于鼻，藏精于肺，故病在背；其味辛，其类金，其畜马，其谷稻，其应四时，上为太白星，是以知病之在皮毛也；其音商，其数九，其臭腥。

北方黑色，入通于肾，开窍于二阴，藏精于肾，故病在溪；其味咸，其类水，其畜彘，其谷豆，其应四时，上为辰星，是以知病之在骨也；其音羽，其数六，其臭腐。(《素问·金匮真言论》)

有几个地方是要校勘的。第一个是"其病发惊骇"，从前后文的行文上来说，应该是"故病在头"更通一些，而《太素》里面的原文就是这么写的，所以我们就根据《太素》校成"故病在头"。"是以春气在头也"根据《素问识》应该校成"是以知病之在筋也"，那后面的"是以知病之在筋也"就不要了，实际上是把这段话挪到前面去了。

"五脏应四时，各有收受乎"是这段原文的总括。"收"就是接收的意思，"受"通"授"，就是给予的意思。所以"五脏应四时，各有收受乎"就是五脏应四时，五脏气机的出入特点是什么？接收是入，给予是出。这句原文提示我们，五脏气机是有出有入的，比方说藏精于肝，对肝来说就是入，就是收。那么肝开窍于目，那么就是肝气要授，授给哪儿？授给目，对肝来说就是出。这是五行气机的变化。我们只是以肝为例，五脏皆然。

那么五脏收受有什么具体的规律呢？具体的规律，就是下面的表2里，我也分了不同的区块。没有底纹的，实际在前一段文字里面就都有了，我们就不用再研究了。把它丢一边去，剩下的就是带有浅色底纹和深色底纹的了。浅色底纹是前一段文字里有了，但是跟我们这一段文字有点不一样。深色底纹是前一段文字没有提及的。

表 2 《金匮真言论》五脏收受表

五行	五方五色	入通藏精	开窍	病发	其味	其类	其畜	其谷	上为（五星）	其病	其音	其数	其臭
木	东方青色	肝	目	头	酸	草木	鸡	麦	岁星	筋	角	八	臊
火	南方赤色	心	耳	五脏	苦	火	羊	黍	荧惑星	脉	徵	七	焦
土	中央黄色	脾	口	舌本	甘	土	牛	稷	镇星	肉	宫	五	香
金	西方白色	肺	鼻	背	辛	金	马	稻	太白星	皮毛	商	九	腥
水	北方黑色	肾	二阴	溪	咸	水	彘	豆	辰星	骨	羽	六	腐

我们先来看浅色底纹区块。它们跟前一段文字的区别在哪里呢？

第一个是开窍。心应该是开窍于舌，在这里说心开窍于耳。所以也有注家说，心也开窍于耳，心气和则耳能辨五音。这说得当然有道理，但是七窍的哪一种感官，不是"心气和"才能够产生的呢。心气和才能辨香嗅矣，心气和才能分五色矣，是不是？所以这只能姑且为之一说。实际上，这里跟五音的五行配属一样，它的认知可能经历了一个发展的过程。我们知道《内经》本来就不是一个人的作品，是一群人的作品，不同的人之间有不同的观点，这个也很正常。但是我们要明白的是，在现在我们讲五窍，那心肯定是开窍于舌了，已经是基本上公认了。这个现象实际还是反映了我们中医理论发展过程中留下的痕迹。

第二个不同的地方就是"其类"。以自然事物来比类的时候，五行分别是木、火、土、金、水，也被后世称为五材。但是在这里，它写的是草木，这个"草木"和"木"，当然我们很容易理解说两个就是一个东西，但这里为什么一定是草木呢？可能是传抄的问题，也可能是作者当时认知的问题。那么这里出现了草木，倒是给我们一个提示：说明古人在一开始认识五行的时候，也是从他周围最熟悉的物质开始入手来认知它的，也是经历了由具体的物质，再抽象到气化的这么一个过程的。不是说一开始就能够想到有这种气机的变化的。

第三个就是其病在筋、脉、肉、皮毛、骨。我们前面讲的筋、脉、肉、皮、骨重点在哪里？是其五脏之合。其合是生理，其病是病理。但既然有其合的生理基础在，那么其病的时候，是不是也就有可能通过五体体现出来。所以这两段文字是没有矛盾的。

很多人以为，中医的传统理论，比方说气，比方说阴阳，是从最开始就有的。其实不是的。只要稍稍查下文献就会发觉，原来这些理论和名词不是一开始就有的。比方说气，最开始的"气"这个字是这么写的，三条横线，最上和最下的横线稍微带个小弯钩。这是什么意思呢？它就是指烧柴火烧出来的烟，往上走。那么对这个烟的逐渐认识、拓展，最后变成了今天的哲学抽象化的"气"。再比方说阴阳，第一次用阴阳来解释天地自然的现象，讲到阴气、阳气是在哪本书里呢？是《国语》。《国

语》肯定不是最早的典籍，也不是最早的文字记载。在甲骨文
的那个年代，阴和阳是怎么回事，代表什么含义呢？我们不知
道，为什么不知道？因为文献太有限了，只知道那几个字而已，
我们很难再做深入的发掘。但是有一点是可以肯定的，那就是：
阴阳从它最初的含义——有太阳晒到和没太阳晒到——到后来
的寒和热，到了《内经》里面有这么丰富的阴阳理论，再到我
们现在，它是经历了一个发展过程的。

所以我们在读《内经》，虽然是上古的文献，读着读着，我
们也会发觉原来它也有发展的，而且在今天我们还在学它，还
有继续的、进一步地发展。

那么深色底纹区块呢，就是这一段《金匮真言论》里面独
有的内容。我们分别来看看。

1. 病发

五脏之病发是指五脏发病最常见的表象所在。肝病发于头。
这个好解释，肝气主升，"春气上升，故其应在头"。

心病则发于五脏，因为心为五脏六腑之大主嘛，主不明
则十二官危。"心为五脏主，不得受外邪，受外邪五脏皆病也"
（《太素》）。

脾病发在舌本。为什么在舌本呢？因为脾脉上连于舌本，
所以病气趋之。

肺病在背。王冰注曰："以肺在胸中，背者胸中之府也。"
《素问·脉要精微论》说："背者，胸中之府也。"所以王冰的注
很有意思，他经常拿《内经》的原话来注，而且由于他注得非
常到位，以至于很多王冰的注后来成了经典的注文，或者说也

成了经典的一部分。这个一举例子就非常多。有的人对《内经》不熟悉，甚至会分不清哪段话到底是《内经》的还是王冰的，常常会引错。

肾其病在溪，"溪"是什么呢？"溪"就是大关节。"四肢为诸阳之本，冬气内藏，阳虚于外，故病在四肢也"（《黄帝内经集注》）。关节都露在外头，四肢在外，冬气内藏则外阳不足，故病在四肢也。当然也可以说肾主骨，溪都是骨连之处，所以其病在溪。这样解释也通。

2. 五畜

五畜分别是鸡、羊、牛、马、彘。彘就是猪。跟五音、五窍一样，五畜也有不同的说法，光是在《内经》，至少就有三种不同的配属方法。除了这段原文以外，在《素问·五常政大论》和《灵枢·五味》里面也分别有配属方法。我们把它比较一下（表3），就会发现三种方法各不相同，三种分类可以达成一致意见的就是土和水。

表3 《内经》中五畜的不同说法

五行	《金匮真言论》	《五常政大论》	《五味》
木	鸡	犬	犬
火	羊	马	羊
土	牛	牛	牛
金	马	鸡	鸡
水	彘	彘	猪

土的畜都是牛，牛属土的原因好像不是很清楚。难道是牛都在耕地？或者说牛这种任劳任怨的精神有承载的感觉？在

《易经》里面讲坤卦,坤卦为土,但是讲坤卦举例都举的是马,举的是母马。因为母马具有承载的美德,所以用母马的意象来代表坤卦。彘是猪,猪就为水之畜,原因是猪很脏、很浊,所以把它归为水畜。

木、火、金的差别就非常的大,为什么这么配属呢?很难一一去解释。出现这种情况的一个重要原因是:由于我们中国地大物博的特点,不同的地方见到的动物其实是不一样的;在不同的需要下,所配属的动物也是不一样的。简单地说,过去不同规格的祭祀,要用到不同的牲畜,最高级别的祭祀就是五畜齐全的祭祀,比方说天坛的祭祀、皇家的祭祀,就都要用到。那么不同的规格、不同的年代,祭祀用的五畜就不一样,会有变化。

比方说《易·说卦传》里面,它把八卦分别跟不同的动物联系起来。所讲的数目和五行都不一样,配伍肯定会有不同。我们知道八卦有阴阳五行的属性,如果把五行属性跟八卦这么一对,你就会发觉,跟我们《内经》中讲的有相同的,也有不同的。

再比如《本草纲目》在讲五畜的时候,给每一畜的五行配属都给了一个理由。我觉得有的有道理,有的不见得能完全接受。我们知道《本草纲目》有这么一说可以了,毕竟不是我们观察的重点。我们需要思考的是对临床有没有帮助,有可能有一定的帮助。比如猪属水的话,可不可以认为猪肉具有补肾的作用呢?所以猪肉好,能补肾。那么,牛属土的,能不能认为牛肉就更容易入脾土呢?再加上牛肉又是燥烈的,所以它是不是容易生脾胃的积热呢？从这个角度讲，有可能对我们的临床有一定程度的帮助。这只是一个猜测，有些本草著作有这样类似的论述，姑为一说吧。

3. 五谷

五谷是麦、黍、稷、稻、豆，是没有什么争议的；其五行配属，也相对统一。

麦，五行属木，为春谷，春天所应的谷子，因为"麦成最早，故应东方春气"（《类经》）。尤其是大麦，大麦成熟得非常早，立夏之后应该就可以收割了。小麦要到小满才开始抽芽，芒种时候麦芒才抽出来。

黍，就是糯小米。它是红颜色的，很容易把它跟火联系在一起；再加上糯小米本身是温性的，色赤而性热，是火之谷。它味甘而性温，所以多热、令人心烦。这是《神农本草经》里说的。

稷，就是高粱。我们讲江山社稷，就是因为我们过去在祭祀的时候，要用高粱去祭祀。因为那个时候高粱是重要的食物。高粱种得多，你的宗族就有饭吃，有了饭吃大家就兵强马壮。所以高粱被称为百谷之长，用来祭祀。高粱杆是黄的，高粱收下来的颜色是黄的，所以它五行属土。

稻的颜色是白的，这个颜色白当然指的是稻米。"性坚而色白"（《类经》），所以为金之谷。

豆，其色为黑，黑者属水，以其味厚而益肾。这么说，这个豆应该也不是刚收下来的豆，而是加工过的豆，比方说豆豉。豆豉是黑色的，所以其性属水而入肾。不管是哪个地方炮制出来的豆豉,都有一个共同的特点,都是有点腐味,因为发酵过了、制过了嘛,其臭腐,臭腐是通于肾的。从这个角度也讲得通。

4. 五星

五星与五行相对应就比较有意思了。五星是金、木、水、火、土五大行星。为什么这颗星星就叫土星,那颗星星就叫火星呢?王冰的解释是"木之精气上为岁星,十二年一周天","火之精气上为荧惑星,七百四十日一周天","土之精气上为镇星,二十八年一周天","金之精气上为太白星,三百六十五日一周天","水之精气上为辰星,三百六十五日一周天"(《重广补注黄帝内经素问》)原文中的岁星、荧惑星、镇星、太白星、辰星分别就是木星、火星、土星、金星和水星。王冰的解释当然很清楚,但并不能解决五星为什么这样与五行相配的问题。

《史记·天官书》的说法似乎更有道理,司马迁认为岁星呈青色,故称木星;荧惑呈红色,故称火星;填(镇)星为黄色,故称土星;太白为白色,故称金星,辰星呈灰色,故以黑色配水星。以五色的理由来定五星属性,似乎有道理,可为一说。

5. 其数

五行之数是必须要了解的,因为在实际应用中经常要用到这些术数的基础。数跟五行是怎么配的呢?首先要明白的是原文中的"其数",用的都是成数。在十进制的情况下,个位数一共有九个:一、二、三、四、五、六、七、八、九。把这九个数均分成两部分，分不匀。中间有个转折点就是五，五要用两次。这样的话，一、二、三、四、五就是"生数"，六、七、八、九就叫"成数"。这就是"天一生水，地六成之"的意思。一和六就都是水数，以此类推。这种生数、成数的理论是从《易经·系辞上》来的，其原文很简单："天一，地二，天三，地四，天五，地六，天七，地八，天九，地十。"郑玄注曰："天一生水于北，地二生火于南，天三生木于东，地四生金于西，天五生土于中。阳无偶，阴无配，未得相成。地六成水于北，与天一并，天七成火于南，与地二并；地八成木于东，与天三并；天九成金于西，与地四并；地十成土于中，与天五并也。"

在《素问·金匮真言论》谈五行收受之时，用的是成数。按《易经·系辞上》，成数是从六到十。有时也把十说成五五相成，那么看上去就只数到九，十以五五代之。成数是由生数变化而来的，如《尚书大传》所言："一二三四皆由五数而成六七八九，是水火木金皆赖乎土。"生数各自加上土数"五"，即成为相应之成数。五五相加即为十，所以说十为土之成数当然不错，但是像《素问·金匮真言论》这样以五为成数也是可以的。

关于这些术数的基础知识，其实看河图、洛书是最好理解的。所谓"河出图，洛出书"，河图洛书是我国术数的基础。下面这张图就是朱熹《周易本义》所载的河图洛书。

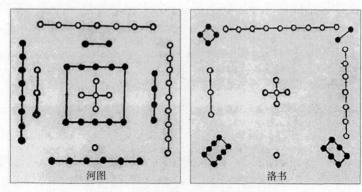

图 8　朱熹《周易本义》所载河图洛书

6. 五臭

　　五臭在临床上用得不多，主要是对药性理论有一定帮助。虽然《金匮真言论》给出了一种五臭的五行配属规律，但历代不同的本草书对于五臭的概括和使用还是有区别的（表 4）。

表 4　历代不同的本草书对于五臭的概括[①]

书名	称谓	五臭							
		臊	焦	香	腥	腐	臭	朽	羶（膻）
《本草崇原》《本草便读》	臭	√	√	√	√	√			
《本草备要》《本草从新》《药治通义》	气								
《本草品汇精要》	臭			√	√		√	√	√
《本草衍义》《本草蒙筌》《本草汇》	气	√		√	√		√		
《本草纲目》《药品化义》	气		√	√	√		√		√

---

① 钱健雄. 浅淡药性的"臭"［J］. 中医杂志，1986（12）：57–58.

　　通过表4，大家可以看得到，不同的本草对于五臭的解释和运用都是不一样的，这是中医理论发展过程的一个反映。

三、五行的承制变化

　　帝曰：善。愿闻地理之应六节气位何如？岐伯曰：显明之右，君火之位也。君火之右，退行一步，相火治之；复行一步，土气治之；复行一步，金气治之；复行一步，水气治之；复行一步，木气治之；复行一步，君火治之。相火之下，水气承之；水位之下，土气承之；土位之下，风气承之；风位之下，金气承之；金位之下，火气承之；君火之下，阴精承之。

　　帝曰：何也？岐伯曰：亢则害，承乃制。制则生化，外列盛衰；害则败乱，生化大病。（《素问·六微旨大论》）

（一）五行与六气的关系

　　"帝曰：善。愿闻地理之应六节、气位何如？"六节、气位是什么意思呢？张志聪在《黄帝内经素问集解》里说："此论六节应地而主时也。节，度也。气位，六气所主之步位也。"六气是个"运气"学说的概念，指厥阴风木、少阴君火、少阳相火、太阴湿土、阳明燥金、太阳寒水。六节则是将一年分为六部分，一个部分就是60天，包括四个节气。这段就是讲六气与六节是如何对应的。将六节理解为六个位置，六气各守一位就叫六位，也叫六步，所以后文"复行一步……复行一步……"讲的就是方位的变化。这个方位不是地理方向的方位，而是六气各占一位，实际上是时间的一个概念。

　　以六气应五行，意味着有一行要出现两次。哪一行呢？就是火行，要把火分成君火和相火。六气主时的顺序由君火之位开始讲起——"显明之右，君火之位也"。王冰注："日出谓之显明。"指东方正位，节令则当春分。显明之右，是指从正东方向右旋转，那就是东南方。节令上看就是春分后的 60 天，正好是运气学说中的"二之气"。那么君火过了以后呢？"君火之右，退行一步，相火治之"。退行一步就是再往后，下一个气位，下一个 60 天，这也就是"运气"学说中的"三之气"。相火之后依次是土气治之、金气治之、水气治之、木气治之，到最后又回到君火。这里遵循的是五行相生的顺序：火生土、土生金、金生水、水生木、木生火。之所以是相生的顺序很容易理解，因为这就是按一年四季的时间顺序而来的，无非是将四时分为六位而已。

　　我们可以根据上面的内容画一个逐年主气图（图 10）。

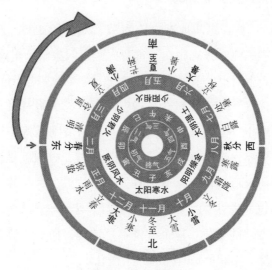

图 10　逐年主气图

从"显明之右，君火之位"开始，从春分之后开始到相火，到土气、金气、水气，它分别的起点节气是：相火从小满开始，土气——大暑、金气——秋分、水气——小雪、风气——大寒。临床辨证时经常讲三因制宜，因人、因时、因地制宜。其中的因时制宜，以四时寒暑而言，最精准的用法就是六气，就是按这张图来的。

每年大寒起，一阳初生，最冷的时候就过了，然后就是风气主之了，就已经到了新的一年。所以大寒这个节气是非常重要的，属于迎接新的一年来到的这么一个节气。

（二）亢则害、承乃制与五行的制化胜复

这段原文还讲了六气之相互承制，这个"承"，实际上是制约的意思。"相火之下，水气承之"，相火也是火，谁来承他呢？水，水克火；"水位之下，土气承之"，土来制水；"土位之下，风气承之"，风五行属木，木克土；"风位之下，金气承之"，金克木；"金位之下，火气承之"，火克金；"君火之下，阴精承之"，所有的这些变化，最后落实到了阴精，阴精就是水气的意思，为了避免行文重复，就没有再用水气这个词。

"生生化化，品物咸章"（《素问·天元纪大论》），生化总是最重要的。怎么生化？靠的就是六气相承。六气能够相互制约叫作六气相承，这样就能够正常地生化，叫作"承乃制"；如果不能相互承制，某行太过而无制，就会有危害，叫作"亢则害"。能够承制才能够生化，才能"外列盛衰"。什么叫外列盛衰啊？"外列"，显现于外；"列"，陈列，表现的意思；"盛衰"，

天地万物无非气化的盛衰之道。所以"外列盛衰"的意思就是：表现出丰富多彩的自然世界。那么害呢？"害则败乱，生化大病"，生化大病了，那天地万物是不是也就大病了？在于天地，就是异常的天象气候或者是地理变化；在于人，就是各式各样的疾病。

因此，六气承制是非常重要的。这一段话就给我们提出了五行的制化。

五行的制化是什么意思呢？就是某行之气必有一行之气以制之。比方说，木为金制，但木也能生火，火能制金，所以就不会出现金克木太过。金、木、火就形成一个小循环，每三行形成一个小的循环以相互制约。这个叫作制化。

然而凡事总有例外，金行过于亢盛，火行自身的力量制约不到它，那么金就克木太过了，胜之太过就会生病。

有胜就有复，哪里有压迫，哪里就有反抗，所以就有胜气来复。具体来说就是，"母之败也，子必救之"。我们举个例子：金如果克木太过，就怎么办呢？那么木就会不能克土，木衰了嘛，木就不能克土；土旺就克水，水行就衰败，水行衰败就不能克火，火行就旺盛；火行旺盛了就能够克金，正好绕了一圈回来。火为木之子，所以正好是子复母仇，这个就是胜复。

制化是正常情况下的相互制约；胜复是异常情况下的自我调整。有了制化胜复，五行就可以处于一个稳态，这个是我们五行系统得以维系的一个重要机制。

第四讲　脏　腑

一、脏腑概说

帝曰：藏象何如？岐伯曰：心者，生之本，神之变也，其华在面，其充在血脉，为阳中之太阳，通于夏气。肺者，气之本，魄之处也，其华在毛，其充在皮，为阳中之太阴，通于秋气。肾者，主蛰封藏之本，精之处也，其华在发，其充在骨，为阴中之少阴，通于冬气。肝者，罢极之本，魂之居也，其华在爪，其充在筋，以生血气，其味酸，其色苍，此为阳中之少阳，通于春气。脾胃大肠小肠三焦膀胱者，仓廪之本，营之居也，名曰器，能化糟粕，转味而入出者也，其华在唇四白，其充在肌，其味甘，其色黄，此至阴之类，通于土气。凡十一脏，取决于胆也。(《素问·六节藏象论》)

这段文字有几个地方是需要校勘的。

一是心者"神之变"的"变"。目前我们基本上根据《太素》，认为这个字应该是"处"，就是"心者，身之本，神之处也"。神所在的那个地方，这个"处"应当是处所的"处"。

肺者，"阳中之太阴"，据《太素》和《针灸甲乙经》（简称《甲乙经》）校成"阳中之少阴"。

肝的"以生血气，其味酸，其色苍"，是比前面的心、肺、肾都多出来的一句话。这句话也是衍文，前人添写的笔记在后人传抄时误录为正文。按《素问识》和《新校正》的观点，这句话是要删掉的。"此为阳中之少阳"中，肝应为"阴中之少阳"，所以《新校正》认为"阳字应为阴字"。

"脾胃大肠小肠三焦膀胱者，仓廪之本，营之居也，名曰器，能化糟粕，转味而入出者也，其华在唇四白，其充在肌，其味甘，其色黄，此至阴之类，通于土气。"这段话是有争议的：有的人认为就这样也解释得通，但是我们目前通常的意见是认为"胃、大肠、小肠、三焦、膀胱者"和"名曰器，能化糟粕，转味而入出者也"应该放在"其华在唇四白，其充在肌"的后面，而"其味甘，其色黄"也是衍文，应该删掉。这是《读素问钞》的观点。

现在有些专门用于背诵的小册子里面用的就是校勘后的这段话，但是在所有讲《内经》的书里面一定是原文。虽然我们认定有些字是错的，但我们仍需要尊重原文。因为我们的观点也可能是错误的，保持其原貌可以让后人知道谁对谁错。这是我们对待古籍经典的校勘原则。不管认为它多么错误，我们都要先维持它的原貌，然后再附上自己的理解。但是我们在具体学习这段原文的时候，还是可以按校过以后的原文来理解。

（一）什么是藏象

这段原文里，开篇黄帝就问"藏象何如？"后面的内容是岐伯回答他何谓藏象。这个"藏象"是大家非常熟悉的一个概念，而这段文字则是藏象理论最核心的一段原文，这段原文结合后面《素问·灵兰秘典论》的五脏十二官，基本上就囊括了中医里面所有的与脏腑相关的理论的核心，其他的可以说只是添枝加叶而已。

那么藏象到底是什么呢？对于藏象的理解，《类经》有一句话说得比较贴切，叫作"藏于内而象于外"。所以《类经》里面讲"象"，就是"形见于外"的东西，脏呢？"藏居于内"！这个"脏"指的就是五脏六腑，也包括奇恒之腑。"脏"，它藏于体内，眼睛看不到，我们不知道它的状态。怎么才能知道它的状态呢？形居于外，它在外面一定有所表现。所以我们就可以通过观察"脏"外在的表现以了解它的状态，即所谓"有诸内必形诸外"，这就叫作"藏象"。

所以藏象包含了中医对人生理特点的理解，更重要的是包含了我们认识这个世界，包括认识人体的方法——"司外揣内"。我们怎么获取事物自身的规律呢？就要观察这个事物的外在表现。

过去我们只能看到外在的表现，如面色、舌象、脉象、分泌物、排泄物等；现在我们通过仪器可以看到细胞器的变化、影像学的变化，这些也是一种"外"——都是某种内在规律的外在表现。所以对于中医来说，所有的外在表现都可以帮助我们探寻其内在实质。

那我们如何用以前没有的东西，比方说 CT，或者其他的任何辅助检查，来获取信息，帮助我们了解脏腑的状态呢？现在似乎有很多研究方法来帮助我们了解这些辅助检查的意义，把它们和中医辨证联系起来——最常见的就是借用诊断学研究方法，来研究它们与中医证候的相关性，然后画个受试者操作曲线什么的。但这不是我们中医的思维，中医讲的是"司外揣内"。"司外揣内"要基于一个原则，就是要用中医的思维方法，就是基于阴阳、五行、气等，用这些方法来讨论和分析。如果发现一个肿块，不管是用 CT 看到，还是磁共振看到，还是用手摸到，或是用其他的方法，这个肿块和我们用手摸到的肿块本质上是没有区别的。这只是我们现在观察的手段越来越多的缘故罢了。我们可以认为，既然"象"的内容越来越多，毫无疑问，我们对于脏腑的理解应该更深入。但这个"更深入"的前提是，要"司外揣内"，要用我们自己的思维方式。

（二）心

这段文字讲的第一个脏腑是"心"。为什么要把心放在第一个呢？我们通常讲肝应春生之气，按春夏秋冬的次序，应该先讲肝。很多中医教材里面讲五脏，第一个脏就是肝。在这里为什么先讲心呢？因为心最重要！我们后面讲五脏十二官，也是首先讲的心。

"心者，生之本，神之处也，其华在面，其充在血脉，为阳中之太阳，通于夏气。"

心，它是生命的根本，是神明之所处，它的气机外华在于面，它的气血充盈在血脉，是阳中之太阳，通于夏气。

我们可以看到，后面五脏都是和这里一样的句式。这句话至少包括四个内容：①心的主体功能（生之本，神之处）；②心的外在表现（其华在面，其充在血脉）；③心的阴阳属性（阳中之太阳）；④与四时相应（通于夏气）。这段话，文义很好理解，但想一下还有很多"潜台词"。比如说"生之本"怎么去理解？为什么说心是生之本？这个"生"指的是生命，还是指的我们正常的生理活动？"本"是什么意思，是"本源"还是"最重要的东西"？这些在临床上怎么运用？"神之处"这个"神"指的是什么？怎么去理解这个"神之处"？它跟疾病的变化有什么关系？

我们挨个来看。这个"生"，指的就是生命。心是生命最重要、最根本的东西。心是君主之官，是最重要的脏器，能出"神明"。这里的"神明"主要指的是精神、意识、思维活动的神明。"神"在《内经》里主要有三个层次的意思：第一，"阴阳不测谓之神"，所有的阴阳变化都是神明之变，世间万物皆是神明之变所化生；第二，"神"指的是一切的生命活动；第三，神就是指的是精神、意识、思维活动。在这里，是以精神、意识、思维活动的意思为主。那么是不是因为心能控制人的精神、意识、思维活动，它就是"生之本"呢？不仅仅是这样的。心主血，人身之至贵，莫过于血。水谷精微在中焦受气取汁，上注于心，经心阳化赤为血。所以心主血，不仅仅是说，心就跟红色的血相对应，更重要的是它具有生血的重要作用。反过来说，既然"精微"经心阳化赤为血，那么血虽为阴，其中一定是有阳的。这就是血和津液的重要区别之一。所以我们说心为生之本。

"心为生之本"在临床上还有一个更重要的发挥是，因为心是生命之根本，所以心不能受邪。在《灵枢·邪客》里面有这样一句话："手少阴之脉独无输。"手少阴经脉上是没有五输穴的，为什么没有五输穴呢？因为心是五脏六腑之大主，它非常重要，所以"邪弗能容"，此处"容"应当作"客"讲，邪气是不能客于心的，因为"客之则心伤，心伤则神去，神去则死也"。就是说当邪气已经侵犯到心的时候，那就已经是病情危重的时候了，所以通常情况下，邪气是不会"客于心"的。那么，如果邪气要侵犯心的话，它会到哪里去呢？它会由膻中或者心包络来"代心受邪"。所以心经无输，它的五腧穴都在手厥阴心包经。这段话的主体含义就是来讲为什么"心经无输"，但它客观上强调了心不能受邪这个事实。

后来叶天士写《外感温热论篇》时讲"温邪上受……逆传心包"。到了逆传心包就已经是危症了，但也只是到心包而已，如果到了心的话，那就死了。所以我们在看古代医案的时候就会发现他们对心特别重视。当有些疾病有可能会损伤到心的时候，首先不是治病，而是护心。

记得有一个遗精的古案，病人的病情已经非常危重了，这个时候医者的治疗不是去治疗遗精，而是首先护心脉。那么，用什么药护心脉呢？用人参、远志、菖蒲之类的药来护心，有的时候也有用朱砂，不过现在临床用朱砂的机会比较少。这就告诉我们心不受邪在临床上是非常重要的。具体到临床上的时候大家要注意两点：第一就是充分考虑到心的重要性，要护心；第二是不能随意用一些入心经的药物，因为入心经的药物会有引邪深入的风险存在。在用药、针刺的时候也要注意这一点。

心者，生之本，神之处也。心还是神明所藏的地方。《黄帝素问直解》里面说"心藏神以应万事，故为神之变也"。人所以能够区别于其他天地万物就是因为人有喜、怒、忧、思、悲、恐、惊这些情绪。七情都是由气机的变化产生的。所以从这个角度上讲，心既然主神明，那么也就必然有调节全身气机变化的作用。我们熟悉的《素问·举痛论》里有"九气之变"："怒则气上，喜则气缓，悲则气消，恐则气下，寒则气收，炅则气泄，惊则气乱，劳则气耗，思则气结。"有没有想过为什么会产生这些七情的变化呢？既然心主神明，那么这些七情的变化是不是就应该和心也有关系呢？这些气机的紊乱也都可能跟心有关系了，所以我们在临床治疗情绪疾病的时候，除了想到肝郁，也一定要想到心。在调节各种气机异常的时候，也要想到心，想到七情的作用。

"其华在面"我们应该很熟悉了吧。之前我们讲过"天食人以五气，地食人以五味。五气入鼻，藏于心肺，上使五色修明，音声能彰"。五色修明就是指面色好看，音声能彰指的肺能出声。五色修明，音声能彰，就是心和肺气机正常的外在的表现。在《黄帝内经素问集注》里面说："三百六十五络，其气血皆上于面。"既然所有的气血都要上注于面，那气血的变化就可以通过面色来表现。心主血，所以其华在面。

"其华在面"在临床的应用很有意思。现在美容很受大家的欢迎，而美不美，很重要一点就是脸色好不好看。一个人脸色好不好看，当然有着各式各样的影响因素。既然其华在面，面总是归心管的，我们就可以多从"心"的方面去考虑。现在流行的，可能更多的是养颜排毒什么的，都以攻法、下法为主；或是讲肺主皮毛，以补气为主。既然心华于面，那也可以养心养血。

（三）肺

"肺者，气之本，魄之处也，其华在毛，其充在皮，为阳中之少阴，通于秋气。"

肺为气之本，这个很好理解。肺开窍于鼻，五气入鼻，所以肺是跟天气最密切的。这个天气不光是指气候变化，还包括四时寒暑之变，更具体就是风、寒、暑、湿、燥、火，六气的变化，这些都是与肺相通的。所以肺主气，这个"气"当然就不光是说"气血津液"的这个"气"，还主"天气"，主与外界、与天相通的"气"。所以如果说天气、气候变化了，首先受邪的就是肺。"肺为娇脏，不耐寒热"，不是说肺太娇，实在是它位居一线，感受外邪的风险很大。

肺为"魄之处也"。这里有个难以理解的概念，就是"魄"。我们看到这个"魄"字的时候，首先想到的可能是"随神往来者谓之魂，并精往来者谓之魄。"这句话也是《灵枢·本神》里的原文，但这句话并不足以让我们理解到底什么是魄。所以我们来看一下在《内经》里面，提到过哪些"魄"，到底什么是

"魄"。

在《内经》里涉及"魄"有魂魄、魄汗、魄门或者是魄单独出现这四种情况。下面来看主要的几条提到魂魄的原文。

1. 血气已和，营卫已通，五脏已成，神气舍心，魂魄毕具，乃成为人。(《灵枢·天年》)

2. 五脏者，合神气魂魄而藏之。(《灵枢·经水》)

3. 五脏者，所以藏精神魂魄者也；六腑者，所以受水谷而行化物者也。(《灵枢·卫气》)

4. 志意者，所以御精神，收魂魄，适寒温，和喜怒者也。(《灵枢·本脏》)

5. 正邪从外袭内，而未有定舍，反淫于脏，不得定处，与营卫俱行，而与魂魄飞扬，使人卧不得安而喜梦。(《灵枢·淫邪发梦》)

6. 深居静处，占神往来，闭户塞牖，魂魄不散，专意一神，精气之分，毋闻人声，以收其精，必一其神，令志在针。(《灵枢·终始》)

第1条主要讲"魂魄是怎么产生的"。魂魄是成于血气、营卫、五脏。"血气已和，营卫已通，五脏已成"到此为止，这个人就可以达到一个"神气舍心"的地步，这个时候就"魂魄毕具，乃成为人"了。这讲的是一个人形成的过程。它还透露了一个信息，就是魂魄是怎么形成的。魂魄是有物质基础的，它的物质基础是血气、营卫、五脏，简单来说就是五脏、气血。魂魄形成以后，它藏在哪里呢？藏于五脏。

第2条"五脏者，合神气魂魄而藏之"。我们学过中医的都知道，魂藏于肝，魄藏于肺。所以第 3 条说"五脏者，所以藏精神魂魄者也；六腑者，所以受水谷而行化物者也"。脏者，藏也。那么它藏着什么东西呢？就是藏精、神、魂、魄。与之对应的六腑，它是"受水谷而行化物也"。为什么它要"受水谷行化物"？目的就是生气血。形成了气血之后，就可以化生魂魄。神、气、魂、魄再藏于五脏。所以我们中医讲的"五脏"是"五神藏"。

藏于五脏的魂魄，是怎么正常行使它们功能的呢？靠志意来行使它的功能，"志意者，所以御精神，收魂魄，适寒温，和喜怒者也"（第 4 条）。之所以能够御精神、收魂魄、适寒温，靠的是人的精神意识思维活动。所以我们要"独立守神，精神抱一"，才能够身体健康。"恬淡虚无，真气从之"，才能够达到养生的目的。因为这样才能够"魂魄不乱"。否则，如果劳神太过，胡思乱想，或者老是很疲惫，做一些劳心、劳力、劳神的工作，那会怎么样呢？"神劳而魂魄散"，就不能够守神、守魂魄了，于是"魂魄散，志意乱"。

或者是有邪气的入侵，也可导致"魂魄飞扬"。那"魂魄飞扬"有什么表现呢？"人卧不得安而喜梦"。简单地说，就是失眠多梦。那大家想一下，这里的"魂魄飞扬"重点在魂，还是在魄啊？这里的重点主要是在魂，因为"随神往来者谓之魂"，梦的病变往往与魂有关。所以第 5 条原文实际上重点是讲魂，和魄的关系不大。

第 6 条对针灸医生特别重要，讲的是行针刺疗法的时候，注意力必须非常集中，要在安静的地方行针刺这件事情。"深居静处，占神往来，闭户塞牖"，是一点打扰都不要有。之后，就是对医者自己的要求了。要"魂魄不散"，其实还是一个"抟精神，收魂魄"的意思。这样才能够取得比较好的针刺的效果。针刺是这样，我们开方的时候也应是这样。首先自己要心平气和，情绪要宁静，不能过劳，然后才能"魂魄不散"，才能取得比较好的效果。

提及"魄"的第二种情况是"魄汗"。关于魄汗的争论就特别的多，《内经》里面有 4 段原文提到了魄汗，但是没有任何一条能够明确地提示我们魄汗到底是什么。

1. 少阴在泉……主胜则……魄汗不藏，四逆而起。(《素问·至真要大论》)

2. 魄汗未尽，形弱而气烁，穴腧以闭，发为风疟。(《素问·生气通天论》)

3. 阴争于内，阳扰于外，魄汗未藏，四逆而起，起则熏肺，使人喘鸣。(《素问·阴阳别论》)

4. 暴痛筋緛，随分而痛，魄汗不尽，胞气不足，治在经俞。(《素问·通评虚实论》)

一个说法是"魄"通"白"，"魄汗"就是"白汗"的意思。"白汗"是什么汗呢？"白"通"自"，所以"白汗"就是"自汗"。

还有一种解释是说"魄"通"薄"，"魄汗"就是"薄汗"，"薄汗"就是微微出汗的意思。微汗也解释得通。

还有人认为，"魄"就是汗孔，"魄汗"就是出汗的意思。但这三种解释没有任何一种解释占绝对的优势，获得公认。这些我们有所了解就好，不必深究。

接下来我们讲魄门，这个词来自《素问·五脏别论》的"魄门亦为五脏使，水谷不得久藏"。注家们对于"魄门"的认识比较一致，认为"魄门"就是"肛门"，这个"魄"就是通"糟粕"的"粕"。糟粕所出之门，那不就是肛门吗？所以在《素问·五脏别论》中说"水谷不得久藏"。王冰对"魄门"的注解就更是非常的明确："谓肛之门也。内通于肺，故曰魄门。"为什么内通于肺，因为肺与大肠相表里。可是，这几个"魄"，我们顺着看下来，对我们了解"魄"是什么，并没有特别的帮助。所以我们还得看单独讲"魄"的原文有没有什么新的提示。

"魄"单独出现，主要有 5 条：

1. 肺者，气之本，魄之处也，其华在毛，其充在皮，为阳中之太阴，通于秋气。(《素问·六节藏象论》)

2. 心藏神，肺藏魄，肝藏魂，脾藏意，肾藏精志也。(《灵枢·九针论》)

3. 心藏神、肺藏魄、肝藏魂、脾藏意、肾藏志，是谓五脏所藏。(《素问·宣明五气》)

4. 其有不从毫毛而生，五脏阳以竭也，津液充郭，其魄独居，孤精于内，气耗于外，形不可与衣相保，此四极急而动中，是气拒于内而形施于外，治之奈何？(《素问·汤液醪醴论》)

5. 八十岁，肺气衰，魄离，故言善误。(《灵枢·天年》)

前三条其实意思都一样，就是"肺藏魄"。重点看后面两条。《素问·汤液醪醴论》说："其有不从毫毛而生，五脏阳以竭也，津液充郭，其魄独居。""津液充郭"是津液充满了整个身体，郭指外城，就是指津液充满整个形体肌表。"其魄独居"，这个"魄"是形体的意思。就是说水肿病人的形体是独居的，他们的形体，与神气是相分离的。所以在这里魄就理解为体魄、形体的意思。

那么《灵枢·天年》里的"八十岁，肺气衰，魄离，故言善误"是什么意思呢？"魄离"就是"魄"这个东西开始消散减少了，但肯定不是完全消失。如果完全消失的话，那是活不了啦，所以肯定不是完全消失的意思。"魄离"会有什么后果呢？"言善误"，很容易说错话。大家在临床上遇到一个说错话的病人，会通常考虑是什么证呢？在学中医诊断学的时候，专门有一个症状叫作错语。错语是指"言语出错，错后自知"，那是心神不足的表现。但这跟"魄"有什么关系呢？这里"言善误"跟错语的"言语出错，错后自知"是不一样的。这里的"言善误"是错而不自知。为什么不自知呢？我们说的每句话，并不都是通过思考以后才说出来的。我们有很多话是顺口溜出来的，是口头禅，是一种习惯性的活动。比方说我们叫"妈妈"，或者爸妈叫你的小名，这些都是顺口溜出来的，是不需要动脑筋的。但是你可以看到老年人八十岁，"魄离"的时候，有一个表现就是开始"胡说"，本来想叫大儿子，却喊着小儿子的名字，叫完之后还不知道，还拼命喊"你怎么不回答我？"就是这种情况，叫作"言善误"。这种"言善误"跟"错语"有什么区别呢？看看注家对魄的解释，我们就更清楚了。

《辞源》对魄的解释是"依形体而存在的精神"。依形体而存在的精神就是"魄"，那么能够离开的就是"魂"。所谓"随神往来者谓之魂，并精出入者谓之魄"，就是这个意思。孔颖达疏《左传》时，特别有提到什么是魄："谓初生之时，耳目心识，手足运动，啼呼为声，此则魄之灵也。"小孩子心智不成熟，这时候不是心神主导的，是本能，出生就有的本能，这个就是魄。

所以"魄"能够主导我们本能的一些动作，"魄之为用，能动能作，痛痒由之而觉也"（《类经》）。我们最本能的感知、动作就是魄。比如爸爸妈妈叫我们的小名，这是他们深入骨髓的东西，如果叫错，这就是"魄离"的表现。不是说他去做算术题，1+2 他会算成 4，这种错误，这种错误是关于心神的。所以结合《辞源》和各注家对魄的解释，以及"肺气衰，魄离"这段原文，可以知道"魄"就是本能的感觉和活动。

理解了"魄"的这个含义以后，临床上对很多行为的、情志的疾病，在思路上可以再开阔一些。比如说现在发现越来越多的小儿多动症（抽动秽语综合征），患儿常常难以控制自己一些行为的改变，这个是不是一种"魄"的改变呢？那如果是"魄"的一种病变，是不是可以从肺来治疗呢？有搞儿科的读者，可以想想有没有这种思路存在的可能性。

（四）肾

这段原文第一个讲的是心，第二个是肺，第三个是肾，它的排列是按照与夏、秋、冬、春相应的顺序来的，四季讲完了以后讲"不独主于时"的脾。所以秋过了，就是应该是冬，冬与肾相应。肾者，"封藏之本"。肾的最重要功能就是封藏。封藏什么呢？封藏"精"，所以是"精之处也"。"其华在发"，它气机外华在头发。"其充在骨，为阴中之少阴，通于冬气"。这些都很容易理解，需要讲解的是两条：第一个，"精之处也"，这个"精"是什么意思？在中医理论中有很多包含"精"的词汇，象先天之精、后天之精、水谷之精、生殖之精等。但是不管是什么精，它都藏在一个地方，就是肾。精之藏于肾，或者不藏于肾，只有一个区别，那就是它有没有最终藏到肾里去。肾"受五脏六腑之精而藏之"，这里有个潜台词，就是五脏六腑自己也藏精。五脏藏之有余才会到肾，所以肾为诸精之根本。所有的"精"都可以藏在肾并且都应该藏在肾。如果没有藏在肾，那意味着要么是肾不能藏，所以"精"藏不进去；要么就是五脏"精"不足，五脏六腑自己的"精"都不够，它怎么再藏于肾？

"其华在发"这段特别有意思，专门拿出来讲一下。因为最近有部热映的片子《港囧》。在我还没去看的时候，就在我们男科群里面看到很多同道在用《港囧》做文章，基于《港囧》写一些科普文章。关注点主要就是两个，第一个是不育，第二个就是早泄。如果是光是关注不育和早泄，这样的科普文章就太多了。大家关注的是，不育，还有早泄，和秃顶有关系吗？这个就和"其华在发"有关系了。为什么肾"其华在发"，有何具体表现呢？

肾之华在发这一点，在《内经》里有多处原文都有体现。比方说我们非常熟悉的《素问·上古天真论》的这一段："女子七岁，肾气盛，齿更发长。……丈夫八岁，肾气实，发长齿更。"女子七岁，因为肾气盛，所以齿更发长。牙齿生了病，我们首先想到的也是肾，因为"齿为骨之余"嘛。"丈夫八岁，肾气实，发长齿更"。"实"和"盛"其实是类似的，都是充实的意思。肾气充盛了，头发就长得茂密，就会长得黑、粗、好看。那如果肾不好了呢？"足少阴气绝，则骨枯……故齿长而枯，发无润泽"（《难经·二十四难》）。足少阴经就是肾经，足少阴气绝，就会齿枯，头发没有光泽。

对于肾为什么其华在发的解释，大略有两种：一是"发为血之余"，肾藏精，精血同源，所以精足则血足，就能够养发，所以其华在发；第二个，就是发长在头上，是脑气所养，脑为髓之海，肾主脑髓，所以其华在发，其充在骨，这是王冰对于它的注解。大家要注意的是，我们有时候随便拿一本关于《内经》的书看，发现一个注文很有意思，如果往上追溯的话，就会发现其实这个注文是抄王冰的。自从王冰注了《素问》以后，他的注文就广泛地被引用，所以有很多注，我们以为是别家的注，实际上还是引用王冰的注文。

其实"发为血之余"，或者"发生于脑"，没有本质上的区别，都是因为"肾为封藏之本，精之处也"，都是因为肾有"藏精"的功能。不管是"精血同源"还是"生髓通脑"，意思是类似的。

我们再看一下治疗。从发为血之余的角度上讲，如果头发有问题了，我们就认为血分有毛病，或者是血虚，或者是血热，那么我们去治疗它，就会养血或者凉血。那如果认为是生于脑呢？那我们就应该是认为脑、髓有问题，比方说髓海不充，这样的话，我们就更偏重于补益了，会用补肾填精生髓的方法。

（五）肝

冬天过去了，再接下来的就是春天，春气应肝。"肝者，罢极之本，魂之居也"。比较难解释的是"罢极之本"。首先"罢"要读 pí。"罢"的另一个读音是 bà。很明显 bà 极之本，它读不通。那"罢极之本"是什么意思呢？耐受疲劳的根本就叫"罢极之本"。为什么"罢极之本"就是耐受疲劳的根本呢？有这么几种解释。

第一个，这个"罢极之本"里的"罢"可能是传抄错了，本来应该是"能极之本"。"能"通"耐"，"极"就是"疲劳"，"能极之本"就是耐受疲劳的根本。或者就读"耐极之本"。

第二种解释，就是罢同"疲"，"动作劳甚谓之罢"。这是《黄帝内经素问集注》的注文。因为肝主筋，人的运动都要靠筋，所以肝为"罢极之本"。

《黄帝素问直解》认为这个"罢"通"罴"。"罴"是熊的一种，意思是说"肝"如"熊罴之任劳"。熊有什么特点呢？熊的力量特别大，特别能够耐受疲劳，依然是"耐受疲劳之本"的意思。所以不管通过哪种释义去看，最终的含义是一样的，都是耐受疲劳的根本。

至于为什么肝为耐受疲劳的根本，解释就不一样了。有的人认为，肝之所以为耐受疲劳的根本，是因为肝有藏血的功能，人身四肢百骸，要得血才会发挥正常的功能。有的人认为，肝合筋，筋是一切劳作的根本，所以肝为"罢极之本"。

这个对于我们临床应用来说有一定的意义。第一个就是遇到疲劳的疾病怎么治疗,既然肝为罢极之本,如果这个人不能耐受疲劳,那他就有可能是肝出了问题。我们现在看到一个病人,他的主诉是倦怠乏力,首先考虑到的多半是气虚。哪里的气虚呢?一般考虑脾气虚最多。但是你有没有想到,耐受疲劳的根本是肝呢?有没有可能是肝的问题呢?当然是有的!

比方说我们情志郁闷、肝气郁结的时候,会有什么表现啊?就是不想做事、劳累感等,这是不是不能耐受疲劳啊?还有,在我们男科,很多肝经湿热的病人,他自我表现主要是尿频、尿急、尿痛、会阴不适等症状,他有肝经湿热嘛。往往这些病人会认为自己特别虚,因为他感觉没劲,特别疲劳,有的患者不能胜任工作,甚至把工作辞掉专门来看病。那你说他是气虚么?他一点都没有气虚,他就是肝经湿热。为什么肝经湿热会导致这种情况呢?因为肝为罢极之本嘛。

当然我们也可以不从"肝为罢极之本"的角度来解释,而是用脏腑阴阳来解释。因为肝经有湿热,湿热不是正常的火,它是壮火,壮火食气,所以也会有疲劳的感受。古人治疗这种懈怠乏力,除了补气以外,清湿热、消食、祛瘀血等方法都会用到,治法多变。不管是哪种方法,"罢极之本"都是它的理论基础。

"魂之居也"。"魂"其实比"魄"好理解。我们一提"魂不守舍",大家马上就能理解了。这个"魂"是跟"魄"相对应的,所以有人说,魂为阳神,魄为阴神。阴是有形的,阳是无形的,"魂"这个阳神与精神、意识、思维活动的关系比较密切。所以有人把梦游症叫作离魂症。

前面我们讲了《港囧》，今天我们干脆就多讲一些电影、电视。想当年特别流行看 TVB 的剧。TVB 的剧有一个很好的特点，能在古装剧里面很好地揉入现代情节进去，但他们把这些现代桥段替换成古代的说法。比方说，时装剧里，有角色吸毒，那就是吃迷幻药或者大麻之类的；可是一个古装片，想要拍一个吸毒的情节进去，怎么办呢？就让电视里的角色吃五石散，至于五石散和毒品是不是真的能对应起来，那是另外一回事，反正只是戏说。

同样的，如果古装剧里有人梦游呢？ TVB 的编剧们就说这是"离魂症"。所以离魂症这个名字，我在医书里看的还不如电视里多。那么是不是真的有这个离魂症呢？有，但是和梦游有点不一样。在《串雅》里面说，"凡人自觉本形作两人，并行并卧，不辨真假者，此离魂病也"。这还不是梦游，这实际上是一种幻觉，病人觉得他旁边还有一个自己，觉得另外一个人出来了。这样的病，放到现在是属于精神疾病，要去看心理卫生科。在《串雅》这样一本不是很"高大上"的书里，他用什么方子来治呢？用倩女离魂汤。这个名字很好听，为什么会有这个名字呢？就是因为出自《串雅》。

大家都知道《串雅》就走街串巷的郎中所用方子的汇集。这些郎中，他们要用我们现在称作"抓眼球"的方式来吸引人。你看，他要是在门口说，"吾有一方，名曰养神汤"，那太平常了！要是说"吾出一方，名曰倩女离魂汤"，一下子就把眼球抓足了！

那么，我们看看他用的药就更有意思了：辰砂、人参。还记得我们前面的讲的护心神的内容吗？辰砂就是用来护心神的。然后呢？人参、茯苓，再加一个龙齿，全方就这几味药。龙齿，大家都知道是重镇安神的，入心、肝二经。人参，养五脏气血。首先镇，然后养，最后茯苓、辰砂安心神，多管齐下。所以，这个方子是其实心肝二经的方。这个方子拿出来讲，主要就是作为一种思路上的提示。

（六）脾

"脾，仓廪之本，营之居也，其华在唇四白，其充在肌，此至阴之类，通于土气"。"仓"和"廪"都是储存粮食的仓库。如果细分起来"仓"和"廪"装的东西不太一样，一个是装谷的，一个是装米的。不管是装米，还是装谷，反正都是装食物的。脾就是运化水谷的脏，所以它是"仓廪之本"。

"营之居也"，人之营气的来源无非是水谷精气。所以脾是藏营的地方。那脾的外华呢？"在唇四白"。注意这里不是唇，是唇四白，我们口唇是红色的，这个不是脾的外应，是脾之开窍。脾的外应是红色外面的一圈，跟红色比起来白一些，它是应脾的。

"其充在肌，其味甘，其色黄，此至阴之类，通于土气"。这段没什么好说的，就是无非是一个至阴之类，这个我们在五行里面已经讲过了，就不再多说了。

"胃、大肠、小肠、三焦、膀胱"这五个腑，它们叫作器。什么是"器"？"器"就是装东西的物品。比如君子不器，我们真正要当一个君子，就不能把自己当成任何一种容器，包括当作知识的容器，都不对；我们要追求"道""礼""义"，这才是君子不器。

那么"五腑"这个"器"是装什么用的呢？它能装水谷和糟粕，能把水谷化成糟粕。水谷就是五味，这就是"转味而入出"的意思。入为水谷，出为糟粕和气血津液，以及各种各样的精微物质。这一入一出，就是五谷在人体运化的真实写照。大家注意到没有？这里只有五个腑，少了一个腑。少的这个腑就是胆。所以，最后它来了一句总结性的话："凡十一脏，取决于胆也。"关于这句话争议也非常大。

因为大家说，胆连五脏都不是，凭什么去决十一脏呢？胆有何德何能，去做这件事啊？所以争议就非常的多，对这句话的校勘也非常的多。

最激烈的观点是，这句话简直就是错误的，所以干脆删掉拉倒。更多的人，还是认为这句话既然在《内经》里写出来了，就有它的意思。凡十一脏，就应该取决于胆，因为胆确实很重要。哪几个方面能反映他的重要性呢？

首先，胆为决断之官。我们讲"中傍人事以养五脏"。一个人或者系统做任何决定，不管是多聪明的决定也好，如果不能决断，就不能实现。所以决断是最重要的，胆是中正之官，决断出焉，当然重要。

第二个呢？胆是奇恒之腑，又是六腑之一，这是它特别的地方。而且足少阳胆经，它是从头走到脚，一身全都走遍了，能调枢机，决一身之阴阳。我们治疗很多疾病，只要调一下胆经,它就好起来了。所以才有这么多"小柴胡先生",一个小柴胡汤,好像可以包治百病,所以胆很重要。

第三个,也是我个人觉得最符合《内经》原意的。胆秉承春生之气,它是一阳初生之气,是阳气初生的起点,万物皆源于此,所以它最重要!为什么我觉得这个说法最符合经意呢?因为《内经》这一本书从头到尾,它就是讲气、讲阴阳,气是它的核心,所以从这个角度上讲,胆非常重要,"凡十一脏取决于胆"。

好,这个"十一脏取决于胆",有一个问题经常被我们忽略,就是十一脏是那些脏?五脏肯定是有的,然后是六腑么?五脏六腑那就包括胆自己了。还有一种说法,就是六脏五腑。为什么?我们十二经嘛,十二经十二官。十二经去掉胆,正好剩下十一脏。

那么,这十一脏到底包括胆,还是不包括胆呢?各式各样的观点都有。但是让胆自己来"取决"自己,总归是一个逻辑上很尴尬的问题。所以,我个人觉得,还应该是不包括胆,那就是六脏五腑,而不是五脏六腑。

第四个观点,就是"凡土脏取决于胆"。大家把"凡十一脏取决于胆"这句话竖着来看。把"十"和"一"拉近一点,不就是"土"字么?我们过去就是竖着写字的,所以可能人家本来就是"凡土脏取决于胆也"。

而且"凡十一脏取决于胆也"是从"脾、胃、大肠、小肠、三焦、膀胱"这句话后面接着的。从脾到胃、大肠、小肠、三焦、膀胱,都是"转味而入出者也",五味由土而出,所以他们全部可以认为是土脏。那么就是说脾、胃、大肠、小肠、三焦、膀胱这些运化水谷糟粕的脏腑，都由胆去决断。这观点是不是更容易被我们接受啊？因为按照我们现代医学的认识，胆有助消化的作用。所以这个观点是近些年才出现的，我能查到最早的一篇论文讲到这个观点是 1986 年的。

最后总结一下，五脏的生理功能就是生之本、气之本、封藏之本、罢极之本、仓廪之本。这个跟我们现在所学的五脏的主体功能是不一样的。如果按照整个《内经》的思维来指导处方用药，脏腑的主要功能应该是依据这个功能，才能指导我们的临床实践。如果是依据现在学院派通行的那个中基系统呢，有些地方就很难跟我们传统的这种治则治法挂上钩。这是我们看金元四大家，包括看温病学派的医案不容易看懂的原因之一，因为他们遵循的是《内经》的这个系统。

五脏与形体组织和时令气候的关系，大家也都非常熟悉。我们要强调的就是，可以通过这个，看到《内经》时时、刻刻、处处，都在强调"天人合一"，而"天人合一"的基础是"气"，气的升降出入而生阴阳、五行。

五腑的总体功能，就是化糟粕、转味、入出。知道这一点，再结合后面会讲的六腑的特点是"泻而不能藏"，我们就很容易理解治疗腑病应该以通为顺。

最后讲了胆在脏腑中的特殊作用，其实讲到这里，我再留一句话。你们自己回去再想一下：还有一句原文是"七节之旁，中有小心"，这句话和"凡十一脏取决于胆"有什么关系？胆还有一个功能，那就是"寄相火"。这两句原文，再和相火对比看一下，大家想想还有什么联系。

二、脏腑十二官

黄帝问曰：愿闻十二脏之相使，贵贱何如？岐伯对曰：悉乎哉问也！请遂言之。心者，君主之官也，神明出焉。肺者，相傅之官，治节出焉。肝者，将军之官，谋虑出焉。胆者，中正之官，决断出焉。膻中者，臣使之官，喜乐出焉。脾胃者，仓廪之官，五味出焉。大肠者，传道之官，变化出焉。小肠者，受盛之官，化物出焉。肾者，作强之官，伎巧出焉。三焦者，决渎之官，水道出焉。膀胱者，州都之官，津液藏焉，气化则能出矣。凡此十二官者，不得相失也。

故主明则下安，以此养生则寿，殁世不殆，以为天下则大昌；主不明则十二官危，使道闭塞而不通，形乃大伤，以此养生则殃，以为天下者，其宗大危，戒之戒之！（《素问·灵兰秘典论》）

这部分讲五脏十二官。如果把前面讲的《素问·六节藏象论》和今天要讲的《素问·灵兰秘典论》这两段原文搞清楚了，那么中医脏腑理论的主体就基本上没问题了。再结合我们前面讲的五行及其配属理论，脏腑理论的大多数就都涵盖其中了。所以这两段原文是非常重要的。

这段原文的核心就是十二官，但是大家可以数一下，其实是少一官的，只有十一官。我们先来看，每一官的具体原文。

（一）君主之官

第一官是心："心者，君主之官也，神明出焉。"心非常重要，就好比是一个国家的君主，它的功能就在于能出神明。一般来说，君主就是君主，不是官。那为什么称心为君主的同时，还说它是个"官"呢？这是因为，虽然心为一身之君主，但是它还是管事的，所以仍然以官来命名。它虽然管事，但是又不亲自去管；虽然是君主之官，但是它清静无为。往大了说，人身上的任何一个生理活动或人身上的任何一种变化无一不是心所主，所以叫它官；可是往小了说，它又不具体管什么事儿，所以又是君主。这就是它的含义，其实非常通俗。

王冰注："任治于物，故为君主之官。""任治于物"就是"所以任物者谓之心"的意思。《灵枢·本神》有一段话："所以任物者谓之心，心有所忆谓之意，意之所存谓之志，因志而存变谓之思，因思而远慕谓之虑，因虑而处物谓之智。"这是对人的精神意志、思维活动的一个总括。人之所以区别于世间万物，就在于我们有智慧。这段原文非常重要，但凡涉及精神意志、思维活动的时候都会提及。

既然我们所有的"神明"都起于"所以任物者谓之心"，就从侧面证明了神明出于心。这个"神明"主要指的是情志思维活动。既然说心主一身生命活动，那我们身上任何地方得了病，是不是都可以归结于心？是不是我们得什么病，都要从心去论治？这很明显是不可能的。因为虽然脏腑气血都归心管，但又不都归心具体管。心是不能具体管事的，包括心不受邪。你看，心甚至连邪气都不能受。所以如果心之君火衰，那么相火也会随之受损，这体现了心管事的一面；但是反之，如果相火衰了，要心火亲自出动也是不行的，因为君火是不可以动的，这又体现了心不管事的一面。

关于心火，比较好的一个例子是《辨证录》里面讲阳痿的这段话。

人有交感之时，忽然阴痿不举，百计引之，终不能鼓勇而战，人以为命门火衰，谁知是心气之不足乎。凡入房久战不衰，乃相火充其力也。阴痿不举，自是命门火衰，何谓是心气不足？不知君火一动，相火翕然随之，君火旺而相火又复不衰，故能久战不泄。否则君火先衰，不能自主，相火即惢愿于其旁，而心中无刚强之意，包络亦何能自振乎。

故治阴痿之病，必须上补心而下补肾，心肾两旺，后补命门之相火，始能起痿。方用起阴汤：

人参五钱，白术一两，巴戟天一两，黄芪五钱，北五味子一钱，熟地一两，肉桂一钱，远志一钱，柏子仁一钱，山茱萸三钱，水煎服。连服四剂而阳举矣，再服四剂而阳旺矣，再服四剂，必能久战不败，苟能长服至三月，如另换一人，不啻重坚一番骨，再造一人身也。

人在交感之时，突然阴痿不举，我们现在叫阳痿，就是勃起功能障碍，这种情况我们通常认为是命门火衰。但是《辨证录》认为也可能是心气不足。因为只有心火动了，心火下了命令，相火才能跟着动。如果心火衰竭不能动，那么相火就算能动，也不能完成这项功能。治疗就要补心火，它用的是起阴汤。我们看这个方子，都是归心、肝两经的药物，而且以温药为主，这样就可以起到一个温养心火的作用。但是后面提到的效果方面说得神乎其神，大家不必纠结。因为这本书的特点就是这样的，方子下面都是几日愈什么的，临床如果真有这种神效就不得了了，大家也不必较真。临床用上去，效果确实是有的。

（二）相傅之官

第二官："肺者，相傅之官，治节出焉。"这个就比"心者，君主之官，神明出焉"难理解了。可以说是"五脏十二官"里面最难理解的内容之一。我们在学这句话的时候，通常的理解就是：肺非常重要，起到宰相一样的作用，负责治理调节。这里我们又要存疑了，如果要讲到治理调节的话，心为五脏六腑之大主，心应该更有治理调节的功能，为什么不说"心者，治节出焉"呢？我们前面还学了"凡十一脏者，取决于胆也"，为什么不说"胆主治理调节"呢？脾胃为后天之本，它也很重要，也在治理调节啊？这个治理调节毫无特异性！这就让我们存疑：它到底是什么意思呢？

王冰是这么说的："位高非君，故官为相傅。"意思是说，肺的位置比较高，就在心的边上，拱卫君主，那么只能是相傅了。总之，是强调肺的重要性。关键点在后面，"主行荣卫，故治节由之"。这句话所讲的"治节"，治的是"荣卫"，具体原因等会儿再说。

在《素问识》里引用《五行大义》——《五行大义》是梁

朝的时候萧衍写的，是对五行理论的一个总结——"肺为相傅之官，治节出者"，重点在于"皆有礼节"。所以，这个"治节"是"治礼节"。联想到我们国家传统文化，尤其是儒家文化对于礼节的重视程度，这个说法是合理的。

刘力红先生也在思考这个问题，他在《思考中医》里面指出，这个"肺主治节"指的是治"节气"或者是"关节"，这是他主张的理论。合不合适呢？我们接着往下看。

首先，前面讲到"主行荣卫，故治节由之"。荣卫就是营卫，它有环周不休、应节而动的特点。在《灵枢·营卫生会》里面有一段原文，重点讲的是营和卫的运行具有自身的节律。简言之就是营一天行于脉内五十周，卫昼行于阳、夜行于阴，各行二十五周，都是有规律的。在《灵枢·五十营》里面就更具体地指出来，营卫运行不但有规律，它的运行还有速度，这个速度就是以呼吸作为计时工具，"人一呼脉再动，气行三寸，呼吸屏息，气行六寸"，所以最终算出来一天下来一共要跑八百一十丈。整个来说，反映了一种思想，就是营和卫的运行节律不一样，但是它们都是有某一个特定的节律的。如果营卫运行的这个节律异常了，就会生病。这个节律由谁主呢？就由肺所主。有人根据这两段话，认为应该是肺主节律。肺主节律，既然包括荣卫，是不是也有可能包括人身其他的节律？

你看，肺主气，这里以呼吸定息来定营卫之节律，是不是说，至少肺是主呼吸的节律的？那肺有没有可能主心跳脉搏的节律呢？我们候的脉就在手太阴肺经上，那也可以说它主脉搏的节律。人还有诸多节律，这些节律跟肺到底是什么关系呢？

这种节律异常的疾病是不是可以考虑从肺去论治呢？这就提供了一些思路。近代也有些研究者从这些方面探讨新的治法的可行性。

第二个，肺主节气。在《素问·六节藏象论》里面有这么一段话："帝曰……愿闻何为气？"岐伯的回答是："五日谓之候，三候谓之气，六气谓之时，四时谓之岁，而各从其主治焉。"这段话看上去，首先有数字，这也是天地之间的一个节律。这个节律的外在表现是什么呢？"五日谓之候，三候谓之气"就是十五天为一气。"六气谓之时"，三个月就是一时。"四时"春夏秋冬，合在一起就是一年，这和我们前面天人相应里面讲到的原文非常类似。所以王冰在注这段话的时候，他就更详细地写出来了，每五日的候是什么。他讲"立春之节，初五日，东风解冻"，然后"次五日，蛰虫始振，后五日，鱼上冰"……这个节气讲完了，然后接着到雨水这个节气，如此等等。在王冰这个注里面，一年二十四个节气，他是一个一个节气这么写下来的，我们在此不再赘述。那么，这个节气引起的人身之变化是由谁所主的呢？人是如何与天地节气相对应呢？由肺所主。所以也可以认为是肺主节气。

既然肺是跟天地之间的气候，或者是物候的变化相对应的一脏，如果气候或物候发生改变引起人的疾病了，就首先伤肺。我们感冒了，最先出现的往往就是肺系的症状。肺系、卫表、太阳经这三方面的症状，这都是表证。"肺为娇脏，不耐寒暑"，不是它真的很娇，而是寒热首先伤肺。到了叶天士《外感温热论篇》讲"温邪上受，首先犯肺"，因为"温邪"也是一种天地之气的剧烈变化。从此来看，肺应节气是很有道理的。

可是，既然天气变化引起的疾病应该由肺所主。一年之中节令变化之际，天气的变化最为剧烈，很多疾病都会在节令变化的时候加重或者发生，我们把这种疾病叫作"交节病"。那是不是交节病都应该从肺论治呢？

交节病，主要是两个人讲得比较多。一个是王清任，一个是叶天士。王清任在《医林改错》里"通窍活血汤"条下这么说："无论何病，交节病作，乃是瘀血。"就是，无论是什么病，这个病当交节之时发作，就是交节病，它都是由瘀血所致。"何以知其是瘀血？每见因血结吐血者，交节亦发，故知之。"他认为应该用通窍活血汤，而且效果很好，"服三付不发"。三帖药就可以好。王清任的活血汤系列如果用对了，效果都不错，可以说是效如桴鼓。至于这个交节病，我个人没有实践经验，没法判断。

但是，有人有不同的意见。叶天士《临证指南医案》说"交节病变，总是虚证"。他认为是虚，正气不足了，抵御外界气候变化的能力自然就会下降。那是什么地方虚呢？从他用的方子上看，还是以肝肾亏虚为主。叶天士没有解释原因，这也是他一贯的风格。

现代有很多老中医也认为交节病主要是虚。但是这个虚不是肝肾虚，而是脾胃虚。这也是有临床基础的。大家想想，交节病一个最重要的表现就是脾胃的证候表现：天气一变，不想吃饭，或者是腹胀加重，又或是腹泻了……这些表现，都是脾胃中焦的表现。但是不管怎么样，瘀血也好，虚证也好，是肝肾虚也好，脾胃虚也好，都没有提到肺。就是说，肺主节气，有它的合理性，但是也有它存疑的地方。

在《思考中医》里面说，肺主治节，还主"治关节"。人有二十四个大关节，就分别与二十四节气相对应，这个说法可能还是穿凿了点。但是，肺主治节在临床上可以反映为肺能主一些四肢病，这个确实是有理论依据的。我们在《素问·痿论》里面讲痿证，整篇重点就是肺热，那为什么不是肝脾呢？肝主筋，脾主肉，痿证是筋肉不用啊，为什么反而是肺呢？在《素问灵枢类纂约注》里面就说"人身之运动，皆由于肺"。这个好理解，人身之运动皆由乎气，而肺主气。所以如果"肺热叶焦，则气无所主，而失其治节，故痿躄而手足不随也"。这虽然只是一家之言，但也可以给我们提供一个思路。

那么，这个肺主治节到底是什么意思呢？肯定不是治理调节，比较合理的应该还是肺主节律，通节气这样一个解释。

（三）将军之官

第三官是肝。我们一说起肝，就想到这句话："肝者，将军之官，谋虑出焉。"可肝为什么是将军之官呢？一直没有很好的解释。大多数人都是跟着王冰说"勇而能断，故曰将军"。我们知道很多肝脏病变都表现出来很刚强、硬朗的这样一个特点。那么以"变"来衡其"常"，也可以这么解释。

直到后来，还是近些年出土的文物里面，有一篇先秦东汉早期的帛书，叫《明堂五脏论》，认为"肝者，干也"。就是肝具有干预其他脏腑功能的特点，所以肝就像个警察一样，什么事都管。在正常情况下，它就是将军，既能卫外，也能护内；那么在异常情况下，肝为五脏之贼，它可以导致所有五脏的疾病。从这个角度上讲，肝为将军之官。

"肝为卫外"，这个观点现在我们不太谈了。其实在《内经》里已经有提到了，在《灵枢·师传》里面说"肝者，主为将，使之候外"。将军首要的任务当然不是调节民族内部矛盾，而是抵御外敌，所以"使之候外"。从这个角度上讲，我们也就能够理解为什么人在情志抑郁的时候，就特别容易得病。因为肝气郁结，就不能行将军之力。一个国家的将军的功能失常了，那么边疆就容易受到侵犯。

"谋虑出焉"是什么意思呢？为什么肝主谋虑呢？从"肝者，将军之官"的角度上讲，没有哪个优秀的将军是有勇无谋的，将军必须要谋定而后动，所以"将军之官，谋虑出焉"。但这个只是从人事上去比类和解释，具体到肝自身的特点，它为什么要出谋虑呢？我觉得王冰的注释是比较好的。

他说："潜发未萌，故谋虑出焉。"什么叫"潜发未萌"？肝如果从阴阳属性上讲，它属于厥阴。厥阴是弱阴，是一阴初生。阴一直被阳压制着，刚刚准备要生长，所以它是"潜发未萌"的这样一个状态。这个状态，是说它有被压制的情况。被压制还能够生存，"故其性坚忍而有守，厥阴中见少阳……"王冰这么来解释。这又涉及很多人事上的东西。但是作为厥阴这样一个潜发未萌的状态，这个时候肯定是"想得多，做得少"，"潜龙勿用"嘛。不用，所以就要有所谋划，这样才能以后"利见大人"。所以阳气发动的初期，谋虑由思而出，这样来理解

"出谋虑"，是比较好的一个解释。

但是更符合临床实用的解释是："肝藏血，故善谋虑。"（《素问灵枢类纂约注》）那为什么前面我们还要把阴、阳说这么多呢？这是因为"出谋虑"，除了肝血的功能以外，肝气、肝阳同样具有重要的作用。肝"主谋虑"不仅仅是由"肝藏血"来决定的，是由肝的整体功能来实现的。

那什么叫作"谋虑"呢？谋，是有所策划；"因思而远慕谓之虑"，有远见，对未来情况的分析推测，这就叫作虑。"谋虑"，用我们日常的话来说，就是动脑筋，就是思考。谋虑如果出了问题，就会出现两种情况。第一种情况是，谋而不决。谋得很好，但是不能决断。这种情况下，会出现怎样一种神志改变呢？老是前思后想，不能做决定，临床上很多病人诊断为肝郁，就具有这样的特点。或者是第二种情况：决而不谋，就是想都不想就做决定了，往往是出现于"一怒之下"。所以如果是肝出了问题，引起的神志改变从"谋虑出焉"的角度上分析，要么是郁，要么是怒，也可以郁怒交替。这种谋虑操持，就容易伤肝。这就是我们治疗郁结的病人，往往从肝入手的基础。

《临证指南医案》里面有个这么一个医案。

张（五九） 痛自肾囊，渐踞少腹之左。夫厥阴之脉，绕乎阴器。操持谋虑，都主伤肝。一气结聚，变幻形象而痛，病名曰疝。疝分有七，暴疝多寒，久疝多热。泄气痛缓，宣通可以却病。只因下焦乃深远之乡，气热湿郁，概可知矣。川连、小茴、黑山栀、橘核、川楝子、青木香、郁李仁、冬葵子。

这个病，放在我们现在，就是疝痛——"痛自肾囊，渐踞少腹之左"。叶天士分析病机乃是"操持谋虑，都主伤肝"。既然操持谋虑，那是劳伤。伤到了肝，怎么治呢？就完全用肝经的药来治，以疏肝、清肝、行肝为主。

同样，在《素问·痿论》里也讲："思想无穷，所愿不得，意淫于外，入房太甚，宗筋弛纵，发为筋痿，及为白淫。"这是个典型的肝经病，而这个肝经病的起因是"思想无穷"，那不就是谋而不决吗？所以谋而不决是产生肝病的一个重要基础，有的时候甚至会导致严重的后果。

我们再看这个案，也是叶天士的。

朱（五十二岁） 此操持太过，肝血胆汁内耗，致阳气上冒入巅，外泄汗淋，阳不入阴，阳跷穴空不寐，茎痿不举，非寒。皆肝液无有，有暴仆暴厥之危。小麦、萸肉、南枣、白芍、炙草、白石英。（《叶天士晚年方案真本》）

"操持太过，肝血胆汁内耗，阳气上冒入巅，外泄汗淋，阳不入阴，阳跷穴空不寐"，导致"茎痿不举"，叶天士分析此症"非寒，皆肝液无有，有暴仆暴厥之危"。用了非常平常的一个方子，就是甘麦大枣汤加萸肉、白芍、白石英。按照叶天士医案的一贯特点，这个案也没说治疗效果。但是非常幸运的是，这个案当时还有一个名医亲眼所见并记在《古今医案按》里面了。

嘉善朱怀音兄患癫狂，用消痰清火药而愈。越三年复发，消痰清火不应，用天王补心丹而愈。越二年又发，进以前二法，皆不应，用归脾汤而愈。越一年又发，发时口中哼哼叫号，手足牵掣搐掉，如线提傀儡，卧则跳起如鱼跃，或角弓反张，其喊声闻于屋外，而心却明白，但以颤掉之故，口欲语时，已将唇舌嚼坏。如此光景，半刻即止，止则神识昏懵，语言谬妄。又半刻而发如前矣。一吴姓名医，用人参、鹿茸、肉桂、熟地、龙齿、青铅、远、茯等药，服之甚相安。然匝月不见效，乃就正于叶天翁。叶笑曰：渠用贵重之药，必自信为名医，但多费病家之财，与病毫无干涉，即庸医也。吾以轻淡药，二十剂当减半，四十剂当全瘳耳。因叩其掣掉作则心明，掣掉止则神昏之故，曰：操持太过，谋虑不决，肝阴胆汁两耗，阳跷阴跷脉空风动，非虚寒也。用白芍、萸肉各一钱五分、白石英、淮小麦、南枣肉各三钱，炙草五分。病人见其方，殊不信。旁人亦以药太轻淡，并两帖为一帖，服十帖病减半，二十帖病全瘳矣。（《古今医案按》）

这个病人当时病情是非常危重的。发病时间非常长，后来甚至出现手足抽搐，过一会儿又出现角弓反张这样严重的情况。当他抽动的时候心里是清楚的，当他昏倒的时候就什么都不知道，还伴有抽搐。因为反复出现神昏的症状，这个病的形势还是比较危急的。当地医生看了以后有效，药吃下去会舒服一点，但是始终不见好。最后请叶天士来看，就开了这么一个平常的方子。周围的人说方子这么轻淡，怎么能把病治好呢？叶天士说没问题，吃二十付就会减轻，四十付就会痊愈。最后的疗效确实不错："服十帖，病减半，二十帖病全瘳矣。"比叶天士预料的还要快一些。

为什么能取得这么好的效果？我们回过头再看，他用的全部都是肝经的药，非常轻淡的养肝药。因为是操持太过，内伤肝之阴血，所以只要养肝就可以了。最后总结，操持谋虑，都会伤肝，因为"肝者，将军之官，谋虑出焉"。百病生于过用，虽然肝主谋虑，但是谋虑太过就会伤肝。反过来，如果伤肝以后，也会出现谋虑太过，或谋虑不及。

（四）中正之官

"胆者，中正之官，决断出焉"。这个决断，和我们前面讲的谋虑恰好就是一对。将军要"谋而能决"，打仗才能赢。可是，胆为什么是"中正之官"呢？历代都有不同的解释，基本上来说分为两个方面：第一个，是讲胆具有刚正果决的特点，所以它有原则，它中正；第二个，是讲胆不偏不倚，不刚不柔，无偏无党，所以能成为中正之官。这些指的都是胆气的特点，就是既不太寒，也不太热，既不像肝那么刚，也不像脾那么柔，所以称之为"中正之官"。

这样的一个"中正之官"如果失常了，不能出决断了，会有什么后果呢？

首先，在情志上，或者是"谋而不决"，这种情况我们前面讲过，就是郁；或者是"决而不谋"，就出现怒。既然它是"中正之官"，有"主决断"的作用，反映到日常生活中，就有胆子大、胆子小的问题，也就是"勇怯"的问题。如果胆气不足，就会怯弱，就会出现惊悸的表现；反过来，如果因为情志太过，最后导致惊悸的话，除了伤心、伤肾以外，就还会伤胆。所以恐也是伤胆的重要因素。在《灵枢·经脉》就讲"胆主股病"。为什么说"胆主股病"？我们看一个简单的现象，人被吓到以后，是不是"两股战战"？吓到两条腿都打战了，所以胆主股病。

其次，胆的决断不仅仅是情志的决断，也包括气血运行的决断，就是气血当行则行。如果胆不能决断了，那就可能当行而不行，就会出现瘀阻。所以"勇者气行则已，怯者则著而为病也。"

再次，胆为少阳，是一阳初生的"少火"。一阳初生的少火有两个特点：第一个，它是火，是温的；第二个，它是一个比较弱的火，所以宜温，而不应该太燥、太热。我们还是看一下叶天士的医案。

徐（三十） 脉小数涩，上热火升，喜食辛酸爽口。上年因精滑阳痿，用二至百补通填未效。此乃焦劳思虑郁伤，当从少阳以条畅气血。（郁）

柴胡、薄荷、丹皮、郁金、山栀、神曲、广皮、茯苓、生姜。（《临证指南医案》）

这个病人辨证是"焦劳思虑郁伤"。肝与胆相表里，虽伤肝血，但也失胆火中正，所以"当从少阳以条畅气血"。我们看看叶天士用的方子。这个方子应该非常熟吧？就是丹栀逍遥散的变方，把几个补益的药去掉了，然后再加了一些郁金、陈皮这样的药。这个方子用上去效果也是非常好的。这是个治少阳胆火一阳初升的方子，使少阳凉下来，从热到温，跟温胆汤有异曲同工之妙。这个方子我在临床上用得还蛮多的，效果也蛮好。

（五）臣使之官

"膻中者，臣使之官，喜乐出焉"。什么是膻中？膻中，首先是个穴位；其次，膻中是气海；第三个，就是在这里的含义，指的是心包。因为它为君主之臣使，所以喜乐就由之而出。看到这里，我们想想这个"喜乐"到底是心包所出的呢？还是膻中所出的？还是心所出的？

前面讲过，心是君主之官，其性清灵，无为而无不为。那么心自己就不会把喜乐表现出来，要由心包来"代心传令"。为什么是"喜乐"呢？我们前面在讲五行的时候已经讲过了，在《类经》里面又给它多一次解释："多阳者多喜，多阴者多怒。膻中为二阳脏所居，故喜乐出焉。"这句话是有潜台词的：膻中为二阳脏所居，说明张介宾认为膻中不是气海、心包或穴位，而是胸膺。二阳脏就是心和肺。

（六）仓廪之官、传道之官、受盛之官

"脾胃者，仓廪之官，五味出焉"。这个实际上是五脏十二官里面比较有争议的一官。别人都是一脏一官，就它是两脏一官。这就直接导致了所谓"五脏十二官"，最后一数，就十一官，少了一官。所以在《素问·刺法论》里面就把脾胃分开了，

认为脾是谏议之官，胃是仓廪之官。我觉得这种分开意义不大，因为在临床上，"五味出焉"靠的还是脾胃共同的功能。

"大肠者，传道之官，变化出焉"。这个"道"，通"导"。大肠最重要的功能是传导糟粕，因为由大肠则水谷变而为糟粕。准确地说，从小肠传到大肠的时候已经泌别清浊了，浊的这部分才会传到大肠，所以大肠主要的作用是传糟粕。《难经正义》里面讲："言小肠中物，至此精汁已尽，变化为糟粕而出，故云行道之腑也。"从这句话我们就能够充分体会到，要治大肠，最重要的是要体现它的传导作用，也就是要以通为用。

"小肠者，受盛之官，化物出焉"。"受"和"盛"都是容纳的意思。它受盛什么东西呢？就是胃中传来的水谷。胃主受纳，胃将水谷传到小肠以后，小肠同样有一个受和盛的作用，但又不仅仅只是受盛，还有一个非常重要的功能：化物。什么是化物？就是把水谷在这个环节变成了两部分：一是清者，能为我们所用的；二是浊者，要继续向下传导的。所以"水液由此而渗于前，糟粕由此而归于后，脾气化而上升，小肠化而下降，故曰化物出焉"（《类经》）。这段话其实就是对小肠主"泌别清浊"功能的论述。这里容易联想到一个非常著名的方子"脾约麻仁丸"，脾约就是脾不能约束水液，使其循肠道而出，水液都跑到前面去了，因此小便多而大便干，脾约是分清别浊的功能失常了。但是分清别浊是由小肠所主的，如果小肠出了问题就也会出现类似脾约的表现。所以我们看到这样的病人，除了想到脾约还要想到小肠。导赤散证也跟这个类似，区别就在于导赤散证除了小便多以外，还有排尿涩痛的症状，另外还有心火上炎的表现。我们据此推测,这样的一个"口糜淋痛两经之火"的表现,大便应该也是干的,因为水液由前而出了。小肠病了,大便也有可能是稀的,如果小肠泌别清浊的功能异常不是偏渗于前,而是偏于往后走,就是泄泻了。这种泄泻的特点就是尿少而痛,大便暴注下泻,伴肛门灼热感。

(七)作强之官

下面就是理解难度排名第二的"肾者,作强之官,伎巧出焉"。《黄帝素问直解》里说:"肾藏精,男女媾精,鼓气鼓力,故肾者,犹之作强之官,造化生人,伎巧由之出焉。"很明显这个"作强",指的是男女性行为的意思,只不过我们因为种种原因不会直接去说。可是这样理解"作强",只能解释男性,不能解释女性。所以王冰注释时就分开说,男的作强,女的出伎巧。这个解释也不是很合适,应该还有其他更合适的解释。在《黄帝内经素问集注》又提出:"肾藏志,志立则强于作用。"就是说思维意识敏捷就能做很多事情,"作强"指的是做事情。"伎巧施于外",这个伎,就是技巧、才能。简单地说,《黄帝内经素问集注》的观点就是肾主做事,做很精细的事,包括脑力劳动和体力劳动。

也有人把"作强之官"解释成因为肾主骨,骨坚强,所以肾为作强之官。做任何事情,尤其是体力劳动没有骨的支撑完成不了,这也是解释之一。《内经知要》说:"肾处北方而主骨,宜为作强之官。水能化生万物,故曰伎巧出焉。"这也是从另外一个角度讲肾能主体力劳动和脑力劳动。我觉得这个解释比较符合我们的临床实际。

　　最近有一个观点，认为这个作强之官的"强"，是强弓的意思，那么"作强之官"可以解释为"制作强弓的官员"，简单地说就是手工业者。那么伎巧出焉呢？他们就认为做弓箭是一项非常具有技巧的事情，所以还是强调"作强"是做弓箭的含义，引申出来，指的是做事情的一些具体工艺。这个解释有考古等的一些基础材料的支撑，但是感觉在临床上不是特别实用，我们知道有这个说法就可以了。

（八）决渎之官、州都之官

　　"三焦者，决渎之官，水道出焉"。这个简单，"决"就是挖的意思，"渎"就是水道，所以"决渎"就是挖沟渠，挖了沟渠就可以流水。三焦就是水液运行的通道。我们前面讲，人体精、气、血、津、液运行的通道是经脉。除了经脉以外，还有一个通道，就是三焦。三焦除了运水以外，还能运行元气。所以对"三焦者，决渎之官，水道出焉"的解释，主要集中在它是如何运行水液的。有时候，把三焦分开说，就是《内经》说的"上焦如雾，中焦如沤，下焦如渎"这样的说法。

　　这样一个通行水道的腑，出了问题就出现各种水液运行的障碍，所以"三焦病者，腹气满，小腹尤坚，不得小便，窘急，溢则水留即为胀……"（《类经》），都是水液代谢的问题。

　　最后一官："膀胱者，州都之官，津液藏焉，气化则能出矣。"这句话非常简单，"州"和"都"都是水中间的陆地，所谓的"聚水之处"。既然是州都之官，它就能藏水，水就是津液，所以津液藏于其中。有争议的地方在"气化则能出矣"。什么叫气化？出于何处？那就众说纷纭了。

首先，"都"，它是通"渚"，就是水会之处。所以《黄帝内经素问集注》里说："膀胱为水腑，乃水液都会之处，故为州都之官。"这点没有什么异议，大家都比较认可。对于津液的解释就是水液，一切水液都属于膀胱可藏的津液，这样子来讲我们的尿液也属于水液。所以"水由下焦渗入膀胱，满则泄出，故膀胱如州都之聚会而藏津液，名州都之官。"（《灵素节注类编》）

膀胱藏的这个津液，肯定不只是尿液，因为它还能出，气化而出。这个气化通常指的是水气互化，我们前面在讲阴阳的时候有讲过"九窍为水注之气"，里面就讲过气可以化水，水也可以化气，水和气在体内是可以并且经常相互转化的。这里的水气互化，和雨出地气、云出天气的道理是一样的。问题在于气化怎么实现的，以及气化的动力是什么。可以是脾、是肺、是肾、是三焦。

认为气化由肺的，《血证论》里面的话非常经典："小便虽出于膀胱，而实则肺为水之上源。上源清，则下源自清。"他后面还讲到，膀胱的作用不是出小便，而是出汗。

也有医家认为气化由脾，这就容易解释了，因为脾本身就主运化。脾病就可能出现津液不藏，气化不能出，就可能出现我们中医内科学中学过的"气淋虚证"，要用补中益气汤来治疗。《罗氏会约医镜》里面特别提出来，如果是产后气虚，不能运化导致的小便不通——这个在临床上非常常见——不能用渗利药，应该用补气的方法来治，如人参、黄芪、桂心、麦冬、小茴香、升麻、茯苓等，有升有降，补气为主，能有力量推动，使气机能够运行起来。

气化由肾，就更容易理解了。肾阳本来就是一身气化动力之本。《笔花医镜》讲"然肾气足则化，肾气不足则不化"，《景岳全书》也是说"夫所谓气化者，即肾中之气也，即阴中之火也"。

气化由肾，在临床上对我们很有指导意义。比如说，《神农本草经疏》里讲到淫羊藿"膀胱者，州都之官，津液藏焉，气化则能出矣。辛以润其燥，甘温益阳气以助其化，故利小便也"。这是从阳的角度上讲，阳能够助其气化很好理解，阳气本身就有蒸腾的作用。那肾阴如果受损，会不会影响气化呢？理论上来讲也是会的。怎么影响呢？在《本草纲目》里面转述了张元素的医案，他认为因为膀胱位置特别低，所以"法当用气味俱厚、阴中之阴药治之"。这样的药主要就是黄柏、知母。并举了个例子："长安王善夫病小便不通，渐成中满，腹坚如石，脚腿裂破出水，双睛凸出，饮食不下，痛苦不可名状。治满、利小便、渗泄之药服遍矣。……遂处以北方寒水所化大苦寒之药，黄柏、知母各一两，酒洗焙碾，入桂一钱为引，熟水丸如芡子大。每服二百丸，沸汤下。"这个方子就是著名的"滋肾通关散"，用了之后小便就出来了，这个就是从阴来治的。所以气化由乎肾，不仅是靠肾阳，也有肾阴的作用，不能只偏重一方。

我们一般只要讲气化，想到的就是肾阳，往往就变成以阳为主。但是天地万物，无不是由阴阳交感气化而生。我们是不是用桂附就可以治百病？很明显这是错误的。错误在于，气化的过程中除了要靠阳以外，阴也是非常重要的。

有人认为气化由三焦。我们是看不到有水在三焦里面流的，所以水在三焦中运行，一定不是水的状态。但，是不是膀胱这个气化而出的动力，都是三焦提供的呢？这就不一定，各家有各家的说法。至少肾阳、命火也是膀胱气化的动力，而且膀胱自身也是有气化之力的。

至于"出"，一般都认为"出于下为溺"，这是最常见的说法。也有人认为，"出于外为汗"才是它的气化作用，比方说《血证论》里面就讲："谓膀胱之气，载津液上行外达，出而为汗，则有云行雨施之象。"这个解释也合理，因为气化可不仅仅是与尿液有关。所以我们读书和临床，思路要开阔。

这段原文在五脏十二官都讲完了以后，最后做了个总结："故主明则下安，以此养生则寿，殁世不殆。"这句话没什么好争议的，有疑问的地方就是"主不明则十二官危"。明明只有十一个官，为什么说十二官危？就是前面"仓廪之官"把脾胃二官合为一官，所以在遗篇《刺法论》里面说"脾为谏议之官，知周出焉"。这个补充有没有实际上的含义呢？其实意义不大，所以这句话我们在临床上也很少去用它。

三、脏腑的功能

黄帝问曰：余闻方士，或以脑髓为脏，或以肠胃为脏，或以为腑，敢问更相反，皆自谓是，不知其道，愿闻其说。岐伯对曰：脑、髓、骨、脉、胆、女子胞，此六者，地气之所生也。皆藏于阴而象于地，故藏而不泻，名曰奇恒之腑。夫胃、大肠、小肠、三焦、膀胱，此五者，天气之所生也。其气象天，故泻而不藏。此受五脏浊气，名曰传化之腑，此不能久留，输泻者也。魄门亦为五脏使，水谷不得久藏。所谓五脏者，藏精气而不泻也，故满而不能实；六腑者，传化物而不藏，故实而不能满也。所以然者，水谷入口，则胃实而肠虚，食下，则肠实而胃虚。故曰实而不满，满而不实也。(《素问·五脏别论》)

这一段，可以说每一句都是名言。首先是黄帝提问："余闻方士，或以脑髓为脏，或以肠胃为脏，或以为腑。敢问更相反，皆自谓是，不知其道，愿闻其说。"它直接的含义非常简单，就是说：对于脏腑的理解，有各式各样的不同的意见，我不知道是为什么，想请岐伯帮我解答一下什么是脏？什么是腑？

有意思的是，他提出"或以脑髓为脏"。不知道大家有没有想过，为什么会把脑髓特别拿出来说一下呢？当然，后面原文有讲到，脑和髓都是奇恒之腑。但是之所以把它们单独地提出来，还是和《内经》本身有关。《内经》是一本道家书，而在道家理论里"脑"和"髓"都是有特殊地位的。这里还涉及对方士的理解，我们现在通常所认为的方士就是医生，在文中的理解，就是街边的医生这么认为……。但实际上方士有另外的含义，它不仅指医生，更多的可能讲的是修炼、修养道家法门的人，就是前面讲的"善于养生"的那一批人。我们知道道士在修炼的时候要修炼他的精气神，要通玄牝、养胎息、结灵孕等，也就是我们通常讲的十月养胎、炼精化气等。在这个修炼的过程中，脑处于非常重要的地位，也就是所谓的上丹田、泥丸宫。称它为"泥丸宫"也好，"上丹田"也好，之所以得以修炼成功，或者说发挥它特有的神奇功能，是因为脑为髓之海，肾主骨生髓，通脑，源源不断地把精气输送到脑，所以有"精髓之海"的说法。脑是非常重要的一个部位，所以《内经》特别提出来以"脑髓为脏"。在《黄帝内经素问集注》中说："修养之士，欲积精全神，通玄牝，养胎息，结灵孕者，不可不知也。脑名泥丸宫，为上丹田。骨藏髓，脉藏血，诸髓血脉，皆会于脑，故脑为精髓之海。舌下为华池，有廉泉、玉英二窍，通于胆液。《黄庭经》曰：玉池清水灌灵根，审能修之可常存。女子，玄母也。胞者，养胎息、结灵胎者也。《胎息经》曰：胎从伏气中结，气从有胎中息，结精育胞化生身，留胎止精可长生。"

为什么特别的把这句话拿出来讲呢？正是因为有"或以脑髓为脏"这么一段话，所以我们才知道《内经》早就告诉我们，中医不是不重视脑，而是非常重视脑。只不过在脏腑系统里面，它既不属于五脏，也不属于六腑而已。

知道了这段话以后，再想想我们之前非常纠结的一个问题。就是灵性记忆是在脑，还是在心，就非常清楚了。灵性记忆肯定是在心的。但是人的不同情志包括思维、决断等，是由不同的脏腑所主的，总统于心。

（一）奇恒之腑

接下来就引出了奇恒之腑的概念。

"脑、髓、骨、脉、胆、女子胞，此六者，地气之所生也。

皆藏于阴而象于地，故藏而不泻，名曰奇恒之腑。"

　　读到这里我们会产生一个疑问，"藏而不泻"不是五脏的特点么，为什么叫奇恒之腑呢？我们往下看就知道了。首先讲这个"藏而不泻"，在《黄帝素问直解》说"此六者，藏精藏血，胎息孕育，犹之地气之所生也，六者皆藏于阴，而象于地，故藏而不泻"。讲此六者或者藏精，或者藏血，或藏胎息孕育，就像是地气所生一样，具备这样"藏"的特点，所以"六者皆藏于阴，而象于地，故藏而不泻"。

　　它没有解决我们刚才的疑问，在《类经》里面说："奇，异也。恒，常也。"奇恒之腑就是异于平常的那个腑。我们来看它们奇在什么地方：如果以藏而言的话，它们是藏于阴而象于地，是"藏而不泻"的，而这也是脏的特点。它们具备脏的特点，但它们同时不能以脏而名，因为奇恒之腑还有其不同之处。例如"女子胞"是有藏的，但它也有泻的时候，对应"男子胞"和"精室"也是有藏有泻的；再比方说胆，胆藏精，乃中精之腑，它的胆汁也是有藏有泻的。奇恒之腑既能藏，也能泻，这是它的特点，所以不能名为脏；只不过，藏的是精气，泻的是精气所化之物，比如胞宫藏精血，泻经血、胞胎。

　　而且更重要的是"五脏"能与四时相应，奇恒之腑既不能与四时相应，也不能生神，它们不是五神脏，没法放到这个系统中去，所以不能称为脏。

　　那么它们能不能称为腑呢？虽然名字是叫腑，但它们不是腑，也不具备腑的特点。它们不但不能传化物，同时还有收纳的作用；而且它能藏能出，出的东西和六腑还不一样。六腑的

"传化物"最后传出来的是糟粕，而奇恒之腑传出来的可以说还是精华。比方说生殖之精，比如女子胞所藏为胎儿。很明显它们是不一样的。它们的藏泻之用是有别于六腑的，所以叫它藏而不泻，称为"奇恒之腑"。

"脑髓骨脉，虽名为腑，不正与神脏为表里。胆与肝合，而不同六腑之传泻。胞虽出纳，纳则受纳精气，出则化出形容，然出纳之用有殊于六腑，故言藏而不泻，名曰奇恒之腑也。"这是王冰的注。他的这个注也是后世的主流观点。也就是说奇恒之腑，既具备一部分脏的特点，又具备一些腑的特点。它与六腑是不同的，不是传化之腑，但是又不能纳入五神脏的系统，所以叫它奇恒之腑。

（二）传化之腑

"夫胃、大肠、小肠、三焦、膀胱，此五者，天气之所生也"。这是五腑，比通常说的六腑，少了一腑，就是奇恒之腑之一——胆。那么，此五者，天气之所生也，其气象天。天的特点是"藏德不止，故不下也"。或者引用《易经》的话是"天行健，君子以自强不息"。天是不停运动的，这种动的特点，体现在六腑上就是泻而不藏，它是不可以收藏精气的。

"此受五脏浊气，名曰传化之腑，此不能久留，输泻者也"。这句话的意思很好理解，传化之腑要把五脏的糟粕传出到体外，起到一个运输水谷和糟粕的作用。讲到运输的作用，我们就必须要提一下"七冲门"。因为"七冲门"是五腑传输、化物过程中的七个非常重要的关口。"七冲门"的概念是《难经》

里提出来的。

　　曰：七冲门何在？

　　然：唇为飞门，齿为户门，会厌为吸门，胃为贲门，太仓下口为幽门，大肠小肠会为阑门，下极为魄门，故曰七冲门也。

　　这"七冲门"的概念为什么要提一下呢？因为可以结合传化之腑，理解它整个传化过程。大家想象一下，就把传化的过程想成一条大路好了，这"七冲门"就相当于关卡、收费站。关卡或者收费站出了问题，就更能反应传化的问题。"关口"或者"门"，其含义都是类似的。在所有的这些"门"里面哪个门最重要呢？是魄门。

　　我们先不讲魄门，继续讲"传化之腑"。"传化之腑"就是输泻之腑。那大家想想是不是五腑就只有输泻这一个功能呢？至少从这段文字来讲我们是要存疑的，它可能不光只有输泻，因为传化之腑么，除了"传"之外，还有一个"化"字。怎么去理解它呢？我们后面再说。

　　我们接着讲最重要的这个门，"七冲门"中最下面，下极的这个门，叫魄门。"魄门亦为五脏使，水谷不得久藏。"看到这句话，我们通常的理解就是："魄门"是最后一道关卡了，它的功能能够发挥正常的话，就能使水谷不得久藏，意味着传输非常通利，该出的都能出得去。

　　我们面临的第一疑问是："魄门"到底是什么含义？在前面我们讲"肺藏魄"的时候，已经讲过了一些关于魄的理解。魄门至少有魂魄之门、糟粕之门，以及汗孔这三种解释。

"五脏使"的"使",就是"驱使",为五脏所使用的意思。《黄帝素问直解》里讲"使,去声",通"侍",亦为"五脏侍"。在意思上,二者稍微有点区别,但实际的含义差别是不大的。

"魄门"的含义,一个就是"糟粕出而气机降"。《类经》:"魄门,肛门也。大肠与肺为表里,肺藏魄而主气,肛门失守则气陷而神去,故曰魄门。不独是也,虽诸腑糟粕固由其泻,而脏气升降亦赖以调,故亦为五脏使。"这个魄门跟我前面讲的"传化物,水谷不得久藏,疏泄者也"非常的贴合。

另一个就是"人死魄出之处"。《灵素节注类编》:"魄门者,肛门也,以其出滓秽,使水谷随时消化,不得久留,则脏气舒和无患,故魄门亦为五脏使也。盖常人死后,魂由顶出,魄从肛出,故称魄门。如学道者,精神魂魄浑合,则不如此。"人死了以后魂飞魄散,魂往上走,魄往下走,这种观点带有明显的修道色彩,所以后面他要加一句"如学道者,精神魂魄浑合,则不如此"。这个对不对呢?我们不能把它单纯地当作封建迷信来看。我们要理解的是,如果这个"魄门"可以作"魄出之处"解的话,是不是可以通过观察魄门的功能形态来了解其预后啊?假如患者的魄门都已经关不住了,魂魄都要由此而出了,意味着病情危急。所以急危重症患者,如果出现了大便失禁,我们就要考虑病情在进一步恶化。在这个时候,我们就肯定不会去"治病必求于本"了,而要赶快把这个"门"封上。三魄跑了两魄,还得再收回来,这个时就要用收涩的方法。

在临床上"魄门亦为五脏使"如何应用呢?

讲到魄门,我们首先想到的肯定是糟粕由此而出。那么大便诸疾是不是可以通过魄门来治疗啊？"魄门亦为五脏使"，五脏皆能驱使之。反过来说大便诸疾——无非是两个极端，一个是大便不出，是便秘；一个是排便太过，是泄泻——是不是五脏皆可治之啊？因为魄门为五脏使嘛。所以我们看到各种排便相关症状，就不能只偏重说一定是六腑的疾病，或者说一定是脾胃的疾病，也有可能是其他五脏之病所致。

除了魄门本身的功能以外，魄门自身的感觉异常，也可以从这个思路来治，如肛门的坠胀，或肛周的不适。在处理这些疾病的时候，我们不能就盯在魄门局部的问题上，因为魄门为五脏使，它就可能是五脏功能异常的表现。

更重要的是，既然"魄门亦为五脏使"，那么通过调节魄门的功能，是不是可以调节五脏的气血呢？这个可能性是存在的，那就是治大便以调五脏气血了，这就是我们为什么说"汗吐下三法该尽治病"。下法不就是通大便么？那么通大便的话，我就通了魄门，就可以调五脏，这本身就是很广阔的一个思路了。

而另外一方面，像我刚才讲到了急危重症的时候，魄要由魄门而出的时候，是不是我还要去固脱救急啊？所以有的时候虽然患者没有泻下、失禁，但是对于急危重症，我们仍然可以采用收涩的方法，这个时候我们收的不是大便，收的是五脏的精气。这也是"魄门亦为五脏使"的临床应用。

（三）脏腑的功能特点

1. 五脏

"所谓五脏者，藏精气而不泻也，故满而不能实。六腑者，传化物而不藏，故实而不能满也。"这里面我们常说的就是"满而不能实""实而不能满"。就是说，精气能够充满而不能充实，而糟粕只能够充实而不能够充满。为什么会这样呢？这是因为"水谷入口则胃实而肠虚，食下则肠实而胃虚"。饮食吃进去，先到胃，所以是胃实而肠虚；食下呢，就是肠实而胃虚。胃肠总是一个实，一个虚。如果所有传化之腑都充满，那么它就不通了，就没有这个通畅之性了，"故曰实而不满，满而不实也"。

这些都比较容易理解，我们需要更深入地去了解一下这段话："所谓五脏者，藏精气而不泻也，故满而不能实。"

首先，五脏藏的是什么精气？是什么力量驱使它藏精气的？五脏藏精而能生神，神明以摄精。我们想一想为什么五脏能够藏精？为什么有的人五脏可以摄精，有的人就不能藏？五脏藏精气一个非常重要的动力就是五脏之神明。而神明又是由何而出的呢？我们前面曾经讲过，气血流于五脏而生神明，简单地说就是五脏各有其精。心藏脉，脉舍神；肝藏血，血舍魂；脾藏营，营舍意；肺藏气，气舍魄；肾藏精，精舍志。它要藏精气，然后才能生神明，神明又能够起到固摄精微的作用。这是一个良性循环。如果这个循环被打破了，比方说肝不藏血了，则血就不能够舍魂，就是魂不守舍了。以此类推，藏精也是一样的。肾藏精，精舍志，如果肾不能藏精了，那么他的志意就衰了。道理都是一样的，五脏以此类推。

基于这个认识，我们再来看看应当如何治疗五脏之病。所谓"精气夺则虚"，如果五脏不能藏精了，就会出现所谓虚证，即正气的不足。而另外一方面，五脏为邪气所入侵，也就是刚才讲的满而不能实，如果有邪气充实了，就受邪为病了。这个时候我们就该驱邪，所以说"邪气盛则满"，这个"满"指的不是充满的满，它指的是五脏的一种病："肝满、肾满、肺满皆实，即为肿。"（《素问·奇病论》）我们现在讲"病"的时候往往是两种情况：一是我们现在所熟悉的中医传统病名，如恶心、呕吐、咳嗽、喘证等；二是西医的病名。但实际上《内经》是有它自己的一套病名系统的，通常是以五脏分类为最主体的病名，如肝满、肾满、肺满，或肝胀、胃胀，或肝痹、五脏痹、五脏肿、五脏咳，以此类推。那"满"这个病呢，就指的是五脏为邪气所充实，它的主要表现就是"肿"。在这个时候，我们就要给他祛邪，但是注意"脏不受邪，毋轻犯也"。

首先，五脏是不能够轻易攻伐的，因为它是藏精气的。如果五脏伤了，结果就会愈加不能藏精了，那么精气益虚，就形成一个恶性循环。所以有的时候，脏如果受到了邪气，要泻邪而不要攻脏。这个在治疗上是有区别的。

其次，中医治病无非是毒药攻邪，《素问·五常政大论》有"大毒治病，十去其六，常毒治病，十去其七，小毒治病，十去其八，无毒治病，十去其九"，之后就要"谷肉果菜，食养尽之"，用偏性非常小的食物来调养患者的气血了。

这就是不要侵犯脏精的理由。

比如，在《先醒斋医学广笔记》里面提到说"治血三法"。对于吐血的病人，他就强调不要轻易地攻伐。为什么会吐血呢？肝失其职，气火上冲，然后血随之而上，成为吐血之疾。这个时候如果因为有气火上冲，就可以给他用苦寒降气，或者干脆用泻下的方法。比方说 20 世纪 80～90 年代，对于上消化道出血就用大剂量的大黄粉，生大黄粉直接吞服，效果非常快，也能迅速地止血。但这是救急之法，绝对不能说我们平时也给他用生大黄。这个时候应该先养肝，因为养肝了，肝气就能平，血有所归，它能藏血了。如果此时伐肝，肝就愈加不能藏血了，血证反而就加重了。

郁证的道理也是一样的。这个人本来就很郁闷，郁闷意味着他肝不疏泄，肝是虚的，这时再去疏肝，只会越疏越郁闷。这就是我们有时候用疏肝法治疗郁证，但是效果不好的原因。因为犯其脏精了，把肝越搞越虚了，当然就不能很好地行使其疏泄功能了。

2. 六腑

六腑的特点是"传化物而不藏"。这个"传化物"的断句就很有意思。断章取义嘛，先断章，才能取意。这里有不同的断法，因而也就有不同的意思。"传／化物"还是"传化／物"呢？如果是"传／化物"，传的是"化物"的话，"化物"是什么呢？化物应当是水谷所化之物。如果这么理解的话，传的是化物，六腑就只有传输的作用了，就只是输泻而已。大多数医家还是从"传化／物"这个角度上来讲的，那六腑就应该有两重的功能——既有传的功能，又有化的功能。这两种解释，到底哪种更合适呢？其关键点就是六腑到底有没有"化"这个作用？如果说它可以"化"的话，它"化"的又是什么东西呢？

在《素灵微蕴》里面说得非常清楚："六腑阳也，而阴精化焉，非六腑之化，则阴精竭矣。"很明确地指出六腑具有化生阴精的作用，如果没有六腑化生阴精的作用，阴精就会受损枯竭，受到损伤。大家觉得这段话有道理么？

我们看看这句关于"脾病四肢不用"的原文："四肢皆禀气于胃而不得至经，必因于脾乃得禀也。"（《素问·太阴阳明论》）如果胃没有"化"的功能，四肢怎么禀气于胃呢？这句话至少证明胃有化的功能。再有就是"饮入于胃，游溢精气，上输于脾……"胃要是没有化的功能，它怎么能上输于脾呢？其他的像大肠、小肠、膀胱有没有化的功能呢？当然应该也是有的！

比方说膀胱，"膀胱者，州都之官，津液藏焉，气化则能出矣"。很明显，它就是能够化的。所以，在《灵素节注类编》里面讲"腑者，传化物而不藏，谓其用则生化流通也，而筋骨血气津液经脉，又从腑气生化，为腑之用。是故……若腑经之病，从生化之用所生而为主病，故或主气、主血、主筋骨等之不同也。"只要六腑的功能正常，它既能生，也能化，并且能够流通。这是生化和流通并列的观点。况且筋骨、血气、津液、经脉，也从腑气生化。所以腑气是有化的作用的。化什么呢？"或主气、主血、主筋骨"。这个在《素问·厥论》里面就有讲到："太阴厥逆，䯒急挛，心痛引腹，治主病者。少阴厥逆，虚满呕变，下泄清，治主病者。厥阴厥逆，挛腰痛，虚满，前闭谵言，治主病者。三阴俱逆，不得前后，使人手足寒，三日死。太阳厥逆，僵仆、呕血、善衄，治主病者。少阳厥逆，机关不利，机关不利者，腰不可以行，项不可以顾，发肠痈不可治，惊者死。阳明厥逆，喘咳身热，善惊、衄、呕血。"

三阴三阳之厥，前面的太阴、少阴、厥阴都是脏，我们暂且不看，我们专看腑好了。

"太阳厥逆，僵仆、呕血、善衄，治主病者。"他的主要症状是僵仆、呕血、善衄，为什么会僵仆呢？因为它化筋。

"少阳厥逆……腰不可以行，项不可以顾，发肠痈不可治"，这是骨的病变。我们前面讲胆的时候，"胆者，中正之官，决断出焉。凡十一脏皆取决于胆"，就讲到了胆主骨病。所以我们平时害怕的时候，经常就会两腿发软，腿酥筋软。

"阳明厥逆，喘咳身热，善惊、衄、呕血。"阳明化的是血，所以它主血病：善惊、衄、呕血证。这段原文反过来就证明了，六腑也有化的作用。

所以对于六腑，还是要有足够的重视，不能以为六腑只有一个传输的作用而已。我们特别容易犯的错误就是，把它跟现代医学的消化道联系在一起，觉得它就是传输、消化水谷的一个器官。六腑有"化"的作用，而且"化"的范围还非常广，气、血、津、液都可以化，所以"非六腑之化，则阴精竭矣"。我们必须要重视六腑传、化的作用。那么从这个角度上讲，六腑的功能就非常的重要。六腑是其气象天，通行为用的。所谓"顺之则补"，既然六腑"以通为用"，就要"以通为补"。六腑如果能够通降了，它就不仅能够传输，还能够化物，那么阴精就能够得到很好的补充。当然，很明显阴精不是只有六腑化生的，五脏也在化生阴精。

3. 脏腑气化的特点

岐伯对曰：脏有要害，不可不察。肝生于左，肺藏于右，心部于表，肾治于里，脾为之使，胃为之市。膈肓之上，中有父母，七节之傍，中有小心，从之有福，逆之有咎。(《素问·刺禁论》)

"岐伯对曰：脏有要害，不可不察。"为什么不可不察，因为刺到了要害可能危及生命。这段原文接下来就讲，刺到心多少天死，刺到肝多少天死……但这些都不是这段文字的重点所在。重点是后面这句名言："肝生于左，肺藏于右，心部于表，肾治于里，脾为之使，胃为之市。"

这个肝左肺右，我们平时见得太多了。但是"心部于表，肾治于里，脾为之使，胃为之市"，却往往被忽视了。之所以这句话有名，是因为它跟现在的解剖学概念恰好是反过来的，引起非常多的争议，以余云岫《灵素商兑》的抨击最为尖锐。我们学中医的第一天起，老师就会讲中医和西医是不一样的，然后说中医为什么是肝左肺右。实际上，只要把整段话拿出来讲，任何人都不会认为中医是错的了。如果你认为"肝生于左"，只是肝长在左边，那"心部于表"难道是心长在外头么？显然，它指的不是器官脏，而是气机的化生。它实际上是指人整个气机升降出入的一个循环，所谓"升降出入，无器不有"。在人身上的具体体现，就是肝左肺右，心表肾里。

"脾为之使，胃为之市"，是什么意思呢？"脾为之使"，是脾为胃行其津液的意思，脾要为五脏使，它要输送精微至全身的五脏六腑。"胃为之市"呢？集市上要把所有东西摆出来给大家看。所谓"胃为之市"，就是所有吃进去的水谷都是先存在胃这个地方，胃有一个受纳的作用。

接下来"膈肓之上，中有父母"。大家想想膈和肓上面就是心和肺，所以这儿的"父母"，指的就是心肺，强调了心肺功能的重要性。

"七节之旁，中有小心"。心非常重要，这个"小心"当然也很重要。可是这个"小心"到底在哪里呢？在"七节之旁"。"七节之旁"在哪呢？不确定。

实际上，这"七节之旁"到底是什么，现在认识还是比较统一的，是胆。"七节之旁，中有小心"，实际上是强调胆的重要性。所以我们前面讲"凡十一脏取决于胆"的时候，就有提到这句话。这句话，再跟这个"凡十一脏取决于胆"对相应着看，就明白它的意思了。就是讲胆对于维持五脏六腑功能的正常有着非常重要的作用。

另外，还有"十节之旁"的说法。看这个"七"和"十"的字形，很容易搞混，所以就有人认为"七节"是"十节"之误，应该改过来。如果作"十节之旁"讲的话，第十椎旁边就是胆，就很容易理解了，顺理成章。可是有人说，你不能随便篡改原文啊。七节之旁也能解。为什么能解呢？因为从下往上数，胸椎加腰椎从下往上第七节也还是胆。不管是正数也好，反数也好，总之这句话强调的就是胆的重要性。

还有人提问，为什么要反着数呢？正着数不是挺好嘛，那就正着数七节不就完了么？之所以会倒着数，其实也还是跟气机的运行有关的。位于背后的督脉的运行方向就是起于胞宫而上行的。

（四）守经隧对脏腑功能的重要性

帝曰：人有精气津液，四肢九窍，五脏十六部，三百六十五节，乃生百病。百病之生，皆有虚实。今夫子乃言有余有五，不足亦有五，何以生之乎？

岐伯曰：皆生于五脏也。夫心藏神，肺藏气，肝藏血，脾藏肉，肾藏志，而此成形。志意通，内连骨髓而成身形五脏。五脏之道，皆出于经隧，以行血气。血气不和，百病乃变化而生，是故守经隧焉。（《素问·调经论》）

"帝曰：人有精气津液，四肢九窍，五脏十六部，三百六十五节"，这个统一起来就叫作四肢百骸，气血津液，总之是人体的一部分。"乃生百病"，所有的病无非都是这些东西的异常产生的。"百病之生，皆有虚实"，任何病无非虚实二端。"今夫子乃言有余有五，不足亦有五，何以生之乎？"就是说，所有疾病的虚实，是怎么产生的呢？有余、不足，是什么含义呢？

"岐伯曰：皆生于五脏也。夫心藏神，肺藏气，肝藏血，脾藏肉，肾藏志，而此成形。志意通，内连骨髓而成身形五脏。五脏之道，皆出于经隧，以行血气。血气不和，百病乃变化而生，是故守经隧焉。"岐伯说有余也好，不足也好，"皆生于五脏也"。五脏的有余不足是什么含义呢？"夫心藏神，肺藏气，肝藏血，脾藏肉，肾藏志，而此成形"。因为五脏有藏神、气、血、肉、志的功能，所以人就有四肢百骸、九窍这样的一些身形与之对应。正常情况下，"志意通，内连骨髓而成身形五脏"。

志意通就是五神脏可以生神的意思，志意通达之后，就能生五脏、身形。所以有余也好，不足也好，都是神、气、血、肉、志的有余和不足。

"五脏之道，皆出于经隧，以行血气。血气不和，百病乃变化而生，是故守经隧焉。"这是我们重点要讲的。五脏、五神怎么变化也好，最后"生百病"的根本，在于血气的不和。不和，既可以有余，也可以不足，也可以不调，于是"百病乃变化而生"。治疗思路是什么呢？"五脏之道，皆出于经隧，以行血气"。五脏之所以能藏五神而生诸身形，要靠经隧的作用。这个"道"就是通路的意思，五脏能够藏这些精微物质，并且能够调节人身的四肢百骸，靠的就是这个通路，也就是"经隧"。为什么叫"经隧"呢？隧是潜行之道，看不到的，在地下挖的就叫隧。经就具备这样的特点，所以我们有时候就把经脉叫作经隧。如果血气不和了，就应该"从经隧而治之"。"是故守经隧焉"，守，是让它能够保持正常的状态的意思。《太素》指出："营卫不和，百病还生血气之中，故守经隧以调血气者也。""守经隧"的目的就是调血气。血气，指所有的神、气、血、肉、志这些精微物质。

《灵素节注类编》在上述观点的基础上又提出"所以虽有十六部、三百六十五节，以生百病，总不出五脏之和与不和，而统归心志所主者也"，再一次强调了心的重要性。

这个"守经隧"给我们什么临床启示呢？

第一，它是经络辨证的理论基石。我们现在讲辨证，最常用的是脏腑辨证。脏腑辨证实际上是把脏腑定位和气血津液辨

证，还有八纲辨证结合在一起的辨证体系。但是我们很少去提
经络辨证。实际上通过这段原文，我们就知道了"守经隧"的
作用。既然要"守经隧"，我们就要知道经隧之变是什么。我们
要知道它到底是怎么病的，有什么表现，才知道怎么去治。这
样，经络辨证的重要性就体现出来了。

第二个，我们想想，当我们辨证知道了何经之病之后，怎
么去治疗呢？治疗方法首先毫无疑问是针刺，或者是灸法。所
以就在这条原文之下，接下来的一段讲五有余、五不足，"神有
余则泻其小络之血，出血勿之深斥"，这就是讲针法。整个这段
原文都是在讲这个。再讲"按摩勿释，着针勿斥，移气于不足，
神气乃得复"。当然药物也是可以守经隧的。所以我们辨证的时
候不要忘了，还有经络辨证，不要忘了我们还可以从经络去治。
其实我们现在讲经方，讲六经辨证，也是守经隧的一种。我知
道，肯定会有人反对，说六经辨证里的"六经"，跟经络里的六
经是不一样的。很多专家坚持"六经非经"的观点，而刘渡舟
先生就认为六经是经，而且强调六经气化，他是典型的从经络
的角度推理出来的。我们应该多方面的观点都去了解，不能只
看那些流行的东西。

（五）六腑之应

黄帝曰：愿闻六腑之应。岐伯答曰：肺合大肠，大肠者，
皮其应；心合小肠，小肠者，脉其应；肝合胆，胆者，筋其应；
脾合胃，胃者，肉其应；肾合三焦膀胱，三焦膀胱者，腠理毫
毛其应。（《灵枢·本脏》）

肺合大肠，心合小肠……这是表里之合。在我们前面讲五行的时候，通过五行的络属，知道肺和大肠都属金，肝和胆都属木，心和小肠都属火，但是明确提出肺和大肠相合的，是这段原文。这段原文奠定了表里关系的基础，确定了五体与五脏相应的关系。特殊之处在于"肾合三焦膀胱，三焦膀胱者，腠理毫毛其应"这句原文。按照前面的原文，应该是"骨其应"。筋、脉、肉、皮、骨嘛！但这段原文里是"腠理毫毛其应"。这又是一段有争议的文字：五行系统怎么就有变化了呢？实际上"三焦膀胱者，腠理毫毛其应"恰恰是一句非常重要的原文，是反映《内经》气化观点的。

在《灵枢·五癃津液别》里面讲："水谷皆入于口，其味有五，各注其海。津液各走其道，故三焦出气，以温肌肉，充皮肤，为其津，其流而不行者为液。"其中三焦的功能是"故三焦出气，以温肌肉，充皮肤，为其津，其流而不行者为液"。温肌肉、充皮肤的是卫气，然后为其津，为其液。它的意思就是，三焦能够化气，能够化生各种精微物质。而这些精微物质，温肌肉也好，充皮肤也好，或者是肌肉的润泽也好，都与皮毛腠理有关系，或者说都跟表有关系，所以三焦能够"腠理毫毛其应"。膀胱就更能气化了，"气化则能出矣"呀。《内经》里讲气化的原文大约有七处，多数是讲运气理论的。与运气无关的原文中只有一条"气化则能出矣"，是关于膀胱的。所以说膀胱气化是非常重要的。

《医经原旨》说："唯是肾本合骨，而此云三焦、膀胱者，三焦出气以温肌肉，充皮毛，此其所以应腠理毫毛也。"肾者，本来该合骨，在这里说三焦膀胱是什么意思呢？是因为三焦出气，以温肌肉、充皮毛。

丹波元简在《灵枢识》中说："盖三焦膀胱，但是指下焦膀胱。膀胱为太阳经，主周身之表，肾与膀胱合，所以应腠理也。""膀胱为太阳经，主周身之表"，所以应于腠理，这个没错。但是他认为这里的"三焦膀胱其应"，指的就是膀胱，把三焦直接替换成下焦，下焦又直接替换成了膀胱。于是这句话就简单了，变成了"膀胱者，腠理毫毛其应"。这么理解对不对呢？可能还是窄了一点，但是这样理解是最直接的。总之，这段话的核心含义就是三焦、膀胱的气化作用使它们能将卫气津液布散于腠理毫毛，这对我们临床非常有指导意义。

我们在没有学《伤寒论》之前，很难理解的一点就是为什么太阳经主表。肺主表不就好了吗？太阳去主表干什么？而且表证经常从太阳经去治，麻黄汤、桂枝汤等，为什么呢？学了这段原文我们就知道，"三焦膀胱者，腠理毫毛其应"，这样去理解就好懂了。为什么三焦膀胱能"腠理毫毛其应"，靠的是什么呢？靠的是他们的气化功能，三焦的气化和膀胱的气化。除了表证的治疗，一切肌表的疾病都可以由这段原文而联想到从三焦膀胱气化而治。

（六）心不客邪

黄帝曰：手少阴之脉独无输，何也？岐伯曰：少阴，心脉也。心者，五脏六腑之大主也，精神之所舍也，其脏坚固，邪弗能容也，容之则心伤，心伤则神去，神去则死矣。故诸邪之

在于心者，皆在于心之包络。包络者，心主之脉也，故独无输焉。（《灵枢·邪客》）

手少阴是心经。为什么心经独无输穴？输穴，在这里就是指井、荥、输、经、合这五输穴，心经没有。心经的五输穴在心包经，为什么呢？因为心为五脏六腑之大主，非常重要，"其脏坚固，邪弗能容"。这里的"容"应该校为"客"，就是说这个地方是不容邪气所侵犯的。如果邪气侵犯了心，就会出现"心伤，心伤则神去，神去则死矣"的严重后果，所以心是不能受邪的。正因为心不受邪，心包代心受邪，所以心经无输，其输在心包经。

五输穴的论述出于《灵枢·本枢》："心出于中冲……流于劳宫……注于大陵……行于间使……入于曲泽……是谓五脏六腑之输，五五二十五输，六六三十六输。"中冲、劳宫等都是手厥阴心包经的穴位，所以它的输穴在手厥阴心包经。

心包代心受邪可以理解。可还有一个问题，就是心包经自己的输穴怎么办呢？我们来看一下："是谓五脏六腑之输，五五二十五输，六六三十六输也。"五五二十五，说的是五脏，心包不包括在内，它直接代心受邪就可以了。这跟我们现在针灸学的五输穴就不一样。我们现在学的针灸学是一个非常完美系统了，十二正经都有井、荥、输、经、合。但是，《内经》时代不是这样的。这里这个"六六三十六输"，讲的是阳经有六输，井、荥、输、经、合，再加一个原。可以看出，理论在变化，变化的目的，是为了有一个完美的系统。但是完美的系统，不见得是个好用的系统。"日心说系统"就是一个不断修饰，试图把自己变得完美的系统。结果大圆套小圆，小圆套小小圆，最终套得自己也不清楚是怎么回事了。所以，我们在学习中医的时候，不要去片面追求理论的完美。事实是什么样，就怎么样。毕竟理论始终还是要为临床所用的。

四、脏腑盛衰与人之天年

帝曰：人年老而无子者，材力尽邪？将天数然也？

岐伯曰：女子七岁，肾气盛，齿更发长。二七而天癸至，任脉通，太冲脉盛，月事以时下，故有子。三七，肾气平均，故真牙生而长极。四七，筋骨坚，发长极，身体盛壮。五七，阳明脉衰，面始焦，发始堕。六七，三阳脉衰于上，面皆焦，发始白。七七，任脉虚，太冲脉衰少，天癸竭，地道不通，故形坏而无子也。

丈夫八岁，肾气实，发长齿更。二八，肾气盛，天癸至，精气溢泻，阴阳和，故能有子。三八，肾气平均，筋骨劲强，故真牙生而长极。四八，筋骨隆盛，肌肉满壮。五八，肾气衰，发堕齿槁。六八，阳气衰竭于上，面焦，发鬓颁白。七八，肝气衰，筋不能动，天癸竭，精少，肾脏衰，形体皆极。八八，则齿发去。

肾者主水，受五脏六腑之精而藏之，故五脏盛，乃能泻。今五脏皆衰，筋骨解堕，天癸尽矣，故发鬓白，身体重，行步不正，而无子耳。

帝曰：有其年已老而有子者，何也？岐伯曰：此其天寿过度，气脉常通，而肾气有余也。此虽有子，男不过尽八八，女不过尽七七，而天地之精气皆竭矣。帝曰：夫道者年皆百数，能有子乎？岐伯曰：夫道者，能却老而全形，身年虽寿，能生子也。（《素问·上古天真论》）

这段原文完整地论述了男女一生的生长、发育、衰老的规律。

读到这里，我们首先会想到的就是，为什么男、女发育的规律会以七和八这两个数字为周期呢？这就涉及术数的问题。从一到九，九个数字可以分为奇数和偶数，奇为阳，偶为阴。因为阴、阳互用，所以女子为阴，用阳数，男子为阳，用阴数。

女子要用的阳数，肯定要用成数。我们前面讲五行的时候已经讲过了，有生数，有成数，"天一生水，地六成之"。生数是一、二、三、四、五，成数是五、六、七、八、九。但是这里稍微有一点点不一样，它把十也扯进来了，成数是六、七、八、九、十。其中偶数是六、八、十，奇数（阳数）就只有七和九了，那么七就正好应少阳之数。

以此类推，男子应该用少阴之数。那少阴之数应该是多少呢？应该是六、八、十中间那个数。十是老阴——最阴的那个阴，不叫太阴，叫老阴；八，就是少阴。所以男子就以八来用数。这个少阴为八，少阳为七，分别与男、女相应的说法是王冰的注首先提出来的，原话是："老阴之数极于十，少阴之数次于八。男子为少阳之气，故以少阴数合之。《易·系辞》曰天九地十，则其数也……老阳之数极于九，少阳之数次于七。女子为少阴之气，故以少阳数偶之。明阴阳气和乃能生成其形体。故七岁肾气盛，齿更发长。"

王冰的这个说法有时候会觉得有点难懂。可以换个简单点儿的：六、七、八、九，四个数是成数，六、八为阴，七、九为阳。阴阳互用，男为阳当用阴数，女为阴当用阳数。所谓阴进阳退，阴数进而用八，阳数退而用七。所以男子以八用事，女子以七用事。

总之，涉及术数的东西，说法就比较多，大家只要知道男子用八、女子用七就可以了。

（一）女子的生长发育

1. 肾气

女子七岁，"肾气盛，齿更发长"，这里要重点看看"肾气盛"。肾气盛，指肾气的充盛状态。我们回到前面去看原文，你就可以看到，从女子七岁，一直到最后"形坏而无子"，都是讲气，没有提到肾精。联系后文"肾受五脏六腑之精而藏之""天地之精气皆竭"，这里的气，实际上带有精的意思，是指肾中精气，而不是一般意义上的肾气。在战国时期有个精气学说，代表人物是管子。在精气学说里，精就是气，气就是精，它往往是并称的，是一个意思。再者，就《内经》本身思想来说，精和气，有个精气归化理论——气归精，精归化——精和气本身也是可以相互转化的。

女子七岁，肾中精气旺盛。要知道，"肾受五脏六腑精气而藏之"，既然肾气都盛了，说明五脏六腑之气都在逐渐地旺盛,最后肾气才能够充盛起来。肾气充盛的后果是什么呢?"齿更""发长"。为什么肾气充盛起来就可以齿更发长呢?因为齿为骨之余,肾主骨。那"发长"呢?发为血之余,肾其华在发。所以"齿更发长"实际上是肾气充盛的外在表现。反过来说,如果齿不更、发不长,就意味着肾气不充盛。如果七岁还没到,她就齿更发长,不是意味着肾气太充盛,而是意味着肾中精气虚而不藏。说是虚火也好,相火妄动也好,都是类似的意思,我们就应该养肾中精气以治之。

知其常,就能衡其变。在过去,这段话主要用来指导治疗发育迟缓,因为过去多见发育迟缓;现在呢,性早熟多见,那同样就能指导我们治疗性早熟。具体的思路,还要再拓展一些,不光要看一七的原文,还要看二七的原文。我们讲的性早熟实际上指的是二七应当出现的特征提前了。

2. 天癸

"二七而天癸至,任脉通,太冲脉盛,月事以时下,故有子",提出了一个非常重要,但是又容易混杂不清的概念:天癸。什么是天癸?它到底有什么作用?它的物质基础是什么?或者它到底是物质还是功能?都有很多的争论。我们先暂时不讲天癸,只讲这句话,天癸来了之后有什么后果呢?"任脉通,太冲脉盛"。太冲脉就是冲脉,太就是大的意思,因为冲脉的脉气比较旺盛,比较强盛,所以叫太冲。冲、任二脉都是奇经八脉之一,这两个脉的"通"和"充盛",代表这两条脉的运行状态非常好,一方面气血非常充足,另一方面运行也非常通畅,所以"月事以时下"。

　　讲到"月事以时下"，我们又要再辨析一下。女子月经，以月为信，一月一期。为什么女子月事就是恰好跟月相的规律相应？因为女为阴体，上应太阴，所以生理规律与月相盈亏相应。"月事以时下"之后，"故有子"，具备了有子的能力。

　　接下来我们来重点解析一下"天癸"。《太素》说天癸就是精气。那么天癸和"肾气盛"所指的肾中精气有什么区别？《太素》没说，只是从生理角度解释："今天癸至，故任脉通也，伏冲之脉起于气街，又天癸至，故冲脉盛也。二脉并营子胞，故月事来以有子也。"就是说，天癸来了，充盛了，那么冲任二脉就能随之充盛，并且通畅。因为冲、任二脉都有营女子胞的作用，所以月事来，能够有子。很多医家把天癸作为精气，就是从《太素》来的。把天癸只作为精气来理解的问题在于：它跟一般所说肾中所藏的精气有什么关系呢？那干脆不叫天癸，就叫肾精好了，可以吗？或者肾精亏虚就不叫肾精亏虚，就叫天癸亏虚。很明显是有问题的。而且这里的精气甚至没有特指是肾中精气，要知道五脏皆藏精气，那可不可以把它替换成"肾受五脏六腑天癸而藏之"？很明显也是不合适的。

　　更多的人，因为"癸"是天干之一，就按照天干地支来解释。《素问灵枢类纂约注》里面就说"经水属北方壬癸"，因为月事又称为经水，也算是水的一种，所以就应北方的癸水。如果按照这个解释，天癸就跟经水对应起来了。男性是没有经水、不来月经的，但是男子二八之时也有"天癸至"啊。天癸本身是不分男女的。如果把天癸做经水解释，很明显忽视了男性，这肯定是不合适的。但持这一理论的人却不在少数。从历代文献上看，提及天癸最多的就是妇科。而妇科提到天癸，也主要是跟月经病有关，其理论基础就是来源于这一句话。因为这句话明确地把天癸跟"月事以时下"联系到了一起，而"二八，天癸至，精气溢泻，故能有子"这个"精气溢泻"就被忽视掉了。

张介宾在《类经》中提出了他的理解："天癸者，天一之气也。"天一生水，按五行归类天干，癸就是水。但是如果按照运气来排的话，癸是化火的。"癸"又是水，又是火，所以有人叫它相火，也有人叫它阴火。持这一观点的注家就认为天癸主要是阴火，或者说相火。

《妇人大全良方》也赞成张介宾的说法："天，谓天真之气降；癸，谓壬癸，水名。故云天癸也。"所谓天真之气，跟天一之水是差不多的意思。但是书里有多处地方以天癸来代月经，如"妇人天癸过期经脉不调方论"，这个天癸过期，实际上就是月经过期，还是把天癸跟月经对应起来了。

《黄帝素问直解》认为"天癸者，男精女血"，把男女分开说了，在男为精，在女为血。但是这样把天癸分开讲，好像也不是特别合适。都是一个东西，为什么要分开说呢？而且即使分开讲，男子是精，女子是血，也还是存在跟前面《太素》之说类似的问题——它跟我们一般的精血又有什么区别呢？

相比前面这些注家，黄元御的解释更能说明问题。他在《素问悬解》里说："天一生水，故癸水谓之天癸。"很明显与张介宾的思路一样。但是后面有进一步的阐述："阴气始凝，则天癸至。"这句话很重要，意思是说阴气要凝结，才能算作天癸。

只有当阴气非常充盛的时候，才能凝结。

天癸有什么作用呢？原文说"天癸至"以后，就是"任脉通，太冲脉盛，月事以时下，故有子"。任脉通和太冲脉盛预示着什么情况？任、冲二脉属于奇经八脉。《奇经八脉考》说，十二正经里的流溢之气，入于奇经，转相灌溉，内温脏腑，外濡腠理，认为奇经里的气血是从十二正经里流溢而出的。《奇经八脉考》还打了个比方，正经就像是沟渠，奇经就像是湖泽，正经之脉隆盛，则溢于奇经。冲任二脉通盛，意味着正经的脉一定是通盛的，不然何以转溢而出呢？可见"天癸至"这个现象，实际上标志着肾气充盛，气血充盈。

其次，在女子一七至七七的这段原文中，有两个地方出现了天癸："二七而天癸至"，"七七天癸竭"。虽然在"至"和"竭"之间，再没有提到天癸，但天癸一定是存在的。它既不可能突然而至，也不可能突然而竭，必定有个由盛渐衰的过程。所以二七到七七其实是天癸渐盛，再到渐次衰竭的这么一个过程。那我们来看看在二七到七七这个过程中发生了什么变化？这个人逐渐成长到了身体最壮盛，五脏皆盛的状态，然后再渐次衰竭，从阳明脉衰开始，到三阳脉衰于上，再到最后，"任脉虚，太冲脉衰少，天癸竭"。可见，天癸的盛衰与生长和衰老有关，是伴随着人体五脏气血的逐渐充盛、平稳、衰竭的一个过程。所以在很多书上就说，天癸是调节人体生、长、壮、老、已过程的一个重要物质。但是单从这段原文来讲，只能讲长、壮、老三个环节，生和已好像和天癸的关系不大。

我们再来看这两段有天癸的原文："二七天癸至，故有子"，

"七七……天癸竭……形坏而无子"。这说明天癸的"至"与"竭"对于有子或者无子非常重要。再联想到这段原文本身就是岐伯对于黄帝人为什么"年老而无子"问题给出的一个答案，就更加容易理解天癸与子嗣的密切关系了。

既然讲到孩子，很容易联想到一种特殊情况：宦官是生不了孩子的。在《灵枢·五音五味》里面专门有提到"宦者去其宗筋，伤其冲脉，血泻不复，皮肤内结"，故不生胡须。不生胡须说明这个男性没有第二性征，同时也就不能精气溢泻，不能有子。还有一类人虽然没有伤其宗筋，但他是天宦。宗筋未尝被伤，为什么也会出现"须不生"呢？也是因为"任冲不盛"。《灵素节注类编》说得很清楚："不能生育，故名天宦。"

大家想想，宦者也好，天宦也好，他们有没有天癸？有没有天癸至和天癸竭的阶段？应该有。《灵枢·五音五味》没有提到天癸，只提到了冲任。我们按照前面这段话来理解，难道宦者就不能"真牙生而长极"吗？就不会"筋骨坚"，不会衰老吗？这明显是不可能的。所以宦者是有天癸的。但是为什么有天癸而无子呢？因为天癸至而有子的前提是任脉通，太冲脉盛，然后是月事以时下，或者男子是精气溢泻。所以，虽然天癸能至，甚至天癸很充足，但是如果冲任二脉伤了，就不能够有子。

我们再来看看原文。从一七到二七，乃至七七，天癸至也好，竭也好，都没有提到生，也没有提到死。不见其生，亦未见其死，说明天癸的有无和个体的生存是没有关系的。七七四十九岁就天癸竭了，但是七七四十九就死的人有几个呢？

我们可以概括出天癸的五大特点：①天癸至，意味着肾气充盛；②天癸的盛衰与生长和衰老，或者更准确地说，与长、壮、老的规律有关系；③天癸与繁育子嗣有关系；④即使有天癸，也可能不具备生育能力；⑤天癸的有无与生和死没有关系。

我们将这五个特点总结在一起就会发现，实际上天癸就是肾中精气的精华。只要肾中精气还在，即使没有精华，或者精华比较少，就不意味着生命的结束。但如果肾中之精气皆竭，那就一定会死了。但是精气中最精华的那部分可不可以没有呢？可以。所以天一之气指的就是肾中精气的精华，它有一个凝结的特点，要比普通精气更精纯一些。这样，我们得出一个结论：天癸实际上是天一之气中最精华的部分。

3. 女子精气的盛衰过程

"二七天癸至"之后，再来看看三七。我们可以想象，从七岁"肾气盛"，肾气开始充盛，到二七"天癸至"，肾气一定是越来越充盛，然后阴气才能够凝结成为天癸。到了三七，"肾气平均"，是肾气充盛到了一定的程度，《类经》注曰"充满之谓"，所以能够"真牙生而长极"。前面讲了"肾气盛"是"齿更发长"，以齿和发作为肾气充盛的标志。这里"真牙生而长极"讲的还是牙齿，其实就是肾气进一步充盛的外在表现。

四七是一生中最壮实的时候，这个时期五脏皆盛，所以不具体地讲哪个表现，只是说"筋骨坚，发长极"。筋属肝，骨属肾，肝肾都很充足；发长极，肾气很充足。以肝肾为代表说明"身体盛壮"。四七正好在一七到七七的中间，所以这个阶段应该是顶峰。七刚好是个奇数，所以就能从中间挑出一个位于正中间的数。那偶数挑不出一个正中间的数，该怎么办呢？后面讲男子的八八规律我们再说。

到了五七，就开始盛极而衰。这也是自然规律，盛极必衰嘛。问题是要从哪里开始衰呢？女为阴体，不足于阳，所以女性开始衰老，是从阳开始衰，从阳明经开始衰老。阳明经行于面，行发际，所以外在表现就是"面始焦，发始堕"。五七多少岁啊？三十五岁，人到中年，常被称作"黄脸婆"。为什么叫黄脸婆呢，就是因为"面始焦"。什么叫作"发始堕"？有的人可能会把它理解为脱发，其实不是的。"发始堕"是指过去妇女要梳髻子，这个髻子会垂下来，就叫"发始堕"。现代人不太有梳髻子的了，但是你看那些小姑娘扎头发，扎个马尾，它很有弹性，是翘着的。而年纪大一些的女性扎这个头发，是垂下来的，没有弹性，这就是"发始堕"。

六七在阳明脉衰的基础上，阳气进一步衰减，三阳脉——阳明、太阳、少阳俱衰于上。因为三阳脉都走头，所以它的表现就是"面皆焦"，这就比前面的"面始焦"更厉害了。我们经常在临床上看到一些患者，女性更多，面部皮肤干巴巴，没有润泽的感觉，这个就是"面皆焦"的表现。这个"焦"，主要还是指"不润泽"。"发始白"，是因为三阳脉皆走头，三阳脉衰了，就不能荣养颜面，也不能荣养头发，所以"发始白"。

到了七七，阳衰及阴，上衰及下，"任脉虚，太冲脉衰少"，提示肾中精气已经衰竭了。既然肾中精气衰竭，那它能凝结的精华当然就少了，甚至没有，那就是"天癸竭"了。"地道不通"，什么是地道呢？《类经》里直接解释为"坤道"。坤道不通——乾道成男，坤道成女——所以这个坤道不通，其实就是女性的胞宫、子门功能异常了。《太素》注曰："任冲二脉气血俱少，精气尽，子门闭，子宫坏，故无子。"所以"地道不通"的直接后果就是"形坏而无子也"。"形坏"是指形体的衰败，而不是说这个肢体腐烂掉了。把它替换成现代的语言，就是形体衰老了，不能再生育孩子啦。

（二）男子的生长发育

男子八岁，"肾气实，发长齿更"。

二八"肾气盛"，接下来"天癸至"，天癸和肾气的关系是不是昭然若揭啊。那么男子"天癸至"之后会发生什么现象呢？就会"精气溢泻"，满而自泻，就叫溢泻。在这种精气溢泻，可以施泻有度的情况下，如果能够"阴阳和"，男性和女性在一起了，就"能有子"。所以想要有孩子，在天癸至－精气溢泻／月事以时下之后，还有个必要条件是"阴阳和"，阴阳和而后可以有子。这是对前一段"二七"论述的补充。

三八年华，肾气进一步充盛。与女子三七相对应，"肾气平均"，男子则"筋骨劲强"。男子以阳用事，所以更强调"筋骨劲强"。"故真牙生而长极"，这个跟女性是一样的。我们注意到，虽然男子以八用事，有八个阶段，但也是在"四八"这个阶段最为隆盛。四八"筋骨隆盛，肌肉满壮"，肌肉筋骨实际上就是五脏的外应。五脏之合就是五体——筋、脉、肉、皮、骨。那么"筋骨隆盛，肌肉满壮"就反映了五脏之气旺盛。

盛极必衰，到了五八就开始出现"肾气衰，发堕齿槁"。女子是阴，所以阳先衰；男子是阳，那就阴先衰。所以女子的衰老表现是从上开始的，"面始焦，发始堕"。男子的衰老表现是从肾气开始，是从下面开始的。"发堕齿槁"，发和齿的变化就反映了肾气的衰败。

六八，"阳气衰竭于上，面焦，发鬓颁白"。这是由下衰而及上。之后，七八"肝气衰，筋不能动"，肝肾同源，那么现在肾也衰了，肝也衰了，肝肾精气不足，所以天癸竭。很明确，"天癸竭"是在"精少"之后的。"天癸竭，精少，肾脏衰，形体皆极"，极就是疲惫到了极点的意思，衰败了。接下来就是八八"齿发去"。

我们要特别看一下"天癸竭，精少，肾脏衰，形体皆极"这段原文。"天癸竭"放在七八有没有觉得不合适啊？还没有到最后的终点呢，也没有到无子的时候，怎么就"天癸竭"了呢？所以《素问绍识》认为应该把"天癸竭"十二字放在"则齿发去"前面，那么连起来就应该是"八八天癸竭，精少，肾脏衰，形体皆极，则齿发去"。

然后再来解释为什么八八之后即无子。这里引入了一个非常有名的概念："肾者主水，受五脏六腑之精而藏之。"肾精从何而来啊？由五脏六腑之精而来。五脏六腑之精又是从哪来的呢？由水谷之精微化生，再合以天之清气而来。所以这句话不单单讲了肾精的来源，还成为后天滋先天的理论基础。如果病人先天禀赋有所不足，先天所受已经没法改了，后天应当如何调养呢？就要想办法让五脏六腑之精都能强盛，那么肾就能够受其精而藏之，肾精自然也就能够充盛了——"故五脏盛，乃能泻"。五脏自己旺盛了，才能够把精气传递给肾，然后肾才能受五脏六腑之精气而藏之，这就是"五脏盛乃能泻"的直接含义。既然如此，如果肾中的精气要溢泻，要阴阳合以有子，五脏精气就一定要充盛。所以这段原文也可以指导我们对不孕不育的治疗。

（三）人年已老而可以有子

女子二七，男子二八以后，天癸至，阴阳和则能有子；七七、八八之后，男女天癸皆尽，形体坏而不能有子。但还有几种特殊的情况，比如"有其年已老，而有子者"，岐伯给出的解释是"此其天寿过度"。什么叫"天寿过度"？就是这种人命中注定寿命（天寿）要长一些。一般人是春秋"度百岁乃去"，天寿是一百岁。这种人天寿过度，不止一百岁。所以他们到了别人的天癸已竭的时候，仍然处于一个"气脉常通"的状态，肾气有余，所以能够"年已老而有子"。

这种情况很好理解，有争论的在后面："此虽有子，男子不过尽八八，女子不过尽七七，而天地之精气皆竭矣。"这里的"男子不过尽八八，女子不过尽七七"是什么意思呢？《素问直解》是这么理解的，他认为正是因为天寿过度，七七、八八这个天癸之数不再成为他的限制之数，故而能老而有子。但这并不是正常现象，"若以常数论之，男子天癸不过尽于八八，女子天癸不过尽于七七，而上天之气，下地之精皆竭矣"。可见《素问直解》的意思是父母在正常情况下，男子在八八之后，女子在七七之后就失去生育能力了，但部分特殊情况可以七七、八八之数以后仍然具备生育力。这个解释实际上只是说"啊啊，这是个特殊情况而已"，并没有给出清晰的答案。后世注家有不少人是持这个论点的。

我们再看看王冰的注。他的解释是这些过了天癸之数仍然气脉常通的人虽然能够老而有子，但是这个孩子的寿命不能过天癸之数。在论治一些儿科病，尤其是先天胎疾的时候，就有"子之羸弱，皆父母精血之弱"（《幼科发挥》）这么一个观点。因为父亲或母亲过了天癸之数以后再生育，虽然他们体质特殊，能够肾气有余而有子，但是肾气毕竟已经不再强盛。父母精血既弱，生出来的孩子也就羸弱，所以就子寿不能过天癸之数。

由此，我们可以联想到，现在有很多不育的患者，我们会用辅助生殖的技术帮他们解决生育问题。如果他们的不育是肾精不足而引起的，那么通过某个技术手段帮助生育，能不能解决"父母精血皆弱"这个问题呢？解决不了。按照这个理论推导，辅助生殖生出来的小孩子，会不会羸弱一点呢？是存在这个可能性的。但非常遗憾的是，第一代的试管婴儿，还没到天癸之数的年纪，最早的那个也没到天癸之数的年纪，再加上还有很多其他因素的影响，所以我们没法很好地去评判。但是，确实有研究可以证明，用辅助生殖生出来的孩子需要比别的孩子更多的医疗看护，这不就是羸弱的表现之一吗？所以呢，从我们中医男科的角度看，能够在治疗以后自然生育的，就尽量不要用辅助生殖。当然不可否认的是，辅助生殖技术确实能够解决很多问题，也帮助很多夫妇有了自己的孩子。

前面讲的是第一种特殊情况，接下还有第二种情况。有一类特殊的人，所谓的"道者"，指那些特别善于养生的人，他们"年皆百岁"，能够活很久，年过百岁而动作不衰。这些人在七七、八八之数以后，能不能有孩子呢？岐伯说"夫道者能却老而全形"，他们能够长久保持自己的身形健康，所以他们"身年虽寿"，却能够有孩子。这说明"道者"的肾精是一直处于充盈状态的，他们不受天癸之数的约束，天癸一直不竭，所以能够却老而全形，也能够老而有子。

在道家养生思想里有句名言："要想不老，还精补脑。"想要长生不老，就得把这个精拿去补充脑髓。那这个精还能白白"浪费"掉，去用来生育吗？当然舍不得呀，对于这些修道的人来说，长生可是第一要务。既然有这样一个思想，为什么要谈到道者老而有子呢？"能有子"实际上是一个能力的反映，不是说一定要去生育。我们只要由此知道"藏精"的重要性就可以了。既然身体的壮盛程度和生育力都与"精"有关系，那么想要养生，首要的任务就是保精。

怎样去保精、养精呢？在《内经》里接着这段原文下来，讲的就是"其有真人者……至人者……圣人者……贤人者"，这些善于养生的人是怎么养生的，算是举例说明了。这段文字我们这里不讲了，总之归结四个字，就是"天人合一"，这是养生的基础和根本。

（四）人的天寿规律

黄帝曰：其气之盛衰，以至其死，可得闻乎？岐伯曰：人生十岁，五脏始定，血气已通，其气在下，故好走；二十岁，血气始盛，肌肉方长，故好趋；三十岁，五脏大定，肌肉坚固，血脉盛满，故好步；四十岁，五脏六腑十二经脉，皆大盛以平定，腠理始疏，荣华颓落，发颇斑白，平盛不摇，故好坐；五十岁，肝气始衰，肝叶始薄，胆汁如灭，目始不明；六十岁，心气始衰，苦忧悲，血气懈惰，故好卧；七十岁，脾气虚，皮肤枯；八十岁，肺气衰，魄离，故言善误；九十岁，肾气焦，四脏经脉空虚；百岁，五脏皆虚，神气皆去，形骸独居而终矣。（《灵枢·天年》）

这段原文看起来，是不是感觉跟我们前面《上古天真论》那段原文特别像？它们都是在讲人体的生长、发育、成熟、衰老过程。但是，这两段原文阐释的时间跨度是不一样的。在《上古天真论》里只讲到七七四十九岁、八八六十四岁就结束了，并没有一直讲到生命的终结。而这段原文则以十年为一个周期，阐释了完整的生、长、壮、老、已全过程。

开篇黄帝就问："其气之盛衰，以至其死，可得闻乎？"从这句话我们可以看得出来，接下来岐伯要回答他的一定是要从生讲到死，是整个一生的规律。人自出生起，先逐渐充盛，到达顶峰，再逐渐衰弱。

从原文来看，从十岁一直到四十岁，是一个逐渐充盛并且达到顶峰的过程；四十岁往后就是一个逐渐衰老的过程。四十岁到一百岁，一共六个阶段，这六十年恰好有一个规律，就是五脏由肝开始渐次衰老。按五行相生的顺序，五脏依次衰老，一直到最后五脏俱衰。这就是本段原文的大规律。

这段原文有几个地方是需要校勘一下的。

第一个就是"荣华颓落"，应按王冰的观点，把其校成"荣华稍落"，你看"腠理始疏，荣华稍落"，它恰好就对仗起来，也更符合文义一些。

第二个是"发颇斑白"。既然是"腠理始疏，荣华稍落"，那当然应该还没有到"发颇斑白"的地步。所以这里应该根据《甲乙经》和《太素》，校成"发鬓斑白"，就是刚刚开始有白头发，这也比较符合我们的日常经验。一个正常四十岁的人，顶多刚刚出现白头发，应该还不到发颇斑白这个程度。

"胆汁如灭"应该是"胆汁如减"。繁体字的"灭"和"减"是很相似的，所以它非常容易被抄错。我们可以根据《甲乙经》把它校成"胆汁如减"。

"心气始衰，苦忧悲，血气懈惰"，从韵律上看"苦忧悲"也应该四个字比较顺口一点，《甲乙经》里面它恰好也是四个字"乃善悲忧"。所以根据他校的原则，这个"苦"就改成"乃善"两字。

"皮肤枯"后面按《甲乙经》，应该还有"故四肢不举"这几个字。

"肾气焦，四脏经脉空虚"，这个"四脏经脉空虚"应该依据《太素》校成"脏枯，经脉空虚"。

1. 逐渐壮盛的过程

在十岁、二十岁、三十岁这个逐渐隆盛的阶段，我们注意到它有"好走""好趋""好步"这样的特点。所以需要先了解一下"走""趋""步"是什么含义。

　　段玉裁《说文解字注》对这三个字，或者三种行走状态做了一个解释："徐行曰步，疾行曰趋，疾趋曰走。"意思是说，慢慢走叫作步，走的比较快的就叫趋，疾趋就是比趋还要快，就叫作走。

　　在《庄子·田子方》里有非常著名的一段话：颜渊问于仲尼曰："夫子步亦步，夫子趋亦趋，夫子驰亦驰；夫子奔逸绝尘，而回瞠若乎后矣！"疾奔就叫作驰。这段话的意思是老师走多快，我就走多快。但是老师一加速，太快了，我就跟不上了，只好在后面惊讶地看着，佩服不已。可见这个步、趋，就是指走路快慢的问题。

　　人身十岁，好"走"，这是走得最快的；二十岁好"趋"，三十岁好"步"，越走越慢了。这是不是说行走速度确实就慢起来呢？不是的，这只是相对于个人行走状态来说的。你看那些小朋友在外面玩的时候，他们都是用跑的，没有慢慢走的，都是跑来跑去停不下来。到了二十岁、三十岁他就可以比较稳重地走路了。

　　《类经》在注三十而好步的时候说，这是因为"血脉盛满"，以其"盛满则不轻捷"，所以不会走得很快。那为什么"人生十岁，五脏始定，血气已通"的时候好"走"呢？因为"其气在下"。只要讲到上下，我们就要想到阴阳气机的升降。"其气在下"，下则宜升，就意味着这样的人身状态是倾向于升发的。这也符合小孩子正在生长发育的年龄特点。

　　可是随着年纪逐渐长大，到二十岁"血气始盛，肌肉方长"的时候，他上升、升发的趋势就逐渐变缓了，所以"好趋"。一直到三十岁，进入一个平稳的隆盛阶段了，原文里讲的是"五脏大定，肌肉坚固，血脉盛满"，这个时候，就是"步"这样一个"不疾不徐"的状态。

2. 盛极而衰就是衰老

四十岁是气血最隆盛的时候。但是"亢龙有悔"，最隆盛的时候就已经包含了衰减的因素在里面。所以我们可以看到，单纯从文字上看，还是三十岁显得更壮盛一些。"三十岁，五脏大定，肌肉坚固，血脉盛满"。四十岁，虽然"五脏六腑十二经脉，皆大盛以平定"，但是"腠理始疏，荣华稍落，发鬓斑白，平盛不摇"，已经有衰落的迹象了。

接下来"五十岁，肝气始衰，肝叶始薄，胆汁如减，目始不明"。首先是从肝开始衰老，接下来依次是心、脾、肺、肾。这是与天地四时相应的一个规律：肝应春，心应夏，脾应长夏，肺应秋，肾应冬。到了冬，这个生命的生、长、壮、老、已就已经结束了，所以"百岁，五脏皆虚，神气皆去，形骸独居而终矣"。

"形骸独居"是什么意思呢？是说只有躯体还存在，神已经没有了。如果只有躯体，而没有神，那就是已经死亡了。所以我们经常看到的"形独居""形骸独居"都是一个意思，都是只有肉体还存在，神明已去。

"五脏皆虚"，是五脏的什么虚呢？我们看看上下文，肝气虚、心气虚、脾气虚、肺气虚、肾气虚，可见"五脏皆虚"是指五脏之气或者说五脏的精气皆虚，是"肾受五脏六腑之精而藏之"的那个精气的亏虚。神是怎么产生的？五脏藏精而生神，既然五脏精气皆虚了，自然也就没有神了。

我们再来看一下"肝气始衰"的特点："肝叶始薄，胆汁如减"，这是肝胆的功能都下降了；肝开窍于目，所以"目始不明"。

肝木生心火，所以肝气衰以后，就是心气衰。心气衰会出现什么情况呢？"乃善忧悲"。这里的善忧悲，实际上指的是各种异常的、负面的、消极的情绪。通过这句话，反证了我们的"心主神明"不仅仅是主喜，五志七情皆由心所主。既然心气衰，则五志七情都会出现异常。那么这个异常是积极向上的，还是消极向下的呢？衰老的话，当然这个气机是向下的，所以善悲忧，以消极向下的情绪为主。"血气懈惰"，心为五脏六腑之大主，心气不足，血气也随之运行不利，所以最后就懈惰。在这样的情况下，整个人的表现就是"故好卧"，喜欢躺着，不喜欢动了。不喜欢动的原因是什么？阳气在逐渐亏虚，阴精也在不断亏虚，心中精气始衰，所以"好卧"。

到了七十岁，脾气就虚了。久坐伤肉，脾主肉，脾气虚了以后，就不能濡养全身的四肢百骸，所以在外皮肤枯，四肢不举。四肢不举，意味着筋骨肌肉都已经虚衰了。我们在下一段原文里面还要讲四肢不举——"脾病四肢不举"。为什么四肢不举呢？因为脾虚就不能化生气血，不能够为胃行其津液，不能够把水谷精微浇灌四旁，当然也不能浇灌四肢。人体的器官也好，组织也好，全都失于濡养，所以会出现四肢不举。

"八十岁，肺气衰，魄离，故言善误"。肺藏魄，肺气衰就不能藏魄，就会"言善误"。这个"言善误"，不是那种由心神不宁而致的言语错乱，而是一种本能的、组织语言能力的下降，是一种低级的语言错误。

"九十岁，肾气焦"。肾受五脏六腑之精而藏之，到"肾气焦"的时候，实际上五脏六腑的精气都已经枯竭了，所以"脏枯，经脉空虚"。你看，前面肝、心、脾、肺都已经不足了，现在又有"肾气焦"，五脏自己的精气都不够藏了，那又怎么能够浇灌四旁，濡养筋脉呢？所以必然就是"经脉空虚"了。一直到百岁，五脏的经脉亏虚，不能生神，那就神气皆去，最后趋于死亡。

这段原文应该来说文意非常的简单。我们学习这段话要把握的重点，就是跟《上古天真论》讲"七七八八"的那段原文进行比较。那段原文的重点是天癸盛衰和有子无子，而这段话的重点是生和死，贯穿了生长壮老已的全过程。

五、脾在五脏中的特殊地位

帝曰：脾病而四肢不用，何也？岐伯曰：四肢皆禀气于胃，而不得至经，必因于脾乃得禀也。今脾病不能为胃行其津液，四肢不得禀水谷气，气日以衰，脉道不利，筋骨肌肉皆无气以生，故不用焉。

帝曰：脾不主时，何也？岐伯曰：脾者土也，治中央，常以四时长四脏，各十八日寄治，不得独主于时也。脾脏者，常著胃土之精也。土者，生万物而法天地，故上下至头足，不得主时也。

帝曰：脾与胃以膜相连耳，而能为之行其津液，何也？

岐伯曰：足太阴者，三阴也，其脉贯胃属脾络嗌，故太阴为之行气于三阴。阳明者，表也，五脏六腑之海也，亦为之行气于三阳。脏腑各因其经而受气于阳明，故为胃行其津液。(《素问·太阴阳明论》)

这里需要校勘的地方就是"四肢皆禀气于胃而不得至经"的"至经"。有的人说"至经"就是对的，是"至十二经"，或者"至足太阴脾经"的意思。持这两种说法的人都有。但我们现在通常还是依据《太素》，把它校正成"不得径至"，就是不能直接到达的意思。

（一）脾病而四肢不用

第一段的核心就是"脾病而四肢不用"。为什么脾病就会四肢不用呢？岐伯回答说，四肢都禀水谷之气于胃，但是胃不能直接把这些水谷之气输布于四肢，一定要有脾的帮助才能到达四肢。如果脾出了问题，就会引起"脾病不能为胃行其津液"，不能帮助胃来输布这些水谷精微，四肢就不能够禀受水谷之气，四肢的气血就逐渐衰弱，脉道不利，筋骨肌肉就都没有水谷之气的濡养，在这种情况下当然就"不用"了。所以这是脾不能运化水谷，筋骨肌肉失于濡养导致的四肢不用，前面那个"四肢不举"也是类似的意思。

对于"脾病而四肢不用"这段话的争论和阐发的焦点主要是：到底只是四肢不用，还是说四肢百骸俱不能用。不仅仅是四肢需要水谷精微的濡养，五脏六腑、四肢百骸都需要水谷精微的濡养，如果脾不能为胃行其津液的话，当然也可能四肢百骸都不能用了。

在《素问·玉机真脏论》里面讲："帝曰：夫子言脾为孤脏，中央以灌四傍，其太过与不及，其病皆何如？岐伯曰：太过则令人四肢不举，其不及则令人九窍不通，名曰重强。"在《素问·示从容论》里面也说"四肢解堕，此脾精之不行也"，都强调脾病则四肢不用。《甲乙经》在"脾病四肢不用"的后面，又加了一句"身重骨酸不相知，太白主之"。"身重骨酸不相知"很明显是一个四肢不用的临床症状。如何治疗呢？"太白主之"，太白是足太阴脾经上的穴位。这些原文都是特指"四肢不用"的例证。

《黄帝内经素问集注》注曰："四肢者，五脏六腑之经俞也。……盖四肢受水谷之气者，由脾脏之转输。脾之转输，各因其脏腑之经隧，而受气于阳明。是以脉道不利，则筋骨肌肉皆无气以生养矣。"三阴三阳经的经俞都在四肢上，"四肢不用"是不是隐含着五脏六腑也都不能用的意思？如果五脏六腑的功能受到影响，那全身的功能也都受到影响了。所以他在后面又特别指出："筋骨肌肉，皆无气以生养矣。"筋骨肌肉也分别与五脏的不同脏相对应，也是脾病以后，五脏六腑都不能用的意思。《黄帝素问直解》讲得就更为直接："今脾病不能为胃行其津液，则四肢不得受胃中水谷之气，而水谷之气，外行四肢，内资五脏，气日以衰。肺主气也，脉道不利，心主脉也，而肝主之筋，肾主之骨，脾主之肌肉，皆无水谷之气以生，故四肢不用焉，所以脾病而四肢不用也。"这个四肢不用的潜在含义就是五脏及其所主都不能用。根据这句话来阐发，我们想想如果脾病而百骸不能用，或五脏六腑、四肢百骸俱不能用，那是不是任何疾病都有可能由脾病引起来呢？这就是《脾胃论》的理论基础，脾胃是后天之本。

（二）脾不主时

下面继续强调脾的重要性："脾不主时，何也？岐伯曰：脾者土也，治中央，常以四时长四脏，各十八日寄治，不得独主于时也。脾脏者，常著胃土之精也。土者，生万物而法天地，故上下至头足，不得主时也。"五脏是与四时相对应的，可是春夏秋冬里面没有脾啊，为什么脾不单主一时呢？因为"脾者土也"，是治中央的，所以"常以四时长四脏"，四时都由脾所主。那怎么安排这个时间呢？每一季的最后十八天为脾所主，这就是"各十八日寄治，不得独主于时也"的意思。

"独主于时"，到底是指脾主某时，还是某时主脾，是有一点争议的。但是我们不需要特别去纠结它，因为不管是脾主某一时，比方说脾主各十八日寄治，还是各十八日主脾，它的意思是一样的，都是说脾跟这十八天相对应。单纯从文法上来说，还应该是"时主脾"更合理一些。但是这个其实不重要，这段话最重要的含义是，我们要明白"脾脏者，常著胃土之精也"，脾在一年四季都发挥着重要作用。正因为脾一年四季都在发挥重要作用，所以才不独主于时。

实际上，脾不主于时，在前面我们讲五行的时候，就已经可以感觉到《内经》的这个思想了。比如《素问·阴阳应象大论》里说"人有五脏化五气，以生喜怒悲忧恐"，没有提到"思"。因为，所有的喜怒悲忧恐都是由"思"产生的。这就是"土"的特点。"土"，它对四时，或者说对整个五行，都有斡旋调节的作用，所以它不能独主某时。

这样一个"脾不主时"的理论，临床上如何应用呢？首先"四季脾王不受邪"（《金匮要略》），我们四季都要注意固护中焦脾土，才能使正气强盛，不受邪气侵扰。脾王（wàng）就是脾很旺盛的意思，或者是脾作主、脾来主宰这样一个意思。这就是我们临床上诊疗四时之病和交节病的时候，可以从脾论治的理论基础。

《临证指南医案》更进一步提出"上下交损，当治其中"。这也是一个跟"脾不主时"类似的观点。为什么这么说呢？"中"是指中焦。上下交损为什么要治中焦呢？因为脾胃有斡旋气机的作用。它居中，既能斡旋升，也能斡旋降，既能斡旋出，也能斡旋入。正因为脾有这样的特点，所以它不独主于时，所以"上下交损，当治其中"。这段话实际上是进一步强调脾胃的重要性。

（三）脾为胃行其津液

"帝曰：脾与胃以膜相连耳，而能为之行其津液，何也？岐伯曰：足太阴者，三阴也，其脉贯胃属脾络嗌，故太阴为之行气于三阴。阳明者，表也，五脏六腑之海也，亦为之行气于三阳。脏腑各因其经而受气于阳明，故为胃行其津液。"

脾和胃只是以膜相连，脾怎么为胃行其津液呢？"足太阴者，三阴也"，足太阴能为三阴行津液，"故太阴为之行气于三阴"。这里第一个"三阴"解释为阴气比较旺盛，一阴为厥阴，二阴为少阴，三阴为太阴；后面这个"三阴"指的是太阴、少阴、厥阴三阴合称。

"阳明者表也，五脏六腑之海也，亦为之行气于三阳。"足阳明胃经是和足太阴脾经相为表里的，胃为五脏六腑之海，五脏六腑之气皆禀气于胃，都是由胃的水谷之气来濡养的，那么胃就能够为之行气于三阳。这个三阳指的是手足三阳经，也就是六腑。三阳经由足阳明胃经而受之，或是三阴经由足太阴脾经受其气于阳明，则十二经皆能受胃中水谷之气——这个过程是脾帮助胃完成的，所以说脾能为胃行其津液。讲到这里，再回头来看"脾病而四肢不用"，当然指的就应该不仅仅是狭义的四肢了。

第五讲　精气神

一、人的血气精神

人之血气精神者，所以奉生而周于性命者也。经脉者，所以行血气而营阴阳，濡筋骨，利关节者也。卫气者，所以温分肉，充皮肤，肥腠理，司关阖者也。志意者，所以御精神，收魂魄，适寒温，和喜怒者也。是故血和则经脉流行，营覆阴阳，筋骨劲强，关节清利矣。卫气和则分肉解利，皮肤调柔，腠理致密矣。志意和则精神专直，魂魄不散，悔怒不起，五脏不受邪矣。寒温和则六腑化谷，风痹不作，经脉通利，肢节得安矣。此人之常平也。

五脏者，所以藏精神血气魂魄者也；六腑者，所以化水谷而行津液者也。此人之所以具受于天也，无愚智贤不肖无以相倚也。(《灵枢·本脏》)

这一段有几个问题要搞明白。第一个是"血气精神"的断句的问题。可以断成"血、气、精、神",那就是四个名词;也可以断成"血、气、精神",那就是三个名词。因为接下来讲的内容就是血、气、精神,因此以后一种断句更为合适。

"所以奉生而周于性命者也",这个"奉"就是养的意思,"养"的目的是让性命周全,"周"就是"全"的意思。

"经脉者,所以行血气而营阴阳"的这个"营"的意思比较特殊,很可能会理解为濡养,或者是营养的意思。其实不是,"营"在这里指的是"运","营者运也"。营阴阳就是运行阴阳,使"阴阳和",以"和表里内外",或者说是"和脏腑内外",使血气运行于表里内外,从而达到濡筋骨、利关节这样的一个目的。

"温分肉"这个"分肉",可不是一种特殊的肉。"分肉"指的就是肉,因为"肉有分里",所以叫作"分肉",这是对肉的另外一种说法。

"关节清利"的"清利"指的是"滑利",是关节活动非常顺畅、非常流利这样的感觉。

最后,就是"此人之所以具受于天也,无愚智贤不肖,无以相倚也。"前面这个"无"是个衍文,是不需要的。意思就是说,不管是愚智贤也好,或者不肖也好,各式各样的人都是一样的。

(一)血

什么是血呢?原文中没有说"血者"如何,而是"经脉者,所以行血气而营阴阳、濡筋骨,利关节者也"。经脉是行血气的，所以在这里用"经脉"实际上有两个含义。第一，是借经脉以言血气，阐述血气的功能。所以后文讲的还是血的功能。第二，之所以要借经脉以言血气，主要是想强调血气通行的重要性。一方面血气行于经脉，另一方面血气运行必须通畅，才能够营阴阳，才能够运行于表里内外，从而起到濡筋骨、利关节的作用。

我们再想一想，如果说血气营运于表里内外，从而能够濡筋骨、利关节的话，这里专门指出的筋骨、关节，有没有什么特殊之处呢？好像没有。也就是说，这里只是举例说明血气能够濡筋骨、利关节，实际上血气也必定同时在濡五脏、利六腑，所以筋骨、关节，只是举例。我们不能理解得太狭窄了，觉得原文说"濡筋骨，利关节"，血气就只是可以濡养筋骨、关节；而应该想到血气是营阴阳于表里内外，实际上表里内外、五脏六腑、四肢百骸都是被经脉所濡养的。怎么濡养呢？通过运行血气而濡养。

"血和"实际上包括两层含义：第一，气血要足够充足；第二个，就是气血的运行是通畅的，是可以"营阴阳"的。这才是"和"的一个状态。

"营覆阴阳"，这个"营"还是运行的意思，血气既能运行到阴，也能运行到阳，从而最后达到一个筋骨劲强、关节滑利的状态。"筋骨劲强，关节滑利"是筋骨和关节的常态，或者平人之态。"血和则经脉流行，营覆阴阳，筋骨劲强，关节清利"的意思就是：如果血气和，那么血气就能够在经脉中很流畅地运行，并且这种运行能够覆盖到人体的每一个角落，从而使相应的脏腑、器官发挥其正常的应有的生理功能。《素问·五脏生成》说"目受血而能视,足受血而能步,掌受血而能握,指受血而能摄",就是对这个结论的一个佐证。

我们可以看出这段原文的行文特点:讲究变化。这个变化实际上是为了让文字能够有更多一层意思。你看,仅仅用"经脉"来替代血,就加入了强调血气必须要运行的一层意思。

(二) 气

什么叫作气呢? 原文说"卫气者,所以温分肉,充皮肤,肥腠理,司关阖者也"。这就引来了第一个问题,我们知道人体内的"气"这个概念实际上是非常广的,这里为什么只讲卫气呢? 实际上是举卫气作例子。人身之气有好多种。要是说气一元论的话,那"天地和气,命之曰人"中"气"的概念更是非常广泛。很明显,这里讲的"气"不是广义上的气,而是某一种具体的气,具体来说就是卫气。卫气的主要功能是什么呢?"温分肉,充皮肤,肥腠理,司关阖"。司关阖也是指腠理致密而言,分肉、腠理、皮肤这些都是在表的。从这句话上看,"卫气"主要能够营养、温煦皮肤、肌肉、腠理,从而起到卫外的作用,所以后面的原文说:"卫气和则分肉解利,皮肤调柔,腠理致密矣。""分肉解利,皮肤调柔,腠理致密"实际上就是分肉、皮肤、腠理的平人之态。就是说,如果"卫气和",皮肤、肌肉、腠理就能处于正常的状态。反之,如果卫气不和,分肉不能解利,皮肤就不能调柔,腠理不能致密,出现各种功能失调。

这段话为我们后世"实卫表"的治法提供了一个理论依据。既然卫气的功能是"温分肉、肥腠理",那么如果卫气有所不足的话,就要用温养的药来治疗。能温养腠理、皮肤,最典型的就是黄芪。所以后世在讲黄芪的药性的时候,就经常引用这句话。

这段话还有一个隐藏的含义:除了卫气本身的充盛与否外,还有一个卫气分布的问题。因为分肉、皮肤、腠理实际上是一个非常广阔的范围,卫气之所以能够温分肉,能够充皮肤,能够肥腠理,就必须要能够敷布到全身所有的腠理、皮肤、分肉,才能够司关阖。那么这里就有一个阳气运行的问题。如果阳气不能运行,或者说卫气不能运行,比方说因为各种原因被阻遏了,就会发生相应的疾病。让我们看看下面这个医案:

> 林(左)经云:卫气者,所以温分肉,充皮肤,肥腠理,司开合。足见阳气流行,断不容有所留阻。气虚生痰,痰湿内伏,流行被阻,卫气不能敷布。四肢每欠温和,神情难于振卓,而脉形沉弦带滑。有似阳衰,其实阳气不能从中用事耳。拟补气化痰,宣畅阳气。人参须一两(另研和入),野於术二两,制半夏三两,川断肉(炒)一两五钱,川桂枝六钱,白蔻仁三钱(另研和入),白蒺藜(炒去刺)一两五钱,枳实七钱,厚杜仲一两五钱,炒杞子一两五钱,广藿香一两,猪苓一两,泽泻一两,云茯苓三两,橘红一两,苦桔梗八钱。上药如法研为细末,水泛为丸。(《张聿青医案》)

这是张聿青治疗霍乱病的医案。他对患者出现的瘰螺痧有个解释：就是手指上的螺纹会瘪下去。从西医的角度说就是一种脱水的表现，因为霍乱吐泻，会有大量的水、电解质丢失。瘪螺痧的原因，张聿青认为是卫气闭塞，分肉不能被温养，腠理就不肥，手指的螺纹就瘪下去了。这种情况是因为卫气不足吗？不是！这是邪气郁遏了卫气，卫气不行所导致的。所以并不是全身所有地方都瘪下去了，而首先是指头这个局部先瘪下去了。

既然阳气被阻遏了，首先想到的治疗方法是什么？就是通阳气。用张聿青的话说就是"宣畅阳气"。但是，宣畅阳气只是给"卫气"提供一个动力而已，更重要的是治病要必求于本。为什么这个病人的阳气会不通畅呢？因为湿气和痰湿的阻遏，那么就要把阻遏的因素去除掉才可以。就这个医案来说，就用了补气和化痰的治法。先把痰湿祛除掉，然后再让阳气通畅。

我们回到刚才这段原文。卫气不和就会出现皮肤不调柔，腠理不致密。我们既要重视充养卫气，比方说用黄芪，用玉屏风散一类的方剂；又要不忘祛邪气，玉屏风散里边也有防风祛邪气。

另外一方面，我们也要注意到除了卫气不充养以外，还有一个卫气不能敷布、运行的可能性，就要考虑去除影响卫气敷布运行的病因。在这个医案里，主要是痰和湿。除了痰和湿以外，还可以有什么邪气呢？很多邪气都有可能，比如寒邪。大青龙汤证就是卫阳被寒邪所遏制，所以外有恶寒，内有发热。这个时候，我们就要首先祛除寒邪，然后卫阳才能重新得以敷布。所以大青龙汤的麻黄剂量是最大的。

（三）志意

"志意者，所以御精神，收魂魄，适寒温，和喜怒者也"。前面我们明明讲的是"血气精神者"嘛，"血气"之后，应该讲"精神"了呀。可是这里却是讲"志意"，并且"志意"还能够"御精神"，这就跟前面的内容感觉不是很对应。

为什么会出这种情况呢？让我们先来看一看什么是志和意。《灵枢·本神》说："心有所忆谓之意，意之所存谓之志。"这也是我们从中医学的角度上解释"志意"的最标准答案。"心有所忆谓之意"就是说心对于事物的印象有所留存，这种情况就叫作意。那么当这种印象留存了以后呢，"意之所存"，我们因为有这种留存的印象而有所决定，就叫作志，这就叫"意之所存谓之志"。所以这里实际上有一定的决断、决定，或者说"志向"这样的意思在里面。"志意"能够统御精神、收摄魂魄，并且能够驱使人类去适应寒温的变化，调和喜怒情志的变化。所以这个"志意"是非常重要的。

"志意"功能正常，就可以"精神专直"，也就是精神集中，思维敏捷。"魂魄不散"就是说魂魄不惮散，而能够分别藏于肝肺，以行使他们的正常功能。这样的话，七情就能够调和，就可以"悔怒不起"，而不会有那些过激的、异常的精神意识思维活动。精神专注，反应敏捷，七情调和，自然身体健康，所以"五脏不受邪矣"。

七情不调和，就可能五脏受邪而为病，所以《灵枢·百病始生》说："喜怒不节则伤脏，伤脏则病起于阴也。"这句话其实就是情志致病的理论来源。在《素问·举痛论》还有九气之变：怒则气上，喜则气缓，悲则气消，恐则气下，寒则气收，炅则气泄，惊则气乱，劳则气耗，思则气结。各种不同的情志会引起相应的脏腑发生各种不同的病理变化。那么怎样才能避免这些病理变化呢？这就要求"悔怒不起"，要"志意和"。

怎么样能够达到志意和呢？要"恬惔虚无"，要"精神内守"。只有这样的状态，才能够做到"精神专直，魂魄不散"。所以这个"志意和"，并不是说要用强大的意志力来控制自己，而是要顺其志意之本性，清静无为，顺应自然。这才是我们中医讲的"志意和"。

有意思的是，"志意和"之后，应该说"血气精神"就都讲完了。可是后面还多了一个"寒温和"，"寒温和则六腑化谷，风痹不作，经脉通利，肢节得安矣"。其实，"寒温和"还是从"志意"的功能里来的，因为"志意"能够"适寒温"。单独把"寒温和"拿出来再讲一次，意味着"寒温和"很重要！

寒来暑往，秋收冬藏，这是天地四时的变化。人要适应天地四时的变化，靠的就是志意的功能。如果说人没有"志""意"这种主观的精神意识思维活动，就无法去主动去适应这个寒暑变化。当然，这个适应不止是增减衣物以"适冷暖"，更包括"春三月，披发缓行，广步于庭"的这种"顺天之气"的顺天地以养生。

"寒温和则六腑化谷，风痹不作，经脉通利，肢节得安"。这句话的深层意思是，如果寒温不和，就可以导致各式各样的疾病，所以必须引起重视。首先，"寒温不和"就包括了六淫侵袭人体，包括了虚邪伤人。其次，人由天地而生，所以必须要顺应四时阴阳变化。如果不能顺应四时阴阳变化，就会产生各种各样的疾病，而寒温就是天地四时阴阳变化的典型表现。所以，原文特别强调"此平人之常也"。和则为常，不和则可能罹患各种疾病。这句话很重要，正是因为"寒温和"的概念之广、理念之重要，所以才单独另列一句，加以强调。"风痹不作"，实际上是为"弗为外邪所感"举的一个例子。"寒温和"，可不光是"风痹不作"，其他的"寒痹""湿痹"……很多很多疾病都不会发生。

"经脉通利，肢节得安"，同前文的血"濡筋骨，利关节"是一样的，都是以筋骨关节为例来表达四肢百骸功能正常的意思，和"风痹不作"一起表示不会发生疾病。

（四）脏腑与血气精神

脏腑和血气精神之间是什么关系呢？"五脏者，所以藏精神血气魂魄者也"。五脏是藏精气的。这个精气包括血气，还包括精神和魂魄这样的精神意识思维活动，以及各种人体的生命活动表现。五脏能藏精神血气魂魄，这就是"五神脏"概念的来源。中医讲的五脏，之所以区别于有形的脏腑，就是因为其能够藏精神、藏血气、藏魂魄。

至于六腑的功能，是"化水谷而行津液也"。相较于"六腑者传化物而不藏"论述六腑的传输功能，这段原文强调六腑"气化"的功能。六腑能够运化水谷，不但能够化生津液，还有运行津液的作用。"膀胱者……气化则能出矣"就是典型的例证。

在这段原文最后特别强调，五脏六腑具有这些功能，是人本身具有的特点。"此人之所以具受于天也"，这是人生下来就应该有的特点。所以不管什么样的人，聪明的，还是笨的，好人，还是坏人？都"无以相倚也"，都是一样的。

（五）一气而化六气

黄帝曰：余闻人有精、气、津、液、血、脉，余意以为一气耳，今乃辨为六名，余不知其所以然。岐伯曰：两神相搏，合而成形，常先身生，是谓精。何谓气？岐伯曰：上焦开发，宣五谷味，熏肤、充身、泽毛，若雾露之溉，是谓气。何谓津？岐伯曰：腠理发泄，汗出溱溱，是谓津。何谓液？岐伯曰：谷入气满，淖泽注于骨，骨属屈伸，泄泽补益脑髓，皮肤润泽，是谓液。何谓血？岐伯曰：中焦受气取汁，变化而赤，是谓血。何谓脉？壅遏营气，令无所避，是谓脉。(《灵枢·决气》)

这段原文虽然没有讲到气化，但实际上是最能够反映《内经》"气化"思想的文字之一。你看"余闻人有精、气、津、液、血、脉，余意以为一气耳"，开篇就提出了"一气化而为六"的概念。这里有一个校勘：根据《太素》，"予不知其所以然"后面应该还有一句"愿闻何谓精"。

先解释几个字词的意思：溱溱，指涣然流漓不尽，就是不停地出汗的这个感觉。淖，原义烂泥、泥沼，在此为浊厚之意；泽，在此意为"液"。"淖泽注于骨"就是浊厚之液注于骨。

"予意以为一气耳"的"一气"是什么意思？在《太素》

里说:"一气者真气也,真气在一,分一以为六别。"但"真气"是什么?《太素》没解释。"真气"跟"一气"是什么关系?《太素》也没解释。把"一气"解为"真气",无非是强调这个"一气"的重要性,是最真实的、最根本的、最重要的气。

相比之下,可能《类经》的观点更符合经旨。他说:"六者之分,总由气化,故曰一气,而下文云六气者,亦以形不同而名则异耳,故当辨之。"这里强调的实际上是一气转化为六气的过程。所以,这个"一气"到底是"真气",还是"原气",还是什么其他的气不重要。"天地合气,命之曰人"。整个人都是由气化而来的,无论这个气是真气,还是其他的气,无非命名上的不同,本质都是一样的。所以下文云"六气者",用的还是气这个字。这句话最重要的含义就是:人体的"精气津液血脉"等精微物质都是由一气所化。这个一气是水谷之气,也是天地精气,还是父母精气,总之是天地所合之气。

1. 精

"两神相搏,合而成形,常先身生,是谓精"。这就是对于精的解释,也是我们中医对于"精"的标准定义。这个"精"到底是怎么来的呢?这个"两神相搏"是什么意思呢?绝大多数的注家认为,"两神相搏"指的就是男女交媾。《黄帝内经灵枢注证发微》说:"盖当男女相媾之时,两神相合,而成所生男女之形。此精常先其身而生,有其精斯有其形,夫是之谓精也。"说明在这个"男女之形"形成之前,首先形成的就是精。"精"在先天而生的时候到底是什么状态呢?是有形的,还是无形的呢?中医通常把它理解为一种液体的状态。前面我们在讲

《素问·上古天真论》里"女子七岁，肾气盛……"那一段的时候，曾提到这一点。《灵枢悬解》说"男女交感，两神相持，合而成形，化生一滴神水，常先此身而生，以立官骸之基，是谓精"，以"神水"比喻先天所成之精，也是把"精"当液体来类比。此精"常先此身而生"，这就是我们一般所谓的先天之精。

看到这句话，可能不由自主就会想到《灵枢·本神》中的"两精相搏，谓之神"。这边讲"两神相搏，是谓精"，那边又讲"两精相搏，谓之神"，那到底是两精相搏而生神呢？还是两神相搏而生精呢？《类经》认为这可以用阴阳互用来解释："《本神》篇曰：两精相搏谓之神。而此曰：两神相搏，合而成形，常先身生，是谓精。盖彼言由精以化神，此言由神以化精，二者若乎不同，正以明阴阳之互用者，即其合一之道也。"

"神生精"和"精生神"并不矛盾。"两神相搏"的"两神"是指父母。父母两神相搏，合而成形，就是两精相搏的过程，是男精和女精相搏的过程。"两神相搏，常先身生，是谓精"，搏的是父母两神，成的是下一代的先天之精；"两精相搏，谓之神"搏的是父母之精，生是下一代的"神"，也就是子女的生命。这两句话里面，"精"和"神"的意思有所区别而已。

还有注家说，两精相搏谓之神，这个神是指神明。两精相搏能产生"神"，但这个"神"不是马上就来的。什么时候来呢？成了先天之精以后才能来，此身既成之后，神来居之。物质都还没有，神何从来？就不会来。这个解释也通。基于这个解释，我们可以这么理解：男女媾精，然后两精相搏，生子女的先天之精。先天之精生了以后，逐渐就能成此子女之身形，成此身形以后，才有神来居之。并不是有此一滴神水，神马上就有了，这需要一个过程。

2. 气

"上焦开发，宣五谷味，熏肤、充身、泽毛，若雾露之溉，是谓气"。很明显，这个"气"跟我们前面讲的那些个"气"不一样，跟我们讲的这个"天地合气"的"气"不一样，跟上文中的"一气"的"气"也不一样。这个"气"是上焦之气——卫气。为什么是卫气呢？因为肺主皮毛，因为熏肤、充身、泽毛，就是卫气的功能。

《黄帝内经灵枢注证发微》："宗气即大气，积于上焦，上焦开发于脏腑，而宣布五谷精微之气味，此气熏于皮肤，充其身形，泽其毫毛，诚若雾露之灌溉万物也。"认为这个"气"是宗气，是大气。因为是上焦之气嘛，上焦之气就是宗气、胸中之气。

《脾胃论》说是脾胃之气："五味入口，藏于肠胃，味有所藏，以养五气，气和而生，津液相成，神乃自生。此谓之气者，上焦开发，宣五谷味，熏肤充身泽毛，若雾露之溉。"

其实，我觉得在看这段原文时，不用特别纠结这个"气"是什么"气"。我们要理解的核心是：气是通过五谷化生而来的，可以发挥相应的濡养、浇灌四旁的功能就可以了。气可远远不止是有"熏肤、充身、泽毛"的功能。

3. 津

"腠理发泄，汗出溱溱，是谓津"。这又是一种行文上的变化。"腠理发泄，汗出溱溱"，这是一种疾病状态。"如水淋漓"，是一个汗出过多的状态。所以这里说"腠理发泄，汗出溱溱"，实际上是讲"津"的异常，是"以变衡常"。既然是腠理发泄而汗出，名之曰"津"之异常，那说明津是什么？津就是气化之水，"即气蒸之水也"（《灵素节注类编》）。这不就是"阳加之阴谓之汗"吗？一定是"阳气蒸腾阴液"的这种气水之变，才能产生津。所以津就是阴液的一种。

4. 液

"谷入气满，淖泽注于骨，骨属屈伸，泄泽补益脑髓，皮肤润泽，是谓液"。因为有"骨属屈伸"这句话，所以后世有注家就说液是注于诸骨节之中，就是骨关节这个地方，所以骨属能够屈伸。这么理解，对不对呢？当然对。因为从"骨属屈伸"的角度上讲，"液"就应该注于关节。可是，后面还有"泄泽补益脑髓"呢。泄，就是发泄、溢出的意思；泽就是水液。溢出的水液还能够补益脑髓，能够外养肌肤使"皮肤润泽"，这就是液的功能。所以这段原文是在强调液的充养、濡润、滑利的功能。这句话的重点，是说液这种稠厚的特性，具有充养的功能：注于骨，就"骨属屈伸"；泄泽外溢，到脑髓，就能够"补益脑髓"；到肌肤，又能"润泽皮肤"。可以这样认为，液可能有濡养五脏，濡养六腑，濡养筋、脉等功效，其关键点是浊厚的特点、充养的功能。与之相对应的"津"，相对清稀的，也能滋润五脏六腑，周身上下。所以《类经》里讲："津液本为同类，然亦有阴阳之分。盖津者，液之清者也；液者，津之浊者也。津为汗而走腠理，故属阳；液注骨而补脑髓，故属阴。"这段话很有意思："津者，液之清者"，津相比起液是清的；"液者，津之浊者也"，液相比于津是浊的。那么，按照现代定量的思维方法，最好要有个标准：浊度在50以上是液，浊度在50以下的就是津。有这样的浊度判断吗？是没有的！所以津、液往往是并称的。何谓津，何谓液？一个讲病理，一个讲生理，合在一起，就可以知道稠厚的，或者清稀的液体一样具有充养、滋润的功能。当它们异常的时候，会以如"腠理发泄，汗出溱溱"等形态表现出来。所以在"腠理发泄，汗出溱溱"的时候，人身的液也会受到损伤。液如果不到腠理，又怎么可能有润泽皮肤的功效呢？所以这两段话，我们可以把他理解为互文。而在临床上，也从来没有哪个在辨证上说，这是津的不足、那个是液的不足。津不足和液不足有区别吗？没有本质的区别，都是阴液不足。

5. 血

"中焦受气取汁，变化而赤，是谓血"。受什么气？受五谷之气。取什么汁？水谷精微。"中焦受气取汁"，就是受五谷之气，取其精微之汁，使其变化而赤。水谷经过人体的气化以后，变成红色，这就是血。

"血"是在哪里变化而赤的呢？单纯从这句话来说，首先会想到从中焦变化而来，"中焦受气取汁"嘛。但是并非如此。《灵枢·营卫生会》说："中焦亦并胃中，出上焦之后，此所受气者，泌糟粕，蒸津液，化其精微，上注于肺脉乃化而为血。"这是说在肺脉受其阳，化而为血。《太素》也认为是在肺脉化赤为血："五谷精汁在于中焦，注手太阴脉中，变赤循脉而行，以奉生身，谓之为血也。"我们更熟悉的观点其实是奉心神而化赤。正如《素问集注》所云："血乃中焦之汁，奉心神而化赤，故血者神气也。"《灵枢悬解》的观点比较独特："取此阴汁，输之于肝经，木中火胎，温养熏蒸，变化而赤，是谓血也。"

那么到底是注于肺脉化血呢，还是注于心神才能化血呢？如果从整个逻辑体系的完整性来说，心主血，所以奉心神或者受心阳化赤为血，是比较容易理解的；但"肺朝百脉"，注于肺脉而化血，也讲得通。实际上，不管是"奉心神化赤"也好，还是受手太阴肺经化赤也好，一样都是受其气——受阳气而化血。这个是没错的。所以这句话就有两层意思：第一层意思，血从哪来的？"中焦受气取汁"，是水谷精微化生而来的；第二层意思，血比津液多了一个"变化而赤"的过程，所以血有阳的成分在里面。血跟津液的区别在于血是阴中有阳的，所以中医常辨证血热，却不太有津热这个说法。

正因为血是阴中有阳的，所以要治疗血虚，就不能一味地滋养，用滋腻的养血药，还必须要注意阳气的作用。在理解当归养血汤的时候，当然有"有形之血难以速生，无形之气所当急固"的原因，另外一层含义，也是因为黄芪为阳药，所以才能够助血之生成。可能正是因为这个原因，它虽然重用黄芪，却不叫黄芪补血汤，而叫当归补血汤吧。

6. 脉

"壅遏营气，令无所避，是谓脉"。字面意思很容易理解。约束营气，让营气没有别的地方走，只能在规定的道路，朝规定的方向运行，这就是"脉"。这是一个基于功能的定义。

关于"令无所避"，容易理解的是《类经》说的这层意思：

"壅遏者，堤防之谓，犹道路之有封疆，江河之有涯岸，俾营气无所回避而必行其中者。"除此之外，还有另外一层意思，就是"盛壅营血之气，日夜营身五十周，不令避散"，不但是不让营气散开，还要让营气"日夜营身五十周"。可见"脉"除了能够壅遏营气在脉中，还壅遏营气，让它运行起来，营周不休。所以脉，还有通行血脉，以行血气的作用。如果营血的运行出了问题，除了气虚气滞，瘀血留阻之类的原因之外，还要考虑"脉"本身的病变。"脉"的不足，也会引起气血的流行受到阻碍。这可能是"壅遏营气，令无所避，是谓脉"所隐含的一个非常重要的含义。

（六）先后天之本

> 人始生，先成精，精成而脑髓生，骨为干，脉为营，筋为刚，肉为墙，皮肤坚而毛发长，谷入于胃，脉道以通，血气乃行。（《灵枢·经脉》）

这段原文主要讲的是先后天的根本。"人始生，先成精"，在胎孕初成的时候，最先形成的是精，即先天之精，也就是"两神相搏，常先身生，是谓精"的那个精。这看起来没什么不好理解的，可是《类经》却注了好大一段："《经脉篇》曰：人始生，先成精，精成而脑髓生。《阴阳应象大论》曰：精化为气。故先天之气，气化为精，后天之气，精化为气，精之与气，本自互生，精气既足，神自旺矣。虽神由精气而生，然所以统驭精气而为运用之主者，则又在吾心之神，三者合一，可言道矣。今之人，但知禁欲即为养生，殊不知心有妄动，气随心散，气散不聚，精逐气亡。"这段话好像跟"人始生，先成精"没关系，只是在讲精气互化而已。实际上张介宾是在强调，在"精成"之后，就会"精化为气"。精气互化，然后逐渐地才有"精成而脑髓生，骨为干，脉为营，筋为刚，肉为墙，皮肤坚而毛发长，谷入于胃，脉道以通，血气乃行"这个发育过程，并最后产生完整的人体。《医宗必读》就在此观点的基础上，发展出了"肾为先天之本"的理论。他说："婴儿初生，先生两肾，未有此身，先有两肾。"因此，这里是"肾为先天之本"的理论渊源。

大家想一想，《医宗必读》的"先有两肾"，跟我们后来说的肾，是不是同一个肾？可能不是。这个"两肾"，更准确地说，应该是两肾之气，通俗的说，就是先有个概念，并不见得有一个肾的形体，只是肾气先生。有肾气，则能藏精，则有后面的精气互化。

明白了这一点，我们就知道，先天之本只能是肾，不会是命门，更不会是什么胎盘之类的东西。因为这本来就一个概念性的东西，而这个概念就决定了只能是"肾"为先天之本。

"精成"之后，"脑髓生"——再一次强调了脑髓的重要性，之后依次是骨为干、脉为营、筋为刚。李今庸教授主编的《新编黄帝内经纲目》认为"刚"通"纲"，因为筋膜联缀百骸，故为一身之纲维。在这里，髓、骨、脉、筋、肉、皮，依次而成，好像没有一个明显的规律。但是，就传统的养胎理论来说，人生的胎孕，是按照相生的顺序来化生的，即先生肾，然后水生木、木生火以此类推，依次化生五脏。其于这个理论，就有所谓的十月养胎法，大家如果有兴趣可以了解一下。

"谷入于胃，脉道以通，血气乃行"是什么意思呢？"谷入于胃"意味这个孩子一定已经生出来了，已经进入了所谓的"后天"阶段。前面讲的是先天，至此，讲的就是后天。所以在《类经》说"此言养形在于谷"。人出生以后，就得靠"谷入于胃"以养之了。"谷入于胃"有什么作用？"脉道以通，血气乃行"。所以一定是到了后天，有了五谷摄入以后，脉道才能通畅，血气才能通行。这也是《灵枢悬解》注曰"此经脉所由生也"的原因。"谷入于胃，脉道以通，血气乃行"反映的就是：一定要到后天，水谷进入人体以后，经脉才开始逐渐发挥它的生理功能。

就临床应用来说，我们更注重"谷入于胃"这段话——强调的是脾为后天之本。这句原文暗含了"先天之本"和"后天之本"这两个概念。在先天，"精"最重要；在后天，"谷"最重要。你看，精、气、血、津液、血脉，是不是全部都跟水谷有关系啊？所以，水谷是人体精微物质的最重要来源之一。

此外，"人始生，先成精"是指先天之精；谷入于胃，遂有水谷之精；之后我们还会讲到另外一个来源，就是天地之间的精气。最后三者合一，就形成人体的气，这就是"天地合气，命之曰人"的完整过程。所以一方面，一源而三歧；另外一方面，则是三源而合流。这是对一个问题的不同方面的理解。

二、饮食进入人身以后发生的变化

食气入胃,散精于肝,淫气于筋。食气入胃,浊气归心,淫精于脉。脉气流经,经气归于肺,肺朝百脉,输精于皮毛。毛脉合精,行气于府,府精神明,留于四脏,气归于权衡。权衡以平,气口成寸,以决死生。(《素问·经脉别论》)

这段原文讲的是饮食进入人体以后是如何得以"运化",或曰如何以"气化"形式发生变化的。并在此基础上阐释了为什么可以取寸口脉以候五脏。

(一)食物的代谢规律

"食气入胃,散精于肝,淫气于筋"。这里的"散精"和"淫气",从引申的意思上来讲,是类似的,"精"和"气"实际上都是指的水谷精微。结合后面的原文就可以知道,其实不需要特别去较真"精"和"气"具体的指代什么,知道它们指代的都是水谷精微就可以了。"精"和"气"在这里我觉得是可以互换的。"食气入胃"讲的就是食物入胃,食物肯定也有"气",因为万事万物都是由"气"化生的。

1. 散精于周身

"食气入胃"以后,水谷精微先输送到肝,然后"淫气于筋"。"淫"的意思就是过多、过甚,有的注家认为"淫"是漫溢而出,还是多出来的意思。所以"淫气于筋"的意思就是水谷精气入于肝,肝自身用之,尚有余者,则注于筋以养之。

"食气入胃，浊气归心，淫精于脉"。把"浊气归心，淫精于脉"与"散精于肝，淫气于筋"对照一下，就会发现"精"和"气"的位置正好互换了一下。这也就反过来印证了前面我们讲的，"精"和"气"不需要去特别较真，二者是可以互换的，就是指的水谷精微，这是第一层含义。

第二层含义是什么？"食气入胃，浊气归心，淫精于脉"之后照常理推测，应该轮到"食气入胃，浊气归脾"，"浊气归肺"……但是原文没有照"规律"来，后面就开始讲"脉气流经，经气归于肺，肺朝百脉"了。既然它有"散精于肝，淫气于筋"，"浊气归心，淫精于脉"，那么就应该还有"散精于脾""散精于肺""散精于肾"。肝、心二脏应该只是举例说明，而不是说"食气入胃"仅仅是"散精于肝""散精于心"。这就是第二层含义。

水谷精微进入胃以后，经过脾胃的运化，水谷精气分别散布于五脏，五脏用之有余者，才能够荣养其"五体"。这个"五体"往大了去说，其实也是一个例证。既然可以"淫气于筋"，那么也可以"淫气于目"。这是第三层含义。

第四层含义，就是单独把心、肝挑出来说，还是有道理的。第一，肝是作为五脏的代表来说的，因为肝气应春天升发之气，要显得重要一些。第二，心是五脏六腑之大主，当然特别重要。但是原文单独把"心"拿出来可能更多是因为这段话的主要内容是讲"寸口何以决生死"。因此必须从"浊气归心，淫精于脉"讲起。

2. 气口成寸，以决死生

（1）肺朝百脉

"脉气流经，经气归于肺，肺朝百脉，输精于皮毛"。王冰是这么注释的："言脉气流运，乃为大经，经气归宗，上朝于肺，肺为华盖，位复居高，治节由之，故受百脉之朝会也。"什么叫"大经"呢？就是比较大的经脉，也就是十二正经。现在有的书把"脉气流经"说是脉气流行于比较大的血脉，这是不合适的。经脉和血脉的意义是不一样的。那为什么有人会把"脉气流经"理解为流于大的血脉呢？可能是因为后面有一个"肺朝百脉"的缘故。

"经气归宗"，所有的"经气"都归于一个地方，归到哪个地方呢？"上朝于肺"。为什么"经气"可以"上朝于肺"呢？还是看王冰的解释："肺为华盖……治节由之，所以受百脉之朝会也。"他认为是因为肺在五脏之中最高，能主治节，所以受百脉之朝会。用位置最高作理由，好像还是不太合理。《类经》说："精淫于脉，脉气流经，经脉流通，必由于气，气主于肺，故为百脉之朝会，皮毛为肺之合，故肺经输矣。"认为脉气的流行要靠气的作用，"必由于气，气主于肺"，所以肺才为百脉之朝会。这个解释可能更合乎医理。

既然"肺朝百脉"，因为皮毛为肺之合，所以肺还可以"输经于皮毛"。

（2）毛脉合精

紧接着是"毛脉合精，行气于府"。"输经于皮毛"的这个"毛"好理解，但"毛脉合精"也是指"皮毛"与"脉"相合吗？这不是很好解释啊。是不是有其他的引申意思，比如"肺合皮毛"，"毛"有没有可能是指代肺？

有人说前面既然讲"大经"，那"毛"不就"小脉"吗？是指毛细血管嘛。这个解释，也是挺通的。这就是有的注家把"大经"解释成血脉的原因。你看"肺朝百脉"，然后经过肺循环，到体循环，由主动脉这样的大血管最后走到毛细血管，再回到大静脉，回到心脏，形成体循环，完美！不过是不是总感觉很怪的样子？

朱良春老先生年轻的时候曾经写过读《黄帝内经》的体会。他在"只能存疑"里，就举了"毛脉合精，行气于府"的例证。按照朱老自己的说法，写这段文字的时候，他也搞不清清楚这个"毛脉合精"到底是什么意思。说明这里确实是个难点。

为什么会出现这种情况呢？因为"毛""脉""府"都可以有两个以上的不同解释，并且还能自由组合。这要有多少种解释啊！所以刚才讲的那个大血脉、小血脉、毛细血管也就变成解释之一了。这个理论用来解释《黄帝内经》的原文，大家可能觉得很可笑。但实际上在临床上很多人都是那么理解，也是那么用的，而且还感觉非常好，认为这个理论能够把传统中医跟现代医学的解剖生理非常好地结合、对应起来。这是一种直到现在都比较流行的思潮，把它提出来并不是要鼓励它，而是要警惕它。因为这个解释在逻辑上实在是很通畅，所以我们要越发警惕，不要犯这样的错误。

"毛""脉""府"分别有哪些含义呢？先来看"毛"的含义。

第一，"毛"可以代指肺或肺气。《素问吴注》说："毛属肺气，脉属心血，毛脉合其精，则行气于玄府，是为卫气。玄府，腠理也。旧无玄字，崑僭增之。"吴崑认为"毛脉合精"就是"气血相合"。他还提出了一个别人都没有的观点，就是这个"府"字，应该改成"玄府"。吴崑也很诚实，他说以前的版本里都没有"玄府"，我觉得是"玄府"就自己加了一个字，"崑僭增之"。这可以视为一解。这一解通不通呢？大家可以思考一下。理论上是讲得通的，但只是一家之言，至少不是最合理的解释。

第二，毛与肺相通，肺主气，"毛"是指气。《黄帝内经素问集注》："夫皮肤主气，经脉主血，毛脉合精者，血气相合也。"

第三，"毛"就是皮毛。《素问悬解》："皮毛与经脉合精，行气于腑，腑精通乎神明，留于肺肝心肾四脏。"这样说得通，毕竟这段原文的前面就是说的"输经于皮毛"嘛。怎么"输经于皮毛"呢？"上焦开发……若雾露之溉"。所以这里的"皮毛"隐藏的含义是"上焦开发"的这种气化功能（上焦的气化功能与经脉的功能相合这是可以理解的，实际上还是"升降出入"的一种思路），然后就能"行气于腑"。原文里的府不加月字旁，这里显然是把"府"理解为六腑。

第四，"毛"有"毛细"的意思，"毛细"指毛细血管。大家也不要觉得这是无稽之谈，支持这个观点的学者也做了许多考证，比方说在《国语》等古籍里面都有关于"毛"是指"毛细"的例证。这些学者也是经过充分的逻辑推理，才得出这个观点的；只不过这个观点的推论多少会受中医系统之外的知识影响，不是那么纯粹而已。

至于"脉"，有些注家认为是心血的意思，当然，也可能是经脉。其实心血和经脉，虽然从具体的解释上来说有点不同，但是本质上没有太大的区别。所以在这里"毛脉合精"，我们还是倾向于认为是"气血合精"。什么叫"合精"呢？有的人讲，是合在一起而有精明之象。不管怎么说，"气血相合"而发挥它的正常功能，然后能够"行气于府"。

"府"指什么？

王冰认为是"膻中"。这个说法被后人反复引用，认为"行气于府"就是行气于"膻中（气海）"。结合《内经》原文来看，这种解释是有道理的。因为"膻中集宗气"，"宗气"是"贯心肺而行呼吸"的，有助行气血的作用。所以如果理解为行气于"府"就是行气于气海膻中，然后再在气海的推动下灌输周行于全身，这也是完全解释得通的。

现在大多数教材则认为"府"应该是"血府"。"脉为血府"，"气血相合"，行于脉内，经过十二经脉周行全身。这个意思跟"行于气海"是类似的。只不过"行气于气海"的观点，更强调"宗气""膻中"的作用而已。

明清以后有些注家认为，"府"是指"六腑"。这个解释更符合"气化"的思想，要结合下文"府精神明，留于四脏，气归于权衡"来看。

所以"毛脉合精，行气于府"，可以解释为"气血相合"，正常地运行于经脉，最后通行于六腑。

（3）气归于权衡

"府精神明，留于四脏，气归于权衡"。这个"府"跟前面的"府"应该指的是同一个意思，对于"府精神明"理解就要取决于前文对于这个"府"字的理解。如果这个"府"理解为"血府（脉）"，那就是："脉"的功能正常就能"通行气血"，"气血遂流行于四脏"。如果把"府"理解为"血府"，又怎么解释"府精神明"只留于"四脏"，而不是"五脏"呢？这少的一"脏"一定是和"府精神明"有关系的，这是一个重要线索。

接下来就看看这"四脏"到底是哪"四脏"。

大部分注家认为这"四脏"应该是心、肝、脾、肾，因为前面已经讲到了"肺朝百脉"，就不再讲肺了。也有人认为"四脏"是心、肝、肺、肾，《素问悬解》就持这个观点，理由是"脾为四脏中气，故不言也"。

比较特殊的还是吴崑的观点："四脏，形之四脏，一头角，二耳目，三口齿，四胸中也。"因为他把"府"理解为"玄府"，所以认为"四脏"指"形之四脏"："头角""耳目""口齿""胸中"，是形体四个特殊的地方，都是"气血宣发"之处。

如果把"府"理解为"六腑"，"府精神明"就是"六腑"的"精气神明"。我们前面讲过，"六腑"除了传导的功能以外，还有"化气"的功能。既然有"化气"的功能，那么在毛脉相合、行于六腑之后，就会六腑气化而生，气化就是阴阳的交感，"阴阳不测者谓之神"，故而以"神明"称之。六腑所化之气，归于五脏之后，"五脏六腑"之气都得以均衡分布。这就是"气归于权衡"的意思。

这样，我们最后得出结论："毛脉合精"，是指气血相合；"行气于府"，是指气血通行于六腑；六腑受气血则能行气化之功，有神明之象，称为"府精神明"；六腑之气化，流行于五脏，故称"留于四脏"；脏腑皆得其气，即所谓"气归于权衡"。

（4）气口成寸，以决死生

"权衡以平，气口成寸，以决死生"。五脏六腑的气机输布已经达到了均衡平和的状态，我们可以通过"朝百脉"的"手太阴肺经"来判断"五脏六腑"的气血变化，也就是取"手太阴肺经"的"寸口（气口）"来"决生死"。因为这个"气归于权衡"是在"毛脉合精，行气于府，府精神明，留于四脏"之后发生的，肺经既是这个过程的起点，也是终点。所以我们借肺经之动脉来判断五脏六腑的气血有没有异常。

这里有个问题：什么是"气口"？

张介宾在《类经》里面做了系统的论述："气口之义，其名有三：手太阴肺经脉也，肺主诸气，气之盛衰见于此，故曰气口；肺朝百脉，脉之大会聚于此，故曰脉口；脉出太渊，其长一寸九分，故曰寸口。是名虽三而实则一耳。五脏六腑之气味，皆出于胃，变见于气口，故为五脏之主。"所谓"其名有三"，都是指的我们现在摸的"太渊脉"的位置，所以张介宾自己也说"是名虽三而实则一耳"。

中医对于"寸口脉"的解释是不同的。最常用的当然是以"太渊为寸口"。也有"左为人迎，右为气口"的说法，这个说法是从《难经》里来的。王叔和后来在《脉经》里对《难经》这段话做注疏的时候，明确解释为"左为人迎，右为气口"，后世遂以为圭旨。此外还有"人迎、寸口、趺阳为三部之候"的观点。但不管怎么说"寸口脉"都是在手上的，现在通行还是

《类经》"脉出太渊,其长一寸九分,故曰寸口"的观点。这段话是脉学的基础,非常重要。

(二)水饮的代谢规律

饮入于胃,游溢精气,上输于脾,脾气散精,上归于肺,通调水道,下输膀胱。水精四布,五经并行,合于四时五脏阴阳,揆度以为常也。(《素问·经脉别论》)

根据《太素》,在"合于四时五脏阴阳"后面还应该有"动静"两个字,是"合于四时五脏阴阳动静"。

游,浮游;溢,涌溢。"游溢精气"强调了"饮入于胃"之后,水饮在人体内变化的一种状态。是怎么样的一种状态呢?是"精气"的状态。《类经》注曰:"水饮入胃,则其气化精微,必先输运于脾,是谓中焦如沤也。脾乃散气,上如云雾,而归于肺,是谓上焦如雾也。"这实际上还是"气水互化"的一个过程。"游溢精气"是水化为气;"上焦如雾"是气化为水。

饮入于中焦之后,"游溢精气",这是"中焦如沤";"上归于肺",就是"上焦如雾";"下输膀胱",就是"下焦如渎"。水饮在代谢的时候,在"三焦"都是处于"精气"的状态,只在需要的时候才会"气化为水"。如果"饮入于胃"以后,不是处于"精气"的状态,而是水饮的状态,那就是异常,就会出现各种阴性的代谢产物。

水饮所化之精气在人体通行的通道是什么呢?"三焦者,决渎之官,水道出焉","三焦"就是它运行的通道。"水精四布，五经并行"，所以"经脉"也是它的通道。水饮之气是通过"三焦"和"经脉"输送于全身各个部位，完成"散精""上归于肺""下输膀胱"等过程的。

我们把整个水饮运化过程简单地梳理一下："饮入于胃"，经过胃的气化作用，"上输于脾"，经过脾气的散精（这也是"脾为胃行其津液"的意思），水饮之气"上归于肺"，经过肺"通调水道"的功能，让水饮之气"下输膀胱"，这样就能让水饮的精微之气四散分布到全身的各个角落。水饮之气在体内运行的通道是三焦和经脉，所以可以"五经并行"，"五脏之经脉并能行之"。这种"水精四布，五经并行"的代谢过程规律与天地之气的运化是相合的，所以原文最后说"合于四时五脏阴阳，揆度以为常也"。"揆度"是上古的医书篇名，《内经》这里是引用了《揆度》的说法。

这段文字有非常重要的临床意义：所有的"痰湿水饮"都是由于这个过程发生异常而引起的，《证治准绳》明确提出："痰之生，由于脾气不足，不能致精于肺，而淤以成焉者也。故治痰先补脾，脾复健运之常，而痰自化矣。"

其实，不光是这一本书在这么讲，所有的"痰湿水饮"之生，无非都是脾、肺、肾的异常所导致的。《内经》里的这段话没有提到肾，但是提及"下输膀胱"，"膀胱者，州都之官……气化则能出矣"，膀胱的气化功能也是依赖于肾的，所以这里虽然没有明言"肾"，其实却包含着"肾"这个意思在里面。

这段原文对于药液的"运化"和输布也是有指导意义的。饮入于胃以后，不同药的性质不一样，它的运化特点也就不同：

有的清轻就趋于上，有的浊厚就趋于下一点。所以我们可以根据药物运化的性质来决定用药、煎药的法则。

这段原文实际上对于一切的水液代谢疾病都有指导意义，无论是水饮痰湿也好，淋证也好，汗证也好，都是水液代谢的异常。都可以基于本段原文而加以分析，指导临床。

三、营卫之气

五谷入于胃也，其糟粕、津液、宗气分为三隧。故宗气积于胸中，出于喉咙，以贯心脉而行呼吸焉。营气者，泌其津液，注之于脉，化以为血，以荣四末，内注五脏六腑，以应刻数焉。卫气者，出其悍气之慓疾，而先行于四末分肉皮肤之间而不休者也。昼日行于阳，夜行于阴，常从足少阴之分间，行于五脏六腑。(《灵枢·邪客》)

依据《备急千金要方》(简称《千金方》)和《太素》：这段原文中"以贯心脉而行呼吸焉"，要校正成"以贯心肺"；"昼日行于阳，夜行于阴"，后面应该还加一句"其入于阴也"。"三隧"的"隧"就是隧道的意思。"卫气者，出其悍气之慓疾"的"慓"，是迅捷的意思。

"五谷入于胃也，其糟粕、津液、宗气分为三隧。"意思就是说五谷进入胃以后，分为三条出路，一是变成糟粕，一是变成津液，一是变成宗气。"三隧"就是三道的意思。《类经》对"三隧"的分析是："糟粕之道出于下焦，津液之道出于中焦，宗气之道出于上焦，故分为三隧。"

从这里的"分为三隧",可以联想到"余闻人有精、气、津、液、血、脉,余意以为一气耳,今乃辨为六名,余不知其所以然"这段原文。这段原文是说,谷气入于胃之后会变成"糟粕""津液""宗气";而《灵枢·决气》则提出"精""气""津""液""血""脉"都是"一气"。这个"一气"当然不仅仅指水谷之气,而是"气化"的作用,实际上包含了"两神相搏"的"先天之精",以及"天地精气""水谷之精"这三部分。这两段原文可以互参,是对同一个问题从不同角度的理解。

(一)水谷化生宗气和营卫

1. 宗气

"宗气"在临床上不是用得很多的一个概念。一般认为"宗气"是天地之气与水谷之气相合而成,积于胸中。这个说法的理论渊源就是"宗气积于胸中,出于喉咙,以贯心肺而行呼吸焉"。

如果宗气有问题,会有什么症状和表现呢?既然是"积于胸中",那么就有胸中的种种不适表现;"出于喉咙",那就会有声音的改变;"以贯心肺",那就会有"心肺不用""呼吸不接"的问题。

"宗气不用"有这么多临床表现,后人有没有阐释呢?阐述得非常之多。在中文知网"CNKI"上以"宗气"作关键词检索一下,可以查到1000多篇文章。为什么会有这么多文章呢?我们要感谢张锡纯,他在《医学衷中参西录》里面对"宗气"做了特别的论述,并且开创性地提出了"宗气下陷"的病机。

张锡纯有个升陷汤，升的就是宗气，用来治疗"宗气下陷"。我们先看看"升陷汤"这个方子。

> 治胸中大气下陷，气短不足以息；或努力呼吸，有似乎喘；或气息将停，危在顷刻。其兼症，或寒热往来，或咽干作渴，或满闷怔忡，或神昏健忘，种种病状，诚难悉数。其脉象沉迟微弱，关前尤甚。其剧者，或六脉不全，或叁伍不调。生箭芪六钱，知母三钱，柴胡一钱五分，桔梗一钱五分，升麻一钱。

"宗气"的作用是行呼吸，现在宗气陷而不能行呼吸，所以或努力呼吸，有似乎喘；或气息将停，危在顷刻。这里的"似乎喘"其实不是喘，它是气机不能相接所导致的症状。兼症也非常多："或寒热往来，或咽干作渴，或满闷怔忡，或神昏健忘，种种病状，诚难悉数。"为什么会咽干作渴呢？因为肺气出于喉咙；满闷怔忡，因为"胃之大络，出于虚里，脉宗气也"，胸膺是宗气之外候；神昏健忘，宗气贯络心肺，心主神明，所以宗气下陷也可以神昏健忘。

阳气不升，陷于阴分，郁而发热。张锡纯认为"宗气下陷"以后不一直会陷于阴分。未陷阴分时，大气已虚则作寒；陷在阴分时，则郁而化热，因此还有"寒热往来"的症状。

既然有那么多兼症，"宗气下陷"有没有什么特异性的表现来指导诊断呢？张锡纯认为辨证重点在于脉象，"其脉象沉迟微弱，关前尤甚"，这是大气下陷的重要表现。

我们来看看"升陷汤"的药味，柴胡、黄芪、升麻都有升提的作用。知母配黄芪，是张锡纯的习用之法，他认为黄芪虽然既能补气又能升提，但是其性偏燥，所以用知母以寒润之。如果病人"气虚证"很明显，就需要黄芪完全发挥作用，则会去掉知母。我们选两个张锡纯的案来分析一下，可能有助于对宗气和宗气下陷的理解。

有兄弟二人，其兄年近六旬，弟五十余。冬日畏寒，共处一小室中，炽其煤火，复严其户牖。至春初，二人皆觉胸中满闷，呼吸短气。盖因户牖不通外气，屋中氧气全被煤火着尽，胸中大气既乏氧气之助，又兼受炭气之伤，日久必然虚陷，所以呼吸短气也。因自觉满闷，医者不知病因，竟投以开破之药。迨开破益觉满闷，转以为药力未到，而益开破之。数剂之后，其兄因误治，竟至不起。其弟服药亦增剧，而犹可支持，遂延愚诊视。其脉微弱而迟，右部尤甚，自言心中发凉，少腹下坠作疼，呼吸甚觉努力。知其胸中大气下陷已剧，遂投以升陷汤，升麻改用二钱，去知母，加干姜三钱。两剂，少腹即不下坠，呼吸亦顺。将方中升麻、柴胡、桔梗皆改用一钱，连服数剂而愈。

这是个煤气中毒的医案。这兄弟二人的"缺氧"不止是缺氧，因为在解决了缺氧这个问题之后，仍然有不适的症状。请医生来看，医不知情，就用这些"行气开胸"的开破之药，服了之后的益觉满闷，再进猛药，兄弟二人病情更进，送至张锡纯那里。

我们来重点看诊断："其脉微弱而迟，右部尤甚，自言心中发凉，少腹下坠作疼，呼吸甚觉努力。知其胸中大气下陷已剧，遂投以升陷汤。"重点看他的加减：因为大气下陷比较严重，所以加强升提之力，加大了升麻的用量，去了知母，加了干姜暖中。两剂之后，"少腹即不下坠，呼吸亦顺。将方中升麻、柴胡、桔梗皆改用一钱，连服数剂而愈"。看了这个医案，我们就知道为什么要去知母了。

接下来的这个案非常有张锡纯的特色。

奉天袁姓少妇，小便处常若火炙，有时觉腹中之气下坠，则炙热益甚。诊其脉关前微弱，关后重按又似有力。其呼吸恒觉短气，心中时或发热。知其素有外感伏邪，久而化热，又因胸中大气下陷，伏邪亦随之下陷也。

前面症状都是一派湿热之象，用"下焦湿热"似乎都能解释，但是这些症状都没有特异性。从脉象来看，关前微弱是"上气不足"，关后重按有力是"下气有余"，这不就是上面的"气"降到下面来了么。"其呼吸恒觉短气"，也不是湿热实证所能解释的。"心中时或发热，知其素有外感伏邪，久而化热"，这个病不光是大气下陷，还兼有热。先清热还是先扶正呢？我们看张锡纯的选择："因胸中大气下陷，伏邪亦随之下陷也。"这个时候如果追着去驱邪，很可能引邪深入，反伤正气。所以张锡纯用了"升陷汤"加生石膏："治以升陷汤加生石膏八钱，后渐加至二两，服药旬日全愈。"从张锡纯的医案来看，他特别喜欢用石膏，他认为石膏清热之力很强而且还有透热的作用。这个病人既然伏邪随之下陷，我们给他透一下邪，不就把邪引出来了么。再加上"升陷汤"来升提阳气以治其本，更能助邪透出。所以服药十来天就好了。

我们学习"宗气"的时候,一定要去看看张锡纯的大气下陷。他是那么多年来第一个阐发"宗气下陷"致病的,并且有具体的、行之有效的方剂来治疗。

2. 营气

"营气者,泌其津液,注之于脉,化以为血,以荣四末,内注五脏六腑,以应刻数焉。"泌,泉水貌。有的注家把"泌"解释为挤出或排出,意思是不错,但可能还是泉水貌更生动一些。"注之于脉",说明"营气"的运行特点是行于脉内。"营""血"在《内经》里往往是可以互称的,"泌其津液,注之于脉,化以为血,以荣四末",这段原文就把"营"和"血"在来源上和功能上统一起来了。

"注之于脉,化以为血",这是我们接触到的第二段关于血液生成的原文;之前还讲过"中焦受气取汁,化赤为血"。两段原文放在一起,我们很容易理解为"注之于心脉,化赤为血",这个解释当然是对的。但是不仅仅是"心阳化赤为血",很多注家认为应该是在手太阴肺经"化赤为血",所以不能在这里说有个"注之于脉"就把这个"脉"认为是"心脉",有的注家就把它解释成"手太阴肺经",比如《太素》就认为"营气起于中焦,泌五谷津液,注于肺脉手太阴中,化而为血"。其实把"注之于脉"的"脉"解释成"手太阴肺经",还是太狭窄了,也不能很好地解释"以荣四末,内注五脏六腑"。所以这个"脉",就是"血脉"的意思。同时在这段话里,大家讲的"营血"的作用,是"以荣四末",既然"四末"都荣了,那应该周身皆可荣之。"内注于五脏六腑"则说明营血具有荣养五脏六腑的作用。"环周五十度,以应刻数焉"是说"营气"的运行是有其固有的节律的,环周不休。

3. 卫气

"卫气者,出其悍气之慓疾,而先行于四末分肉皮肤之间而不休者也。昼日行于阳,夜行于阴,常从足少阴之分间,行于五脏六腑。"这段原文,讲了卫气慓悍滑疾的特点,和卫行脉外的运行规律;但其重点,却是为了引出阳气"合于寤寐"的特点。

因其慓疾,所以卫气先行于"四末分肉皮肤"之间以荣养之。卫气的运行也是环周不休的。和营气不一样的是,卫气"日行于阳,夜行于阴",各二十五周。它是由"足少阴肾经"入于阴分的,入于阴分是为了荣养"五脏六腑"。所以卫气不仅仅能够荣养肌表,还能入阴以养"五脏六腑"。那么这个"日行于阳,夜行于阴"就是卫气"合于寤寐"的理论基础,因而成为后世治疗失眠的最重要的理论依据。

在这段原文后面紧接着就是讲卫气与失眠的关系。

今厥气客于五脏六腑,则卫气独卫其外,行于阳不得入于阴。行于阳则阳气盛,阳气盛则阳跷陷,不得入于阴。阴虚,故目不瞑。黄帝曰:善,治之奈何。伯高曰:补其不足,泻其有余,调其虚实,以通其道而去其邪。饮以半夏汤,一剂阴阳已通,其卧立至。黄帝曰:善,此所谓决渎壅塞,经络大通,阴阳和得者也。愿闻其方。伯高曰:其汤方,以流水千里以外

者八升，扬之万遍，取其清五升煮之，炊以苇薪。火沸，置秫
米一升，治半夏五合，徐炊，令竭为一升半，去其滓，饮汁一
小杯，日三，稍益，以知为度。故其病新发者，覆杯则卧，汗
出则已矣。久者，三饮而已也。

这段原文很好地解释了"卫气"与睡眠的关系。"厥气客
于五脏六腑"，导致"卫气"不能从"足少阴肾经"入于阴分，
"独行于外"，而"不得入阴"。卫气"行于阳"则"阳气盛"，
卫气为阳，阳加之阳，当然"阳气盛"了。"阳气盛则不得入于
阴"，就会引起"阴分亏虚"。这个"阴分亏虚"不是我们现在
说到的阴血亏虚，也不是指五脏六腑精气的亏虚，而是"卫气"
没有"入于阴"的意思。卫气不能入于阴，就会"目不瞑"，病
人就失眠了。应该怎么治疗呢？伯高认为应该"补其不足，泻
其有余，调其虚实，通其道也"。

这段原文清楚地指出了治法：既然是不入，那就使之入，
"使其道通，而去其邪"；既然是邪气客于"五脏六腑"，那就要
去其邪气，卫气就自然就能入了。

方用半夏秫米汤。这个方子有特殊的做法："其汤方，以流
水千里以外者八升，扬之万遍。"这就是所谓的"甘澜水"的制
法，据说能够有上万颗珠子相逐。这在理论上应该是有可行性
的，因为扬动的时候会有空气的进入。我们学校有个好学的同
学，他做了一个扬水的实验，并把扬水的动态图发到朋友圈里，
根据他的实验，水扬千遍之后是有巨大变化的。

然后"炊以苇薪"，"火沸，置秫米一升，治半夏五合，徐

炊。令竭为一升半，去其滓，饮汁一小杯"。它取五升，煎煮至一升半，说明煎煮时间很长，最后只饮一小杯。效果如何呢？"覆杯则卧"，说明是很有效果的。后世医家描述什么"覆杯则效"，都是跟这里学的。说明起效速度非常快，喝完之后，放下杯子就睡着了，比安眠药都管用。那是不是真有那么好的效果呢？我们姑且把它理解为修辞手法。有些人可能确实是效果很快，如果效果不佳怎么办？"久者，三饮而已也"。病久了，喝三次就可以了。

这里有一个判断标准就是"汗出则已矣"。汗出就表明阴阳已和，而不是说半夏和秫米就有发汗的作用，更不能说为了要出汗就让病人躺在热炕上，然后再盖上被子捂着。那不是阴阳和，反而导致阳气往外跑，更加不能入阴啦，不是更睡不着了吗？所以不能机械地看到"汗出则已"，就以为要用汗法，要理解"汗出则已"背后的含义。

（二）五味各走五脏，以化营卫

黄帝曰：愿闻谷气有五味，其入五脏，分别奈何？伯高曰：胃者，五脏六腑之海也，水谷皆入于胃，五脏六腑皆禀气于胃。五味各走其所喜：谷味酸，先走肝；谷味苦，先走心；谷味甘，先走脾；谷味辛，先走肺；谷味咸，先走肾。谷气津液已行，营卫大通，乃化糟粕以次传下。

黄帝曰：营卫之行奈何？伯高曰：谷始入于胃，其精微者，先出于胃之两焦，以溉五脏，别出两行，营卫之道。其大气之抟而不行者，积于胸中，命曰气海，出于肺，循喉咽，故呼则

出，吸则入。天地之精气，其大数常出三入一，故谷不入半日则气衰，一日则气少矣。（《灵枢·五味》）

这段原文讲的就是"五味入五脏"，这是"五味养/伤五脏"的理论基础。

"胃者，五脏六腑之海也"，这是非常重要的一个概念。为什么说胃是"五脏六腑之海"呢？因为"水谷皆入于胃，五脏六腑皆禀气于胃"，"五脏六腑"都要靠胃中的水谷精微濡养，所以"胃为五脏六腑之海"。所有水谷无非都是"五味"。"五味"入口，各走其所喜，意思就是说，某一味的水谷之气会先入与其气相和的那一脏。

这里要注意的是，并非某味只走某脏。"谷味酸，先走肝"，只是酸味先入于肝而已，然后还是要五脏皆入的，其作用也是多样化的。这体现了中药性味理论的复杂性。

"五味各走其所喜"以后，则"谷气津液已行，营卫大通"。通，不是通利的意思，而是指"五味"经过"各走其所喜"以后完成了水谷运化的过程，水谷精微已经变成了体内的津液，并且已经成功地输布于"五脏六腑"了。这就是营卫大通，它强调的不仅仅是通利，还强调充足。

黄帝就接着问："营卫之行奈何？"谷气津液已行就是指的营卫之行嘛，所以黄帝会有此一问。"伯高曰：谷始入于胃，其精微者，先出于胃之两焦，以溉五脏，别出两行，营卫之道。其大气之抟而不行者，积于胸中，命曰气海，出于肺，循喉咽，故呼则出，吸则入。天地之精气，其大数常出三入一，故谷不入半日则气衰，一日则气少矣。"

这段文字需要强调的是"天地之精气，其大数常出三入一"。三，有人说是"营""卫""宗气"；但如果按照前面的文字解释那就是"糟粕""津液""营卫"。一，就是水谷。这里再次强调了水谷对人的重要性。所以接下来说，"故谷不入半日则气衰，一日则气少矣"。这句话就是我们强调中焦"脾胃运化"作用的重要理论来源。这里的"入"可不光是要把食物吃进去，还要能"化"才行。它隐藏的含义就是要谷"化"为气，不然的话一样要气衰，所以说"脾胃为后天之本"。

（三）营气的运行规律

人受气于谷，谷入于胃，以传与肺，五脏六腑皆以受气，其清者为营，浊者为卫。营在脉中，卫在脉外，营周不休，五十而复大会，阴阳相贯，如环无端。卫气行于阴二十五度，行于阳二十五度，分为昼夜，故气至阳而起，至阴而止。故曰：日中而阳陇为重阳，夜半而阴陇为重阴。故太阴主内，太阳主外，各行二十五度，分为昼夜。夜半为阴陇，夜半后而为阴衰，平旦阴尽而阳受气矣。日中为阳陇，日西而阳衰，日入阳尽而阴受气矣。夜半而大会，万民皆卧，命曰合阴，平旦阴尽而阳受气，如是无已，与天地同纪。（《灵枢·营卫生会》）

这一段有两处需要校勘：第一，根据《甲乙经》和《太素》，"谷入于胃，以传与肺"的"以"校作"气"，应该是"谷入于胃，气传与肺"。这样在医理上来说更合适一些。第二，依据《甲乙经》，"夜半后而为阴衰"，这个"为"可以删掉。

"人受气于谷，谷入于胃，气传与肺，五脏六腑皆以受气"，这还是再次强调了五脏六腑，所有的气血都是来源于水谷。"谷入于胃，气传与肺"，实际上强调了一个气化的过程；并且在这个气化过程中，特别强调了是"气传与肺"，然后才是"五脏六腑皆以受气"。所以这段话是间接给我们提供了肺主气的一个理论基础，这是第一层意思。第二个，是强调了五谷入胃以后的输化和敷布的过程。第三个，我们熟悉的"上焦开发，宣五谷味……若雾露之溉"，这实际上是"五脏六腑皆以受气"的另外一种说法。也就是说，肺主宣发不仅仅只是把津液敷布到体表，实际上是通过肺的宣发作用，五脏六腑都受到了"上焦开发，宣五谷味"的滋养。在这个基础上，"清者为营，浊者为卫"。也就是说，营卫的化生，实际上与肺气的宣发功能是分不开的。当然，肺主气，营气、卫气都属于气，与肺有关系也是情理之中。

"营在脉中，卫在脉外，营周不休，五十而复大会，阴阳相贯，如环无端。"这是《内经》里最明确地提出营卫循行特点的一句话。

营气的循行特点是"营周不休"，就是营气周流不休。"五十而复大会"就是一日夜，营气循行五十周。"阴阳相贯，如环无端"，一圈一圈这样永远不停地周流下去，没有休止的时候。营气在体内的循行规律是什么呢？营行脉内，按十二经的循行传导规律周流不息。

卫气的循行规律是"行于阴二十五度，行于阳二十五度，分为昼夜"，那就是昼行于阳，夜行于阴，昼夜各行二十五周。"至阳而起，至阴而止"是什么意思呢？阴为脏腑，阳为肌表，这是一种说法。还有一种说法："至阳"是太阳经，"至阴"是太阴经。按这种说法，卫气的循行，是由太阳经而始，太阴经而止；营气则是由手太阴肺经而始。你看原文在后面就说了："故太阴主内，太阳主外，各行二十五度，分为昼夜。"《类经》阐释："内言营气，外言卫气。营气始于手太阴而复会于太阴，故太阴主内。卫气始于足太阳，而复会于太阳，故太阳主外。"实际上关于营卫，尤其是卫气的循行，是有争议的，即使是在《内经》原文中，也有多种不同的说法。因此，我们难以严格地根据原文分析出来，卫气是怎么走的，如何行于阴二十五度、行于阳二十五度。

正因为卫气的循行非常复杂，各有各的说法，所以我们不需要太纠结他具体如何循行。我们只要抓住重点，就是"昼行于阳，夜行于阴"，与睡眠有关。实际上这段原文接下来就讲了卫气"昼行于阳，夜行于阴"和睡眠的关系。"夜半而大会，万民皆卧，命曰合阴"，不就是说"阳入于阴"是睡眠的基础吗？

我们前面在讲天人相应的时候，也有类似的原文。《灵枢·顺气一日分为四时》里说："阳气者，一日而主外，平旦人气生，日中而阳气隆，日西而阳气已虚，气门乃闭。"这里讲的阳气，实际上主要也是指的卫气。平旦的时候，卫气属阳，而行于表，行于外；入夜以后，卫气就行于阴。行于阴并不只是入阴而已，实际上还起到了温养五脏六腑的作用。

（四）三焦与营卫津液的关系

黄帝曰：愿闻营卫之所行，皆何道从来？岐伯答曰：营出于中焦，卫出于下焦。黄帝曰：愿闻三焦之所出。岐伯答曰：上焦出于胃上口，并咽以上，贯膈而布胸中，走腋，循太阴之分而行，还至阳明，上至舌，下足阳明。常与营俱行于阳二十五度，行于阴亦二十五度，一周也，故五十度而复大会于手太阴矣。黄帝曰：人有热饮食下胃，其气未定，汗则出，或出于面，或出于背，或出于身半，其不循卫气之道而出，何也？岐伯曰：此外伤于风，内开腠理，毛蒸理泄，卫气走之，固不得循其道。此气慓悍滑疾，见开而出，故不得从其道，故命曰漏泄。

黄帝曰：愿闻中焦之所出。岐伯答曰：中焦亦并胃中，出上焦之后。此所受气者，泌糟粕，蒸津液，化其精微，上注于肺脉，乃化而为血，以奉生身，莫贵于此，故独得行于经隧，命曰营气。黄帝曰：夫血之与气，异名同类，何谓也？岐伯答曰：营卫者精气也，血者神气也，故血之与气，异名同类焉。故夺血者无汗，夺汗者无血，故人生有两死而无两生。

黄帝曰：愿闻下焦之所出。岐伯答曰：下焦者，别回肠，注于膀胱而渗入焉。故水谷者，常并居胃中，成糟粕而俱下于大肠，而成下焦，渗而俱下，济泌别汁，循下焦而渗入膀胱焉。黄帝曰：人饮酒，酒亦入胃，谷未熟而小便独先下，何也？岐伯答曰：酒者熟谷之液也，其气悍以清，故后谷而入，先谷而液出焉。黄帝曰：善。余闻上焦如雾，中焦如沤，下焦如渎，

此之谓也。(《灵枢·营卫生会》)

这段原文主要是分别阐述了"三焦之所出"。这也是三焦理论的一个组成重要部分。那为什么不放在脏腑相关的篇章里，而是放在气血津液这一篇呢？因为在"三焦所出"的同时，主要讲的还是气血津液。具体来说呢，就是卫气出于上焦，营气出于中焦，津液出于下焦。

1. 卫气出于上焦

原文是"营出于中焦，卫出于下焦。"为什么这里是个下焦呢？这里需要校勘一下。根据《甲乙经》和《千金方》，应该是出于上焦。实际上，后面的"上焦出于胃上口"也证实了这里确实应该是"上焦"。

"黄帝曰：愿闻三焦之所出。"他想知道三焦所出的详细情况。岐伯就回答说，"上焦出于胃上口"。那么由"胃上口"所出的上焦有什么功能？我们往下看："并咽以上，贯膈而布胸中，走腋，循太阴之分而行，还至阳明，上至舌，下足阳明。""太阴之分"，就是手太阴肺经，交至手阳明大肠经，上至舌，正好交至足阳明胃经。到了足阳明胃经之后就没写接下来交于何经了，这是因为通过已经讲的三条经脉我们可以推测出"上焦所出"是按十二经流注的顺序交接的，后面的循行就不用说了。"常与营俱行于阳二十五度"，白天行于外，按照十二经循行的顺序，循行二十五度；夜间"行于阴亦二十五度"，行于阴，就没有具体的循行路线了，是直接行于五脏六腑，以荣养脏腑。二十五加二十五，一共五十度，"而复大会于手太阴矣"。

出于"胃上口",再从鼻咽以上,"贯膈而布胸中",重新回到手太阴肺经,完成五十度的循行。介绍完上焦所出以后,我们不难推断出,这个上焦所出的就是卫气。

接下来又举了一个小例子,讲了"卫出于上焦"的异常情况。这段"三焦所出"的原文非常有意思,在讲了卫出上焦、营出中焦、津液出下焦之后,都有一小段文字举例讲一下病理状态是怎样的。

卫出于上焦的病理现象就是"漏泄"病。"漏泄"的主要症状是一吃饭就出汗,这个现象我们平时见得还蛮多的。"人有热饮食下胃",正常人吃了热的饮食以后,"饮入于胃,游溢精气,上输于脾,脾气散精,上归于肺",是有一个精气输布的过程的,所以不会马上出汗。但是"漏泄"的病人在"其气未定",精气输布的过程还没有完成的时候,就出汗了,这种出汗的特点是往往并非周身汗出,而是"或出于面,或出于背,或出于身半"。这肯定是不循卫气之道而出。如果是循卫气之常道而出,应该是遍身漐漐汗出。

这是什么原因导致的呢?"此外伤于风,内开腠理,毛蒸理泄,卫气走之,固不得循其道"。既然是出汗,肯定会有腠理开泄。为什么会腠理开泄?腠理开泄以后,为什么会出现"毛蒸理泄"这种情况呢?《类经》的答案是正常情况下,水饮化汗是有一个过程的,有漏泄病的时候"今有热饮食者,方入于胃,其气之留行未定",就是他还没有完成散精于肝、淫气于筋的这个过程,就出汗了。这是因为先有外伤于风,"风为阳邪,有外热也",又吃热的东西,"热食气悍",则生内热,内外之热相合，"热之所聚，则开发腠理，所以毛蒸理泄而卫气走之，故不循其常道也"。这样我们就明白漏泄的关键病机是内外热的相合，迫津外出。

但是回到原文，"外伤于风，内开腠理，毛蒸理泄"，其内外热相合的意思并不明显。"外伤于风"，是致病的前提。这个风当然不仅仅是指风邪，风为六淫之首，所以代指六淫之邪。六淫之邪留于腠理，腠理当然就不能固密，这种情况下，复加热饮食"内开腠理，毛蒸理泄"，于是"卫气走之"而出汗。从这个角度上讲，我们关注点在邪气上面。

那如果我们关注点在腠理上呢？所谓"邪之所凑，其气必虚"，如果不是腠理疏松，又何至于外伤于风呢？所以这是一个问题的两个方面。

这三个不同的理解可能导致不同的治疗思路。如果把重点放在"内开腠理"，正气不足上，我们首先可能想到的是玉屏风散。但玉屏风散里还要用防风呢，这不也是考虑到了"外伤于风"的因素吗？《医方论》里说玉屏风散是"固表去风药，用以实表则可，若云加减即可代桂枝、麻黄等汤，则表实而邪无出路，断断不可"。这个方子还是以实表为主，只不过是因为兼有外伤于风，所以才加防风，如果把他当表药用了，那思路就完全反了。

如果我们把落脚点放在"外伤于风"上，以外邪留于腠理为主要矛盾，就可以用桂枝汤。《伤寒论》54条："病人脏无他病，时发热自汗出而不愈者，此卫气不和也。"漏泄病"外伤于风"，"卫气走之"，这不就是卫气不和吗？应当"先其时发汗则愈，宜桂枝汤"。如果病人没有明显的脏腑疾病，没有明显的脏腑寒热，只是自汗，甚至大汗出，就可以考虑用桂枝汤。

如果按照张介宾《类经》的观点，因内外热邪相合而汗，就应该以祛在外之阳邪为治了，可以采用辛凉发表的方法。

2. 营气出于中焦

接下来讲中焦："中焦亦并胃中，出上焦之后。""胃中"，可以根据《太素》和《甲乙经》校成"胃口"；"后"在这里是"下"的意思，刚刚不是讲了上焦吗？中焦是在上焦的下面，但也出于胃口。因为这里很明确地指出中、上二焦皆出于"胃口"，所以后世也有说，这个上焦、中焦、下焦，就是上脘、中脘、下脘，算是一家之言。

中焦之所受气的特点是"泌糟粕，蒸津液，化其精微"，是受水谷之气而"泌"谷气之糟粕，蒸五谷之津液，以化水谷之精微。中焦运化水谷之精微以后，将这些精微"上注于肺脉，乃化而为血，以奉生身，莫贵于此"。肺脉所化之血能荣养周身，是最珍贵、最重要的东西，"故独得行于经隧"，而以营气名之。"独得行于经隧"说明经脉主要还是行血的通道。

从这段文字我们可以看出什么？首先是"营出于中焦"；其次，营血可以并称。原文所言"泌糟粕，蒸津液，化其精微，上注于肺脉"，其实都是营气，但是在"上注于肺脉，乃化而为血"之后，就变成血了。所以营和血，实在是异名而同类。血以其至贵，而独行于经隧，却又"命曰营气"。可见，在这段文字里，是营血并称的，营就是血，血就是营。

接下来的病理例证也是为了再次强调营血的异名同类。只不过在文字上是说"血之与气，异名同类"。这里的气，指的就是营气。"营卫者，精气也"是说营卫二气，皆由中焦"泌糟粕，蒸津液，化其精微"而来，是水谷的精微之气。而血呢？"血者神气也"。为什么说血是神气呢？因为"血者中焦之精汁，奉心神而化赤，神气之所化也"（《黄帝内经素问集注》）。血是由中焦的"精汁"，也就是水谷精微，上注于肺脉，奉心神而化赤，神气之所化，故而以"神气"称之。

"上注于肺脉，化而为血"。还记不记得我们前面讲"何为血"的时候的原文"中焦受气取汁，上注于肺，变化而赤，是为血"。当时我们就讲到了，关于血是怎么变化为赤的，历代医家观点不一样：有因脉变化而赤的，因心阳变化而赤的，因手太阴变化而赤的。对这里的"上注于肺脉"，就不能只是理解为精微经太阴肺经变化而赤，还要考虑"脉"和"心神"有关系；否则，何以称之为"神气"，"血者神气也"也就没法解释。

既然血和气都是水谷精气之所化，那么二者的差别在哪里？就差在心阳化赤这一个环节而已。所以说"血之与气，异名而同类"。营阴受阳气蒸腾则为汗，所以"夺血者无汗，夺汗者无血"。就是血丢失得多了，就不能再发汗；而汗多而营气虚，就不能够再继续伤血。

难点在"人有两死而无两生"。"有两死"和"无两生"意思是类似的，不同的注家从不同的角度去解释，说法略有不同。《太素》认为"人有两死而无两生"的意思是气血皆无则死，如果气血皆存那就生。《类经》则认为"脱气脱血，亡阴亡阳，俱是死证"。病人或者亡阴，或者亡阳，或者脱气，或者脱血，都是死证，只要少了阴或阳、气或血中的任何一种，都活不了。所以两死和两生是一个意思，亡阴就必然亡阳，亡阳就必然亡阴，脱气就必然脱血，脱血就必然脱气，只要出现任何一种情况，就是危证、死证。为什么这句话会接在"血之与气，异名而同类"后面呢？脱气和脱血，不就是讲气血之间的关系吗？原文是通过只要脱气就一定脱血、只要脱血就一定脱气这一现象，强调气血同源、相互影响的重要性。

3. 津液出于下焦

再来看看下焦："下焦者，别回肠，注于膀胱而渗入焉。故水谷者，常并居胃中，成糟粕而俱下于大肠，而成下焦，渗而俱下，济泌别汁，循下焦而渗入膀胱焉。"对于"而成下焦，渗而俱下，济"九字，刘衡如校曰："此九字《素问·咳论》王注无，疑是后人沾注，应加括号，则文义俱扬。"据此将九字删掉，这样就很通畅了，"成糟粕而俱下于大肠，泌别汁，循下焦而渗入膀胱焉"。根据《甲乙经》，"其气悍以清"可以校成"其气悍以滑"，"先谷而液出"应该是"先谷而出"。

"下焦者，别回肠，注于膀胱而渗入焉。"这段话首先是解释"津液出于下焦"。我们前面说了"卫出上焦，营出中焦"，到了下焦出什么呢？出津液。津液从哪里来出呢？"膀胱者，州都之官，津液藏焉，气化则能出矣"（《素问·灵兰秘典论》）。从这段话我们也可以推知膀胱所出、所藏都是津液。《太素》曰："回肠，大肠也。""回肠"就是大肠。

水谷"常并居胃中，成糟粕而俱下于大肠"，说明水谷在下焦有个成糟粕的过程。而在"下于大肠"的过程中还要"泌别汁"，把精微的一部分——这个汁指的还是精微——循着下焦而渗到膀胱去。为什么要说"渗入"膀胱呢？因为膀胱无上口，故为渗。膀胱里的津液从哪里来呢？是先气化而入，再经气化而出，所以膀胱又称"净府"。

既然是下焦出津液，那么接下来就举例说说津液的异常。其症状是"人饮酒，酒亦入胃，谷未熟而小便独先下"。五谷与酒一同入胃，五谷尚未腐熟，小便就已经先出来了，说明酒已经完成气化过程了，为什么会有这种现象呢？"酒者熟谷之液也"，其本来的气化特点就是"气悍以滑"，是剽悍滑疾的水谷精微所化。所以酒的"渗入膀胱"，下大肠、泌别汁的过程就来得更快，于是"后谷而入，先谷而出焉"。

这个解释看起来很不错，但其实中间漏了一个环节。什么环节？熟谷之液是直接下入膀胱呢，还是也要经历饮入于胃，上归于脾，脾气散精的过程？后世对此有各种不同见解。《类经》说，"盖以酒之气悍"，所以"直连下焦，酒之质清，则速行无滞，故后谷而入，先谷而出也"。张介宾认为，酒的气化是走了捷径的，直入下焦而不经过脾之升清、肺之通调，所以速度快。《黄帝内经灵枢集注》曰："饮酒者，先行皮肤，则水津四布。"喝酒除了小便来得快，还会出汗，这也是常见的生活经验。出汗说明酒作为水液的一种，要"下输膀胱矣，三焦下俞，出于委阳，并太阳之正，入络膀胱，约下焦气化而出"，然后"故小便独先下"。这样的话，酒的代谢还是经过了肺、三焦，最后才到膀胱。

这句话对临床有指导意义。在我们进一步讲解"先谷而出"之前，我们再想想，饮酒除了"先谷而出"，还有什么别的现象？"饮酒者，卫气先行皮肤，先充络脉，络脉先盛"(《灵枢·经脉》)，"饮酒者，先行皮肤，则水津四布"(《黄帝内经灵枢集注》)，所以喝了酒以后容易出汗。人在饮酒之后，除了出汗，还喜欢打架！《灵枢·论勇》说："怯士之得酒，怒不避勇士者，何脏使然？"少俞就回答说："酒者水谷之精，熟谷之液也。其气慓悍，其入于胃中，则胃胀，气上逆满于胸中，肝浮胆横，当是之时，固比于勇士，气衰则悔，与勇士同类，不知避之，名曰酒悖也。"其气剽悍已经是酒公认的特点了。酒是熟谷之液，易生湿热，阳气比较盛，就向上向外，所以"胃胀，气上逆满于胸中，肝浮胆横"，胆气横逆，就"固比于勇士"，酒后是很勇敢的，堪比勇士，但"气衰则悔"，酒醒了以后就后悔："哎呀，我怎么敢干这种事情？"这种勇气是因酒而来的，所以虽然"与勇士同类，不知避之"，但其实只是假象，故而"名曰酒悖也"。可见，酒入于胃，也是要经过气化过程的，只不过这个过程更快，而且"因其为熟谷之液，其气剽悍"，更多地表现出向上向外的气化特点，所以才会"先行皮肤"，才会"怒不避勇士"，才会"先谷而出"。

既然如此，我们应该如何治疗这种类似"先谷而出"的症状呢？喝了水以后很快就想上厕所是不是也属于"先谷而出"的一种类型呢？这些病人肯定是没喝酒，那是什么原因能够引起他们出现这种类似于喝酒以后"先谷而出"的这个表现呢？一种可能性就是失去了气化的功能，像张介宾说的那样，直趋下焦而没有走气化的常道；还有一种可能性就是病人本身就具有向上的、向外的、快速的气化特点。什么样的情况下会有这样向上的、向外的、快速的气化特点呢？阳和热比较盛的时候。

关于不走气化之常道的这个观点，沈金鳌在《杂病源流犀烛》里提到"饮后即便"，他认为是精气耗散之病："饮入胃而遽觉至脐下，即欲小便者，皆精气衰耗，不能输于脾、归于肺也。"沈金鳌认为这种情况应该使用补中益气汤来治疗。

如果是阳热太盛引起的饮即欲便呢？可以用清热利尿通淋的办法治疗，临床上这种情况反而要更多一些。

（五）津液也可以化血

黄帝曰：余闻肠胃受谷，上焦出气，以温分肉，而养骨节，通腠理。中焦出气如露，上注溪谷而渗孙脉，津液和调，变化而赤为血。血和则孙脉先满溢，乃注于络脉，皆盈，乃注于经脉。阴阳已张，因息乃行。行有经纪，周有道理，与天合同，不得休止。（《灵枢·痈疽》）

这段原文其实都是前面已经学过的思想："温分肉""养骨节""通腠理"是卫气的功能；"出气如露，上注溪谷而渗孙脉"，这是说中焦有荣养的作用，也是"营出中焦"的意思。

"上注溪谷而渗孙脉，津液和调，变化而赤为血"是这段原文里提出的又一种生血途径。这里没有提到"上注于肺脉"，而是"津液"在孙脉、络脉"变化而赤"为血，由此可见脉能化血。现在我们可以总结一下《内经》血液生成的途径了，一共就三种情况：奉心阳（心神）化血；经肺脉化血；孙脉化血。

还有一处文字不太容易懂，就是"阴阳已张，因息乃行"。经脉为阴，络脉为阳，"阴阳已张"的意思就是，络脉、经脉都已经很旺盛了，阴阳已盛，以息往来，就随着我们的呼吸运行。人身的营卫之气运行都是有固有节律的，而这个节律与呼吸运动密切相关，正如《灵枢·五十营》所云："故人一呼脉再动，气行三寸，呼吸定息，气行六寸；十息，气行六尺，日行二分。"这就是"因息而行"的具体体现。

四、气血运行

诸脉者皆属于目，诸髓者皆属于脑，诸筋者皆属于节，诸血者皆属于心，诸气者皆属于肺，此四肢八溪之朝夕也。故人卧血归于肝，肝受血而能视，足受血而能步，掌受血而能握，指受血而能摄。卧出而风吹之，血凝于肤者为痹，凝于脉者为泣，凝于足者为厥。此三者，血行而不得反其空，故为痹厥也。人有大谷十二分，小溪三百五十四名，少十二俞，此皆卫气之所留止，邪气之所客也，针石缘而去之。（《素问·五脏生成》）

"肝受血而能视"，"肝"应该校成"目"字。《注解伤寒论》在引用这段条文的时候就是用的"目"字，可为佐证。"小溪三百五十四名，少十二俞"这一段也有问题。为什么说"小溪三百五十四名"呢？这是因为人有三百六十五个穴位，其中有大谷十二分，那么这十二个穴位给它减去，三百六十五减十二，得三百五十三，不是三百五十四。所以这里错了，应该是三百五十三，王冰和《太素》均持此见。"少十二俞"与前后文义不通，可删。这就感觉好像是有个人就在原文旁边打了个草稿，列了个算式，三百五十三就是这么算出来的，结果这个草稿又被后人抄下来了，一直有个"少十二俞"挂在这里，应该删掉。所以这里应该改成"小溪三百五十三名，此皆卫气之所留止"。

（一）人之周身都需要血气的濡养

"诸脉者皆属于目"，其常则为"五脏六腑之精气，皆上注于目而为之精"（《灵枢·大惑论》），"目者，宗脉之所聚也"（《灵枢·口问》）。其变则是"冬刺经脉，气血皆脱，令人目不明"（《素问·四时刺逆从论》）。既然五脏六腑的精气都要上输于目，我们就可以通过目的变化来推测、观察、了解五脏六腑精气的变化。中医的"五轮诊法"，就是通过看眼睛来诊病，理论基础就在此。

五脏六腑的精气是怎么上输于目而为之精的呢？它是通过经脉上输于目的，所以讲"诸脉者皆属于目"。在正常情况下五脏六腑的精气，都要通过经脉上输于目，那么假如这种情况发生了异常，会导致什么疾病呢？

《素问·四时刺逆从论》里是这么说的："冬刺经脉，血气皆脱，令人目不明。"我们在讲人与天地相应的时候，提到过"天寒无刺，天温无凝"。气血与天地相应，天寒则气血处于潜藏的状态，这个时候，是不宜去伐伤气血的。如果在气血本来就应该是潜藏、相对虚弱的冬季"刺经脉"，就会引起"血气皆脱"，当然就没有气血循脉而上输于目，遂"令人耳目不明"。

这是以经解经。

后世医家的引申就更多了。比如《经脉图考》就直接说"目者，心使也"。小学生写作文的时候，经常说"眼睛是心灵的窗户"，因为心神的变化是可以通过"目"来观察到的。一些诊法典籍甚至详细描述了七情以及各种病变下目的变化。这个跟五轮诊法还是有一定的区别的，五轮诊法主要是观气血的变化，而这些描述是观气的变化，比如生气的时候眼睛是什么样的，开心的时候眼睛又是什么样的。即使不作为医生的身份，我们也都具备这个能力，能够通过眼神判断别人的心情。

既然诸脉皆属于目，那么脉的变化就尤其可以通过目表现出来。脉合于心，所以很多目的病变，责之于心。比方说，目生红翳、胬肉，两目红赤，流泪往往都是心经的病变。所以我们在看目疾的时候，不仅要想到肝，还要想到心，因为"目者，心使也"。

"诸髓者皆属于脑"，字面意思上就非常容易理解。因为肾藏精，生髓通脑，所以"诸髓者皆属于脑"。脑为髓海，诸髓皆属于脑，正如《类经》所说："诸髓者皆属于脑，乃至高之气所聚，此头之气街也。"如果"髓海"不足会出现什么病变呢？在《灵枢·口问》中有一段非常有名的文字："上气不足，脑为之不满，耳为之苦鸣，头为之苦倾，目为之眩。"

脑为髓之海，脑为之不满，就是髓的不足。肾主藏精，生髓、通脑，现在髓虚而脑为之不满，根本原因还是肾中藏精的不足，要用补肾填精的方法来治疗。

"诸筋者皆属于节"，这是一个非常朴实的观察。《类经》

说："筋力坚强，所以连属骨节。如《宣明五气篇》曰：久行伤筋，以诸筋皆属于节故也。""诸筋"对于运动功能具有非常重要的作用，比如久行就会伤筋。我们还可以联想肝的其他一些功能特点，比如"肝者，罢极之本"。肝是耐受疲劳的根本，为什么说肝能耐受疲劳啊？因为要劳作，肯定就得耗费筋力，所以筋力的健强是耐受疲劳的根本。而肝合筋，所以肝为罢极之本。只有肝血充沛了，才能够柔润诸筋，诸筋才能够使"节"的功能正常，才能够正常地运动。

所以在《冯氏锦囊秘录》里面说："经曰肝主筋，又曰诸筋者皆属于节，是以人之屈伸动履皆筋使然。夫筋体坚硬，藉血气滋养，乃得柔和，故少壮之与老年，筋力可见矣。"少壮的时候筋力强，老年就筋力弱。为什么少壮筋力就强、老年筋力弱呢？无非是血气的盛衰而已。

在五个"皆属于"之后，总结一句"此四肢八溪之朝夕也"。八溪，是指八个比较大的关节，上肢有肘和腋，下肢有胯和腘，一侧有四个，两侧加在一起就是八个。

"朝夕"又是指的什么呢？《类经》里有两种说法：一是"朝夕者，言人之诸脉髓筋血气，无不由此入，而朝夕运行不离也"；二是"朝夕即潮汐之义，言人身之气血往来，如海潮之消长，早曰潮，晚曰汐者"。就是说"四肢八溪"一定要靠脉、髓、筋、血的灌注、濡养才能够发挥它正常的功能，这就像潮汐一样具有持续不断的消长规律。这里是在举了目、脑、节、心、肺五个例子之后，强调五脏六腑、四肢百骸，都要受血、气、液、精的濡养才能发挥正常的功能，而不是仅指上述目、脑、节、心、肺，唯其所养各有不同而已。

（二）肝藏血的意义

接下来看看血的运行特点。控制、调节血液输布的是哪个脏腑？是肝。"故人卧血归于肝"，正常情况下，"肝藏血，心行之，人动则血运于诸经，人静则血归于肝"。

人卧——这个"卧"不是睡着，而是指静坐安卧——"则血归于肝"，人动"则血运于诸经"。何以如是？"肝主血海故也"。"人动则血运于诸经"，说明诸经皆受肝血滋养，而不止"四肢八溪"，"目、脑、节、心、肺"。

如果人卧之时，血不能归藏于肝，会出现什么现象呢？血就仍然"行于诸经"。这样的话，人就静不下来，表现为失眠。其次，血妄行于外而不归藏，这是不是瘀血的一种表现形式呢？设想一下极端情况：血不仅"行于诸经"而不归，甚至于还脉流薄疾，行于"诸经"之外，那就成了出血证。所以在《先醒斋医学广笔记》中强调治血证"宜补肝，不宜伐肝……肝为将军之官，主藏血。吐血者，肝失其职也。养肝则肝平而血有所归，伐之则肝虚不能藏血，血愈不止矣"。为什么"宜补肝，不宜伐肝"？因为，"吐血者，肝失其职也"。这种吐血是肝失其职，肝不能很好地藏血，不能让血归藏于肝引起的，这时"养肝则肝平而血有所归，伐之则肝虚不能藏血，血愈不止矣"。肝补足了，就能藏血，就能够"人卧而血归于肝"，血自然就可以回到肝脏而藏之，这个出血病不就治好了吗？如果攻伐它呢？那么肝愈虚就愈加不能藏血，导致"血愈不止矣"。

"目受血而能视，足受血而能步，掌受血而能握，指受血而能摄"，简言之，就是"受血而能用"。"受血而能用"的主语是什么呢？原文中列举出来的只有目、足、掌、指四种。为什么这四者"受血而能用"呢？因为，"血者，神气也"。《类经》说"血气者，人之神也，而此数节皆但言血而不言气何也？盖气属阳而无形，血属阴而有形，而人之形体，以阴而成。如《九针篇》曰：人之所以生成者，血脉也。《营卫生会篇》曰：血者神气也。《平人绝谷篇》曰：血脉和则精神乃居。故此皆言血者，谓神依形生，用自体出也。"所以受血则能用，受气、受津都不行。

这段原文在临床上有何应用价值呢？

第一，目、足、掌、指，是有共同点的，它们其实都从属于"目"和"筋"。只要看到"目"和"筋"，我们就会想到它们是属肝的。所以这里是在强调肝的藏血功能对于肝自身有着重要的作用。如果说肝不能够正常藏血，卧则血不能归于肝，动则血亦不能行于经，那么目、足、掌、指就不能受血，就不能发挥正常的功能，表现为目、足、掌、指相应的功能障碍。

目不能用则表现为目疾、头晕、眼花、目涩、流泪等。而这些恰好也是临床上判断肝血虚的重要依据。足、掌、指不能用，会有什么表现呢？血虚生风。内风多半都是"筋"失所养引起的，这也是"诸风掉眩，皆属于肝"(《素问·上古天真论》)的理论基础之一。

肝对血气的输布不仅仅是针对目、足、掌、指。人动则血行于诸经，四肢百骸，甚至于五脏六腑皆受其血以养。如果肝藏血的功能失常了，五脏六腑、四肢百骸都不能受血为其用。

以男科疾病为例，如勃起功能障碍。为什么会勃起啊？是因为"宗筋得养"。得什么东西养呢？得气血之养。必须要有气血能够养宗筋，宗筋才能起。如果肝不能敷布血液行于宗筋，就不能勃起。所以血虚亦可致阳痿。再如不育症。生殖之精藏于精室，精室的功能也要靠"人动则血行于诸经"的濡养功能才可以正常发挥。如果血虚了，精室不能施泄，那么即使肾藏精的功能正常，也有可能会不育。这就是血虚不育的道理所在。陈士铎就非常重视血虚对生育的重要影响。既然连勃起、生育这种所谓幽隐之处都是这样，那么其他的五脏六腑就更是如此了。所以我们在临床上看到疾病的时候，任何的"不用"，任何的"功能失常"都要想到血虚的可能性。

这样讲，是不是又过于宽泛了呢。宽泛好不好？宽泛不好。因为，宽泛就没有针对性。总不能看到每个病人，都只想到血虚吧。那就每个病人来了，都只需要给开个四物汤就可以了。这当然是不对的。所以思维要发散，但临床辨证时却要精确，还要有充分的证据和严密的逻辑支持才可以。

（三）血络空虚而受邪的后果

接下来，原文举例说明了血络空虚而受邪的后果。人卧则血归于肝，此时经脉相对空虚。若是"卧出而风吹之"，则邪气因而入之，发生血脉与风邪相搏结的病变，具体来说就是"血凝于肤者为痹，凝于脉者为泣，凝于足者为厥，此三者，血行而不得反其空，故为痹厥也"。"泣"通"涩"；"厥"就是逆冷的意思；"空"是孔窍的意思，"返其空"是指不得返其血脉。正常情况下，血应该是在经脉中正常地运行，现在不能返其血脉，所以发生痹、厥这种类型的病变。

《金匮要略·血痹虚劳病脉证并治》说："血痹病从何得之？师曰：夫尊荣人，骨弱肌肤盛，重困疲劳，汗出，卧不时动摇，加被微风，遂得之。但以脉自微涩，在寸口、关上小紧。宜针引阳气，令脉和紧去则愈。"

这就是《内经》的临床应用。前面的这个痹、涩、厥合在一起就是血痹病。

血痹病，其外证是"身体不仁，如风痹状"。身体就好像风痹一样麻木不仁，这不就是"血凝于肤者为痹"吗？怎么治疗呢？用黄芪桂枝五物汤。这个方子我们在《金匮要略》里都学过了。它能和营卫、调血脉，使血脉得和，那么血就能够"返其空"，"邪气"就没有容身之处了。

讲到血痹，要特别辨析一下"卧不时动摇"(《金匮要略·血痹虚劳病脉证并治》)的意思。通常的解释是身体不适则辗转反侧，因为血痹病人身体麻木不仁，还发冷，很不舒服就翻来覆去，辗转反侧，这种情况叫"卧不时动摇"。类似的解释是病人躺着并不舒服，所以时不时要换个姿势，这也叫"卧不时动摇"。这个解释强调了气血不和，周身不适，欲动之以适气血。也有人基于《素女经》的研究，发现"动摇"往往用来代指男女之事。这样的一来，"卧不时动摇"可能指的是房劳过度，也不失为解释之一。

"卧出而风吹之"则生痹、涩、厥。那不当卧时而受风会怎么样呢？就会发生各式各样的病，从简单的感冒，到非常严重的疾病都有可能。因虚而受风，因风而得疾，不就是我们中医最重要、最常见的发病形式吗？这就是"两虚相得，乃客其形"。

两虚是什么？一个是虚邪贼风，另一个就是人身之虚。所以不卧时而受风，最后会得什么病，取决于何处正气不足。举个例子，劳汗当风，这个时候哪里虚？腠理虚，腠理开泄而且还有出汗，有水气外泄，于是"寒薄为齄，郁乃痤"。此时若受风、湿之邪，则风、湿郁结于腠理，发生酒糟鼻和痤疮这些疾病。

另一个著名的例子，就是"风水"："勇而劳甚，则肾汗出，肾汗出逢于风，内不得入于脏腑，外不得越于皮肤，客于玄府，行于皮里，传为胕肿，本之于肾，名曰风水。"（《素问·水热穴论》）肾汗出，说明肾气已虚，复以受风，风水相搏，而成风水。总之，卧而风吹之，是因卧时血归于肝，故而经脉虚，受风邪则为痹、涩、厥；非卧之时而受风，也一定是客于正气不足之处，而发为相应的疾病。

不管哪种病，怎么去治疗它呢？"人有大谷十二分，小溪三百五十三名，此皆卫气之所留止，邪气之所客也，针石缘而去之。"

为什么"卫气之所留止"之处反而是"邪气之所客"呢？因为卫气是抵御邪气的。可以把卫气理解为军队，按理说军队驻扎在这里，它应该更强大啊，为什么邪气反而会侵犯这里，"为邪气之所客"呢？因为卫气留止之处，同时也是邪气所入的门户。就好像过去打仗的时候，城门上都有守军，但是最后小偷也好，敌军也好，也都是从城门里进来的，因为这是门户所在。既然邪气从门户而入，那要治好这个病，就还要让邪气由门户而出，所以"针石缘而去之"。

具体怎么操作呢？如《素问·四时刺逆从论》所说："然必从其经气，辟除其邪，除其邪则乱气不生。""从其经气"，就是要顺其经气的运行、分布特点——春夏经气浮浅，秋冬经气就深在；阳经行于阳位，阴经行于阴位。"从其经气，辟除其邪"，也就是根据经气自身的特点来治疗。"血气不和，百病乃变化而生，是故守经隧焉。"（《素问·调经论》）我们要根据经脉本身的特点，来引其经气，那么邪气就能"针石缘而去之"。

五、寒暑变化对津液代谢的影响

水谷皆入于口，其味有五，各注其海，津液各走其道。故三焦出气，以温肌肉、充皮肤，为其津；其流而不行者，为液。天暑衣厚则腠理开，故汗出；寒留于分肉之间，聚沫则为痛。天寒则腠理闭，气湿不行，水下留于膀胱，则为溺与气。（《灵枢·五癃津液别》）

按照文义和《千金方》《甲乙经》："故三焦出气"的"三"，当校为"上"；"以温分肉、充皮肤，为其津"中的"其"可删；"气湿不行"的"湿"要校成"涩"。

（一）五味各入其海

五味各入其海，和"五味各走其所喜"的意思是类似的。《灵枢·五味》所说的"谷味酸，先走肝，谷味苦，先走心，谷味甘，先走脾，谷味辛，先走肺，谷味咸，先走肾。谷气津液已行，营卫大通，乃化糟粕，以次传下"就是五味入胃的气化传变特点。

五味各入其海，在《灵枢·海论》里面讲了四个"海"：髓海、血海、气海、水谷之海。五味入四个"海"，一定就有两个味要共入一个"海"。所以《太素》说："五味走于五脏四海，肝心二脏主血，故酸苦二味走于血海。脾主水谷之气，故甘味走于水谷海。肺主于气，故辛走于膻中气海。肾主脑髓，故咸走髓海也。"

五味"各注其海"，除了类似于五味各有其所喜的这个功能特点以外，还强调了"四海"的概念。五脏肺、肾、脾和心、肝分别与此"四海"相应。"四海"分别是气、血、水谷、髓之海。气、血、水谷和髓，有精微物质，有饮食水谷，还有奇恒之腑，找不到一个可以概括这个组合的原则。这其实就是之前讲过的"没有规律就是最大的规律"，临床实用性才是第一原则，临床上就这"四海"最实用，于是就有了一个"四海"组合。有的时候，我们讲各种理论，就希望可以一下解释所有的问题。能解释当然最好，但解释不了的，也不可以硬来，不可以穿凿附会。任何时候，都要以临床为第一要义。这是我们必须要认识到的。

（二）津液出于上焦的常与变

"故上焦出气，以温肌肉、充皮肤，为其津"，这就是津的功能；"其流而不行者，为液"，与津相比相对稠厚的就是液。津液从身体里排出的形式，无非是汗、气、溺三种。"上焦出气"，为津，为液，最终通过汗、气、溺而排出体外。因此，汗、气、溺三者之间就存在相互影响的关系。

"天暑衣厚则腠理开，故汗出"，《太素》解为"因热而腠理开而出者，谓之为汗"。即热盛之时，阳盛而气外出，故为汗。若只是"天暑衣厚"，此为常态。然常态之中，亦隐藏病因：如果汗出太多，也必然会伤津耗气。所以"天暑衣厚"之时，要注意避免津气受损。若是因为热证太盛，或者是腠理不闭，不能闭拒，而出汗，就要分别以泄热和"实其腠理"的方法治疗。

"天寒则腠理闭，气涩不行，水下留于膀胱，则为溺与气。"天寒之时，人身气机收引闭拒，腠理自然也就闭拒，气机涩滞不行，阴盛而气下行，水留膀胱则为溺与气。所以冬天小便多一些正是人身常态。但若是为阳虚寒盛所病，也可以出现阴盛而气下行的类似病机，而表现为小便清长。寒盛则散寒；阳虚不化则需要行气化气，以除其气涩。这句话提示我们，临床上碰到那些小便清长的病人，除了用用真武汤温阳化饮，也可以用五苓散通阳化气。方子当然不止这两个，关键是要有思路。

"寒留于分肉之间，聚沫则为痛。"看到这句话的时候，可能会有一些疑虑："天暑衣厚则腠理开"和"天寒则腠理闭"正好对应，中间插一个"寒留于分肉之间，聚沫则为痛"总感觉有点别扭。不别扭，这句话实际上是接在"天暑衣厚则腠理开"的后面的。腠理开了，邪气就能入。若是寒邪入而"留于分肉之间"，就会"聚沫则为痛"。这个"沫"就是分肉之间留而不行的津液，《素问·举痛论》里叫"汁沫"。《类经》注曰："或为寒邪所感则液凝，留于肌肉之间，故汁沫聚而为痛。"有人认为"沫"，或者"汁沫"就是后世所谓的痰，也可为一解。

因此，想要治疗这种痛就可以从两方面来：化湿和除寒。麻黄加术汤就不错。

六、人的精神意识

（一）神的重要性

黄帝问于岐伯曰：愿闻人之始生，何气筑为基？何立而为楯？何失而死？何得而生？岐伯曰：以母为基，以父为楯，失神者死，得神者生也。黄帝曰：何者为神？岐伯曰：血气已和，荣卫已通，五脏已成，神气舍心，魂魄毕具，乃成为人。（《灵枢·天年》）

这段原文重点分析"失神者死，得神者生也"这句话。什么是"神"？"血气已和，荣卫已通，五脏已成，神气舍心，魂魄毕具，乃成为人。"这里的神是在"血气已和，荣卫已通，五脏已成"以后，才舍于心的。神气舍心以后，才能"魂魄毕具"，这个时候才是一个完整的人。

这对临床有着重要的意义。"神"是建立在荣卫、血气的基础上的。血气能够充盛，通行、流畅于五脏，使五脏发挥正常的功能，就能够神气舍心，神气舍心以后，就能够生魂魄，"魂魄毕具，乃成为人"。所以这句话强调的重点是血气、荣卫对"神"的重要性。得神和失神，最终反映的是这个病人血气、荣卫的状态。比如这个病人本来精神很好，突然一个大出血，很短的时间内就失神。这是因为大出血之后气随血脱，这时神也就随之而衰了。神是依托于血气、荣卫而存在的，得神则生，失神则死，这就是本段原文的重点。

（二）人的精神意识思维活动是怎么产生的

天之在我者德也，地之在我者气也，德流气薄而生者也。故生之来谓之精，两精相搏谓之神，随神往来者谓之魂，并精而出入者谓之魄。所以任物者谓之心，心有所忆谓之意，意之所存谓之志，因志而存变谓之思，因思而远慕谓之虑，因虑而处物谓之智。（《灵枢·本神》）

1. 德流气薄而生人

"天之在我者德也，地之在我者气也"和"天地合气，命之曰人"实际上是一个意思。可能有人说，这里更具体啊，讲了"德"和"气"。但是"德"和"气"到底是什么意思呢？什么叫"德流气薄"呢？

历代注家基本没有对"德"和"气"做出具体解释的。因为"德"和"气"本来就不指任何具体的事物。

《道德经》说："上德不德，是以有德。"这个"德"是什么意思呢？即使是现在，我们还是不清楚，可能一千个人就有一千个答案。这里的"德"，没有具体的含义，一定要给个解释，那就是天地阴阳五行的运行规律，有类"道"者也。

"气"，也没有具体的含义。"地之在我者气也"，很容易把"气"理解为"五味"，或者"五谷之气"，实际上没有这么具体的含义。这个"气"是跟"德"相对应的。"地气"是指有形的东西，或者说它可以化为有形的东西；"德"是无形的，也不会化为有形。

"德流气薄"。"流"是变动的，所以"德"这个规律不停发挥作用，不停变动。"藏德不止，故不下也"，它一直在发挥着作用。"薄"就是"迫"的意思。"气"受迫于"德"这个规律的约束，发生各式各样的变化，就产生了万物。

德流气薄而生人。但是又何止是人呢？天地万物，都是德流气薄而生的。所以这句话，所有的注家都解释得非常的哲学化，我们就不举具体的例子了。那我们怎么去理解这段原文呢？我们可以翻译成"天地合气，命之曰人"。更重要的是，原文在此基础上又阐释了神明灵智渐次而生的过程。

2. 先天而生谓之精

"生之来谓之精"，这和"两神相搏，合而成形，常先身生，是谓精"（《灵枢·决气》），"人始生，先成精"（《灵枢·经脉》）的意思是一样的。既然讲到了"精"，我们就必须要辨析一下中医里面诸多"精"的概念。

在辨析之前，先来看看《医学指要》的这段话。

《灵枢》曰：生之来谓之精。此先天元生之精也。《素问》曰：食气入胃，散精于五脏，此水谷日生之精也。然日生之精，皆从元气所化而后分布其脏，盈溢则输之于肾，故曰：五脏盛乃能泄。若饮食之精遇一脏有邪，则一脏之食味化之不全，不得与元精俱藏而时自下矣。故肾之阴虚则精不藏，肝之阳强则气不固。若遇阴邪客于窍，与所强之阳相感则精脱而外淫矣。

他认为：《灵枢经》所说"生之来谓之精"，指的是先天元生之精。《素问》所说"食气入胃，散精于五脏"，这也是精，是"水谷日生之精"。人每天都要吃饭，吃饭就有水谷入胃，水谷入胃就会有精华产生，这就是"日生之精"。"然日生之精，皆从元气所化而后分布其脏，盈溢则输之于肾"，这句话有什么含义？所谓"肾受五脏六腑之精而藏之"，五脏六腑之精从何而来？水谷之精所化，所以，"五脏盛乃能泄"，泄去哪里？泄于肾而藏之。

有了这段话作基础，我们就能理解各种"精"之间的关系了。先天之精藏于肾，这也是肾精的重要组成部分。但是，肾精可不只是先天之精。"日生之精"也可以化生肾精，"日生之精"不仅仅可以化生肾精，还可以化生五脏六腑之精。五脏六腑精之有余者，肾受之而藏，与"先天之精"共同组成肾精。而肾精的其中一部分，精微中的精微，"二五之精，妙合而凝"，化为生殖之精。生殖之精在女子则藏于女子胞，在男子则藏于精室，然后可以"精气溢泻，阴阳和，故能有子"。阴阳和的时候，"生殖之精"就能够溢泻。男女生殖之精相结合，于是"常先身生，是谓精"。那这个"是谓精"的"精"还在原来这个人的体内吗？不在了。已经结于胞宫而成胎了。之所以我们在这个概念上经常会产生混淆，就是因为这里实际上不是一个人的精，而是涉及三个人，涉及下一代。所以，只要我们把下一代的问题解决了，那么这些肾精，或者说"精"的变化，就容易搞清楚了。

基于上述对精的辨析，肾精亏虚，至少就有两种情况：一种是肾精的亏虚；一种是肾中生殖之精的亏虚。两者意思是不一样的。

不管是哪种肾精亏虚，都得把它补起来。"先天之精"肯定是没法再直接补充了。"先天之精，禀赋于父母"，出生以后就没机会再补充了。但是后天可以滋先天，能通过日生之精来补充肾中先天之精。此外，如果五脏六腑的功能强劲，那么就能产生足够多的精，其盈溢之精也就更多，也能够来补充"先天之精"。

所以，补肾精，除了补肾填精以外，还可以健脾，还可以补五脏，这是开源。当然还要节流，少一点生殖之精流失，也会有很大帮助。这就是为什么中医老是强调房劳不宜太过，因为开源、节流都重要。

3. 两精相搏谓之神

前面既然讲了"两神相搏，合而成形，常先身生，是谓精"，这里又有"两精相搏，谓之神"，那这两者间到底有什么关系呢？通过我讲的这个肾精的变化，现在大家自己想想，能理解这二者之间的关系吗？好，不清楚也不要紧。其实《太素》

里已经解释得比较清晰了:"即前两精相搏共成一形,一形之中,灵者谓之神者也,即乃身之微也。问曰:谓之神者,未知于此精中始生?未知先有今来?答曰:案此《内经》但有神伤、神去与此神生之言,是知来者,非曰始生也。"

他前面说"两精相搏共成一形,一形之中,灵者谓之神者也",现在你又说"两神相搏",到底是什么意思呢?这是因为《内经》里面有神伤、神去、神生,所以啊,这个东西不是"始生",是"始来"。这个"神",是"两精相搏,已成其形"以后,再来而居之。

还没懂的话,再来回看《灵枢·天年》这句原文"血气已和,营卫已通,五脏已成,神气舍心,魂魄毕至,乃成为人"。要"五脏已成"的时候才能"神气舍心",也就是说"神"在这个点儿才"来而居之",然后再生魂魄,"魂魄毕至,乃成为人"。

这两段文字结合在一起,能够懂这个句子了吗?"两神相搏,合而成形,常先身生,是谓精"的两神,就是指的爸爸、妈妈,精就指先天之精。这里的"两精相搏"指的是父母的生殖之精,它们相搏谓之神,中间是有过程的。父母之精相合以后,实际上形成的是先天之精;先天之精有了以后,乃化营血;有了气血,荣卫已通以后就能成五脏,然后才"神来而居之"。这就是《太素》的意思。

4. 魂魄之所生

"神"产生之后,还有进一步的化生。神能化生"魂""魄""七情六欲",所以"随神而往来者谓之魂,并精而出入者谓之魄"。这里相比《内经》原文多了两个"而"，据《千金方》补，读起来更通顺。

"魂"和"魄"，我们前面已经做了详细的讲解。简单地说，"魂"就是神之别使，"魄"是生而具备的，本能的这些神的活动，比方说，痛痒感知以及不自主的活动。

5. 心智之所成

人是有智慧的。智慧是怎么形成的？"所以任物者谓之心，心有所忆谓之意，意之所存谓之志，因志而存变谓之思，因思而远慕谓之虑，因虑而处物谓之智。"

"任物者谓之心"：心为君主之官，统神明而参天地，因为有心这个君主之官，我们才能参详天地，才能上应天、下应地、中参人事，变成一个有智慧的人，"所以万物皆其所任"（《类经》）。"任"，在这里可以理解为观察、了解、沟通的意思。《黄帝内经灵枢注证发微》说："其所谓心意志思智虑，举不外于一心焉耳，故凡所以任物者谓之心。"意、志、思、智、虑，都是由心所主的，所以开篇先讲"所以任物者谓之心"。

"心有所忆谓之意"：什么叫作意？"意，亦神之用也，任物之心，有所追忆，谓之意也。"（《太素》）《素问经注节解》的解释更简单一些："记而不忘者也。"所以这个"意"就是记住的意思。心里能够对事物有所回忆，有所追忆，能够记住而不忘掉，这个就"意"。

"意之所存谓之志"：既然记住了不忘掉，意味着"神有所注者也"（《类经》），这是我们心神最重要的一个特点。当对这个事物已经有了关注，有了这个记忆以后，就是"意之所存谓之志"。"所存"就是有所专存，根据我们记忆而有所决断，"意之所存，谓意已决而卓有所立者，曰志"（《类经》）。《内经摘要》的解释更具体："已决而确然不变者，志也。"这个志就是志向。所以一定要有坚定不移的目标，才能叫志向。今天想做科学家，明天想做艺术家，这个叫幻想，不是"确然不变"的"志"。

"因志而存变谓之思"：既然已经有所志向，从神智的变化来讲，接下来是不是就要想着去实践这个"志"？"谓意志虽定，而复有反复计度者，曰思。"（《类经》）为了实现志向而反复计度的过程就是"思"。正如《素问灵枢类纂约注》所言，"图谋以成此志则有思"。

"因思而远慕谓之虑"：既然有了思虑，那么思前想后，"深思远慕，必生忧疑，故曰虑"（《类经》）。实际上这个虑，指的还是思前想后的忧虑。有所谋虑，有所判断，有所取舍，这就是虑的过程。

"因虑而处物谓之智"：在充分思虑之后，必然要有一个决定，一个合适的决定以处物。从"所以任物者谓之心"开始，面对天地万物，人类需要去观察它、了解它；在观察和了解之后，最后能够"因虑而处物"，我知道如何与这个事物相处，怎么去对待它，这样的一种行为就叫作"智"。

这个"智"并不是智慧的智，而是指的心智的"智"，是指的我们人能够对外界的事物做出判断。至于说这个判断好不好，那是另外一回事。

所以并不是说，只有聪明人才有"智"，傻一点儿的人就没有。只要是精神正常，能够完成整个思维过程的人，都有"智"，这个"智"是基于整个思维过程产生的。

讲这个思维的过程对临床有指导意义，涉及思维的四个关键环节，当患有某种情志病，必然是某一个环节出了问题。

比如说健忘，是哪个环节出了问题？"心有所忆谓之意"，是"意"出了问题。意舍于脾营，所以可以从脾来治。当然，所有的思维活动都总统于心，心病也会健忘。这样就能够理解在心脾两虚证，健忘症状就表现得特别明显。

如果这个人思前想后，总是犹豫不决，这样一种情志障碍，归属于哪个环节呢？应该是思虑的过程出了问题，或者是不能存变，或者是远慕太过，那么或者是"思"病，归于脾，或者"虑"病，归于肝。那我们就从肝和脾来治。

如果一个强迫症的病人来了，如何分析呢？病人往往表现为一定要做某件事情，不做不行，这说明或者是不能"虑"，或者存"志"太早，先入为主，所以应该就从肝和肾入手。

以此类推，所有的情志病都尽在其中。学习《内经》，必须要积极思考，多角度去分析原文，才可能有所收获。学中医，不能期望有个无比详尽的大表格，什么病该从哪一脏去治，用什么方，去和表格上一一对照。这样可不行，一定学不好中医。